Alquimia da Árvore

Da Psicogenealogia ao Transgeracional

CB015005

Editora Appris Ltda.
1.ª Edição - Copyright© 2025 dos autores
Direitos de Edição Reservados à Editora Appris Ltda.

Catalogação na Fonte
Elaborado por: Dayanne Leal Souza
Bibliotecária CRB 9/2162

	Lamy, Noëlle
L242a 2025	Alquimia da árvore: da psicogenealogia ao transgeracional / Noëlle Lamy. – 1. ed. – Curitiba: Appris, 2025. 278 p. : il. ; 23 cm.
	Inclui bibliografias. ISBN 978-65-250-7477-1
	1. Psicogeneaologia. 2. Transgeracional. 3. Transmissão. 4. Alquimia. 5. Espiritualidade. 6. Ancestral. 7. Invisível. I. Lamy, Noëlle. II. Título.
	CDD – 929.1

Editora e Livraria Appris Ltda.
Av. Manoel Ribas, 2265 – Mercês
Curitiba/PR – CEP: 80810-002
Tel. (41) 3156 - 4731
www.editoraappris.com.br

Printed in Brazil
Impresso no Brasil

Noëlle Lamy

Alquimia da Árvore
Da Psicogenealogia ao Transgeracional

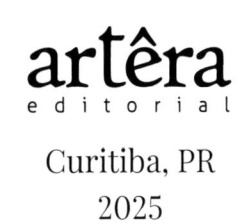

artêra
editorial

Curitiba, PR
2025

FICHA TÉCNICA

EDITORIAL	Augusto V. de A. Coelho
	Sara C. de Andrade Coelho
COMITÊ EDITORIAL	Marli Caetano
	Andréa Barbosa Gouveia (UFPR)
	Edmeire C. Pereira (UFPR)
	Iraneide da Silva (UFC)
	Jacques de Lima Ferreira (UP)
SUPERVISORA EDITORIAL	Renata C. Lopes
PRODUÇÃO EDITORIAL	Sabrina Costa
REVISÃO	João Simino
DIAGRAMAÇÃO	Andrezza Libel
CAPA	Mariana Brito
REVISÃO DE PROVA	Lavínia Albuquerque

À minha família, aquela de onde venho e que me colocou neste caminho, porque eu buscava o meu lugar, e àquela que criei com René, meu amor de toda a vida, que se compõe em janeiro de 2023; a nossos filhos, nossos netos e nossos amores Sandrine e Jean-Philippe, Mathilde, Emilie e Antoine, Penelope, Matthieu e Laurence, Arthur e Léa, Camille, Pierre Antoine e Marie, Célian, Daphne.

Agradecimentos a

Monica Justino, amiga, prefaciadora, introdutora da Psicogenealogia no Brasil e convite para o 1º Simpósio sobre este tema no Brasil.

Victoria Pellé Reimers por esse belo prefácio e por essa linda amizade.

O passado tem tempo; ele sempre esperapacientemente
na encruzilhada do futuro.

(Mohamed Mbougar Sarr)

O sangue flui de uma fonte mais distante que a carne.
Ele flui da fonte de um passado distante.
Sua torrente carrega uma história na qual não estamos sozinhos.
O que nos une não diz respeito apenas a nós.
A memória mais secreta do homem.

(Mohamed Mbougar Sarr)

Como transformar o chumbo de sua herança de família em ouro para um futuro pessoal próspero.

Prefácio da edição francesa

"No fundo, você sabe disso." Em cada momento chave da nossa vida, seja uma mudança, um encontro importante, um teste, uma descoberta, algo vibra dentro de nós como o sopro do vento através da folhagem de uma árvore alta. Sentimos profundamente um eco de algo profundo que ressoa com o que está acontecendo e nos dá uma sensação de evidência, ou um "déjà vu", um sentimento familiar que nos surpreende e nos guia na realização do nosso destino. Às vezes, esses momentos-chave nos desestabilizam e nos questionam, gerando um questionamento profundo, uma necessidade de mudar certos aspectos das nossas vidas, até nos transformarem em profundidade para vivermos a etapa a que a vida nos convida. Precisamos de ajuda para entendermos o que está acontecendo, para então transformarmos as dificuldades em possibilidades frutíferas.

E se essa ajuda estiver dentro de nós? E se fosse simples recebê-la, como tudo o que é essencial à vida?

Existem seres que se distinguem pela sua capacidade natural de chegar a essa profundidade misteriosa que nos habita e nos anima, uma forma de facilidade em detectar e decifrar as pistas sutis da nossa história, da nossa viagem, do nosso corpo. Noëlle Lamy concretiza esta faculdade, colocando-se a serviço de quem a consulta.

Assim que nos conhecemos, vendo-a trabalhar, fiquei imediatamente impressionada com seu imenso talento para apoiar a exploração Transgeracional.

Seu conhecimento muito aprofundado sustenta uma sensibilidade natural voltada especificamente para os ancestrais, a história-raiz de si, muitas vezes ignorada pelos clientes. Por isso, foi e continua sendo uma grande alegria poder transmitir a Noëlle o caminho da Psicofania.

Literalmente, a etimologia dessa palavra se refere a "descobrir" (*phanie*) nossa "alma" (*psique*). Há 17 anos, cada vez que tenho a oportunidade de acompanhar uma pessoa por meio dessa abordagem, o encanto se renova. A Psicofania é uma forma de se colocar em profunda disponibilidade, no mais completo estado de escuta durante todo o tempo, sem interferência de julgamento ou mesmo pensamento, ao longo dessa fase de facilitação. Isso possibilita receber e transcrever palavras, frases, todo o conteúdo da psique da pessoa que está consultando. Ao final da sessão, esse conteúdo se transformou num texto. Esse texto é escrito de forma tão justa e precisa a partir do íntimo do cliente, que sua própria expressão o comove e até o perturba. Tudo o que foi dito e transcrito por essa Psicofania lhe traz chaves de entendimento muitas vezes essenciais. Por mais misterioso que pareça, o princípio é tão poderoso que parece ser um caminho totalmente natural para o autoconhecimento e, mais particularmente, para o acolhimento do que esquecemos, ou mesmo do que não sabemos (se nunca soubemos dos que vieram antes de nós). Todos esses silêncios que às vezes são expressos pela dor em nosso corpo, encontram assim uma maneira de se tornar palavras cheias de significado. O mistério da Psicofania não para por aí, continua no efeito que essa expressão gera na vida do cliente, quando o que finalmente foi dito, transcrito e ouvido pode voltar a circular na seiva da Vida.

Quando Noëlle estudou comigo em 2015, seu jeito único de se relacionar com a história Transgeracional apareceu como um poderoso terreno fértil para a psique expressar o não dito, os segredos, as questões esquecidas de nossos ancestrais. Todo o seu ser parece dedicado à libertação daquilo que se esconde no recesso do nosso sofrimento e que pede para ser visto, ouvido, compreendido, perdoado e reabilitado no nosso presente, para que a vida triunfe sobre as dores engolidas e para permitir que nossos ancestrais nos forneçam sua força e paz onde precisamos, para crescermos e vivermos nosso próprio potencial livremente.

Essa forma de escutar o inconsciente do outro nos permite ir ainda mais longe. Para além da resolução pontual de uma dificuldade na vida de uma pessoa, a Psicofania pode se tornar um caminho de conexão profunda e sutil com certas figuras de nossa genealogia. Porque entre os nossos antepassados, há alguns que se revelam verdadeiros recursos. O ser único que eles ou elas encarnaram em tempos remotos pode ainda se revelar inspirado no presente dos seus descendentes. E onde a consciência abole o tempo e o espaço, não há mais obstáculo para que essa inspiração se torne perceptível e concreta. Ao ouvir essa atitude específica de facilitação na Psicofania, Noëlle Lamy permite que seus clientes se conectem com seu "antepassado-guia". Todo esse fluxo de conhecimento enterrado ganha vida e encontra uma maneira de vir e inspirar aqueles que estão encarnados aqui e agora, aqueles que desejam atender ao chamado da vida sem serem impedidos pelos vestígios de seu passado Transgeracional.

Costumo dizer àqueles que treino nesse processo de Escuta Sutil do Ser que, basicamente, o mais difícil de integrar esta prática é que ela é muito simples, muito natural. O que funciona quando nos tornamos um terapeuta na Psicofania é essencialmente a exatidão de nossa atitude, de forma a estarmos o mais próximo possível daquilo que o psiquismo do cliente deseja expressar por meio de nós para sua atualização. Noëlle Lamy personifica esse rigor e é, sem dúvidas, o segredo da força de quem se expressa por meio dela no seu trabalho de escuta.

É uma alegria e uma honra para mim escrever o prefácio deste livro que você está prestes a ler. A grande generosidade de sua autora lhe trará uma infinidade de chaves, referenciais e práticas para abordar sua história Transgeracional. Além de sua notável experiência e vasto conhecimento, é o ser único que ela personifica que se expressa por trás de cada palavra deste livro.

É a relação que ambas temos, entre nossos dois seres, que me inspirou o que se seguirá? Muito provavelmente. Para concluir este prefácio, surgiu-me uma ideia... ou então uma inspiração. Vou, portanto, sair da postura de quem escreve este texto para me colocar em segundo plano, escutando e deixando expressar o que vem do fundo da consciência para evocar o lugar da Psicofania na paisagem da "Árvore alquímica", por Noëlle Lamy.

Audição sutil de Victoria para o livro de Noëlle:

"Procuro entender e entendo que estou me esforçando demais, que acrescento esforço quando a vida me pede para relaxar e apenas ouvir. Porque quando eu realmente escuto, posso receber mais do que peço. Eu posso entender mais do que eu conscientemente não sabia. Tudo se ilumina quando deixo a luz brilhar através de mim ao invés de procurar o interruptor no escuro e esbarrar nos limites da minha consciência. Estou no limite da minha possibilidade. Quando quero agir por conta própria, limito quem sou. Quando me abro para mais do que meu conhecimento pessoal, não sei até onde isso me levará. O que sei é que estarei muito além dos problemas e bloqueios que me preocupavam. Posso deixar-me levar por esta dimensão para entrar neste espaço— quem sabe. É um lugar interior e profundo. O conhecimento que existe flui como uma fonte. Deixei a água da informação

fluir onde quer que o meu ser tivesse sede, onde as feridas tivessem cavado o leito de um rio à espera de que ele nasça e regue todos os recantos ignorados. Pois todo conhecimento dorme como uma fonte milenar sob as espessas e numerosas camadas de todas as vidas que me precederam. O conhecimento é aquele rio que alimenta as margens do meu ser. Quanto mais deixo fluir, mais encontro vida e mais dou vida onde ela escapou à vista.

A vida está esperando que eu a ouça. Ela me dá uma companheira, uma companheira para ouvi-la melhor. Eu confio apenas na confiança que é construída entre nós. Então a escuta mútua torna-se o entrelaçamento dos rios da Vida. A informação pode fluir livremente de uma corrente para outra, de um braço de mar para uma artéria, de uma pessoa que escuta de onde brota minha fonte.

Posso sentir todos os galhos da minha árvore tremendo. Uma nova primavera está se formando nas áreas da minha vida que foram deixadas no inverno. Escuto, sinto, abro-me e recebo esse mistério. Recebo o conhecimento que me vem de longe. Longe no tempo, longe em gerações, e ainda bem ali, ao alcance da voz, a um tiro de pedra do coração. Deixe-se guiar e saberá o que o trouxe até aqui. Você receberá o que der: sua atenção, sua confiança, sua esperança. Obrigada."

30 de janeiro de 2023.

Victoria Pellé Reimers
É terapeuta, palestrante e autora de dois livros sobre a escuta sutil do ser, La voix qui m'aime e Tous intuitifs.

Prefácio desta edição

É com imenso prazer que recebo o privilégio de prefaciar *A Alquimia da Árvore*. Nesta obra, Noëlle Lamy nos apresenta como realizar o estudo da árvore genealógica com profundidade.

Dividido em dois grandes momentos, este livro é leitura essencial para quem deseja compreender o legado da vivência dos antepassados na sua vida, de que forma recebemos essas influências e como podemos ressignificar essas informações.

A Alquimia da Árvore nos proporciona um processo de transformação que inicia em sua primeira parte com o reconhecimento das histórias deixadas por nossos ancestrais, sobre como os eventos vividos por eles podem impactar a nossa existência e conduzir nosso caminho.

Essa leitura nos leva a constatar, por meio dos mecanismos de projeção, identificação e repetição, a lealdade familiar que nos vincula às nossas raízes. É um passo a passo para compreendermos a nossa Psicogenealogia.

A segunda parte deste livro oferece recursos para efetivarmos a alquimia da árvore – dando continuidade ao processo de transformação que se opera quando tomamos consciência do sentido e significado da nossa existência –, pautada na riqueza das histórias familiares e, dessa forma, para podermos ressignificar a nossa trajetória.

A obra *A Alquimia da Árvore* é um presente que Noëlle Lamy oferece ao público brasileiro, sedento de referências sobre o assunto. Tenho a certeza de que a publicação deste livro contribuirá fortemente para o estudo da Psicogenealogia no Brasil.

Monica da Silva Justino
Psicóloga, pioneira da Psicogenealogia no Brasil

Sumário

Parte 1:
Decodificar e Compreender a Árvore

Parte 2:
Árvore Alquímica

A vida tem uma forma de se dirigir ao futuro:
chama-se memória,
chama-se gene.
Para resolver o futuro, devemos salvar o passado.

(Richard Powers)

Nunca nos livramos de nossa história quando ela nos envergonha.
Nunca a abandonamos no meio da noite como uma criança indesejada.
Lutamos com ela e a única forma de vencer é lutar de novo, lidar com ela,
reconhecê-la, buscar constantemente designá-la, nomeá-la, expulsá-la quando
ela se disfarça para nos trazer de volta.

(Mohamed Mbougar Sar – *A memória mais secreta do homem*)

*O ser humano que desperta aproximando-se do cruzamento
entre a matéria e o espírito se torna consciente.
Este é o ponto de convergência entre a horizontalidade e a verticalidade.*

(Stephan Schillinger – *Por uma curiosa coincidência*)

*Se a Psicogenealogia teve o mérito de trazer uma luz fundamental sobre
a importância da história de nossos antepassados em nossa constituição
psíquica, a Psicanálise Transgeracional nos lembra da dimensão inconsciente
que compartilhamos com eles.
Ela tenta entender como esses ancestrais viveram seus traumas, como seus
descendentes são dependentes disso, bem como seu próprio inconsciente.
Tratar-se-á, então, de levar em conta tanto um inconsciente familiar quanto
individual: se os dois às vezes se sobrepõem ou se cruzam, ainda é importante
não os confundir, sob pena de cair num impasse terapêutico.*

(Bruno Clavier)

Introdução

Este livro me foi pedido por muitos anos por meus alunos, meus clientes e meus amigos com quem converso sobre meu trabalho. É a eles que o dedico.

Eu me perguntei, por muito tempo, que interesse poderia haver em se criar mais um livro sobre o assunto. Florescem quase todos os dias nas prateleiras das livrarias livros com sucesso comprovado.

No entanto, parece que, para todos os que me honram com sua confiança, minha abordagem para entender as histórias de vida é um pouco diferente. Coloquei nesta obra toda a pesquisa, todas as conquistas dos meus muitos anos de curiosidade e compreensão do corpo, da mente, do humano.

O meu percurso profissional está centrado no cuidado e no contato com o outro, desde o diploma de massoterapeuta e fisioterapeuta, que foi um trampolim para mim nessa profissão, e que também me mostrou os limites dessa prática, tal como era ensinada na década de 1970.

Foi graças a esses limites que embarquei em uma educação continuada para os 30 ou 40 anos seguintes.

Desde que passei pelas mãos de Françoise Mézières, em 1976, explorei a Osteopatia Craniana, depois a Osteopatia Geral, a Medicina Tradicional Chinesa, o conceito de energia, a Medicina Antroposófica, a Sofrologia, as abordagens unicistas da Homeopatia e outros caminhos da curiosidade: Hebraico, exegese da Torá, lendo textos sagrados, aprendendo iconografia e o ascetismo mental que isso requer. O questionamento está sempre presente, e ser levado pelo dom é sempre tão fascinante e simples também, contudo, pode ser difícil adquirir essa simplicidade!

Com toda a naturalidade, um dia cheguei a me questionar sobre a família, a sua vida, a sua história, a sua influência na vida pessoal, nas suas escolhas, nas dores, angústias, nos temores e na dispendiosa aquisição da liberdade... todo esse percurso no qual constantemente surge a questão: até que ponto somos realmente livres?

É preciso tempo, criança, para entender que a norma não é necessariamente a da família com a qual vivemos.

É na convivência e na partilha com a família dos outros que aprendemos a diferença.

A criança vive no amor e não se questiona sobre sua própria felicidade.

Pessoalmente, essa é uma questão que me veio bem tarde, aos 20 anos. E a garotinha cheia de questionamentos, que acompanhava minha vida, não falhou em suas perguntas...

Foi iniciando o cuidado dos outros, ao começar na faculdade de fisioterapia de Nantes, que senti os primeiros arrepios que me puseram em sinergia com os meus questionamentos de jovem estudante de filosofia:

"A vida não é só isso.

O amor também é maior que isso".

Essa vibração dentro de mim, outros necessariamente a experimentam também...

Assim começou minha jornada interior...

Primeiros passos em St. Mont em Gers, com Mademoiselle Mézières, onde meu primeiro véu se rasgou.

Imagine, um mês inteiro longe da família e do meu consultório: aprender a ver o mundo, de repente, de forma totalmente diferente.

Voltei muitíssimo transformada e, no entanto, apenas eu mesma. É impressionante esse primeiro encontro consigo mesmo!

Efeito "Kiss cool"[1] dessa nova abordagem, uma abordagem nova de cuidados e do corpo e uma visão diferente do mundo e do lugar que ocupamos nele; era a percepção de muitos jovens terapeutas, separados de sua vida anterior. E eu fazia parte dela.

Era inaceitável retornar a uma visão de mundo estreita e egocêntrica.

Eu me divorciei e parti para os caminhos da vida.

Para grande desgosto de uma família que não conseguia entender tal atitude: *"Você já tem um diploma, o que ainda está procurando???"*.

E lá fui eu, de novo e de novo, buscando respostas e práticas para ouvir melhor as perguntas dos meus pacientes e compartilhar com eles algumas respostas.

---

[1] Termo usado na publicidade que faz referência a um efeito secundário, complementar a uma ação iniciada, que dependendo das circunstâncias pode ter como resultado um efeito positivo ou negativo. Uma surpresa.

Como eles têm sido pacientes... como não agradecer essa paciência!

Agradeço a todos aqui, pois, ao longo desses muitos anos de prática, eles me trouxeram os assuntos de curiosidade que alimentaram meu caminho, meu espírito e minha pesquisa. E muito me ensinaram. Este livro também é para eles.

A tristeza infinita da morte do meu pai quando eu tinha 27 anos abriu caminho para que eu analisasse e compreendesse o emocional. Ela reativou as primeiras dores de uma jovem apaixonada, quando Nietzsche e Jung entraram na minha vida. Vida que devo um pouco a eles.

Esse caminho difícil, complexo e trabalhoso me deu outras ferramentas para aliviar as dores, as minhas e de meus pacientes, e a prática da osteopatia craniana aprimorou meu toque manual e meu toque psíquico.

Um pouco mais tarde na minha história, com outro casamento, outro filho, outro emprego e mais algumas mudanças, surgiu o desejo de trabalhar com histórias de família.

Eu fui inicialmente formada em Lyon por uma aluna de Chantal Rialland e de Alejandro Jodorowsky, da Associação Internacional de Psicogenealogia (AIP), depois assistente em seu curso. E quando me senti pronta para praticar essa incrível técnica, surgiu para mim uma oportunidade extraordinária.

Reabrir o consultório de fisioterapia, atrair meu marido osteopata para lá, praticar todas as técnicas que tínhamos em mãos, aprendidas separadamente ou em conjunto, e começar a me testar nessa abordagem da Psicogenealogia, foram a consequência lógica e feliz de todo esse trabalho.

Eu já estava envolvida. Continuei minha formação trabalhando na compreensão de significados e símbolos, de nossos "objetos" cotidianos, aprofundando-me com profissionais experientes o significado de doenças, bioanalogia, psicologia nuclear e, naturalmente, aprofundando o trabalho pessoal.

Obrigada a Olivier Soulier, Jean-Philippe Brébion, Bruno Clavier e todos da Ecole du Jardin d'Idées, a Bernard Montaud e a todos aqueles que, por eles formados, cruzaram o meu caminho e enriqueceram a minha vida.

Obrigada a Françoise Mézières, Dr. Bérion, Dr. Bott, mas também a Arnaud e Denise Desjardins, Jeanine Fontaine, Annick de Souzenelle, as oficinas de iconografia de Versalhes, de Lyon, Catherine e Antoine, Denis Marquet, Victoria...

Hoje procuro dar a outros, mais jovens, essa mesma vontade de compreender o sentido profundo da vida.

Porque, nessa prática da Psicogenealogia, eu experimentei de forma muito próxima e profunda conceitos incríveis e às vezes inexplicáveis do ponto de vista científico, mesmo que as neurociências e a física quântica nos tragam respostas surpreendentes – e, graças a sua evolução contínua, elas ainda nos trarão cada vez mais respostas.

Como explicar, por exemplo, que toda uma linhagem de mulheres se casa na mesma idade e tenham filhos na mesma idade?

Como entender que um homem morreu de infarto aos 48 anos e que ocorrerá o mesmo com seu filho e seu neto?

Como não reagir ao perceber que na sua família, há três ou quatro gerações, o primeiro filho que nasce nas várias gerações não sobrevive, morre na infância, ou é um aborto espontâneo. Será o mesmo nas famílias onde encontrarmos um, dois, três ou até mais suicídios?

O que está em jogo nessas repetições?

Por que uma criança abandonada cujo pai era padeiro, por exemplo, será adotada por uma família amorosa e se tornará um padeiro? Nesse caso, ninguém sabia, e a pessoa descobriu mais tarde, sozinha, em busca de suas origens.

Por que essas repetições de divórcios, tristezas, lutas e dores?

Por que são essas dores e males inexplicáveis que levam a procurar uma consulta?

Eu vejo esses pesquisadores buscando nas suas histórias da vida, que me dizem: *"Essas dores, esses sofrimentos, não me pertencem. Quero saber de onde eles vêm!"*.

Também ouço: *"Já experimentei tantas técnicas, já vi tantos terapeutas nesse campo em tão extensa pesquisa psíquica... você fará melhor?"*.

Eu não sei, nunca sei no início do trabalho. O que sei é que, na maioria das vezes, meus clientes me dizem: *"Estou bem, não sei o que mudou, mas dentro de mim tem alegria, paz, tudo encontrou o seu lugar"*.

Essa técnica não pode dispensar o trabalho psicanalítico. Muitas vezes o trabalho em Psicogenealogia não pode prescindir da exploração psicanalítica. A Psicogenealogia abre a porta para a Psicanálise Transgeracional.

Nesse vasto campo de dor, que pode ser uma árvore genealógica, um dia ou outro o cliente sente crescer dentro de si um pequeno ramo de ternura por sua bisavó que, na verdade, era prostituta, mas nunca teve outro caminho para alimentar seus filhos…

Um dia se alcança a paz porque a história dos nossos antepassados não é a nossa, porque os nossos sofrimentos são apenas legados a que podemos dar sentido, que aprendemos a nomear para gentilmente trazê-los para onde deveriam estar, na história dessa bisavó, por exemplo, cujos descendentes estão vivos.

É justamente nesse lugar que a Psicogenealogia e a Psicanálise Transgeracional se articulam.

A Psicogenealogia dá sentido à nossa árvore genealógica. Ela coloca em dia a psiquê de nossos antepassados na nossa genealogia, nos permitindo compreender a história da família, identificando repetições de datas, idades, doenças e fatos da vida. O visível abre então a porta ao invisível…

A Psicanálise Transgeracional se abre naturalmente quando essa identificação é realizada.

Essa pesquisa deve levar à origem, ou seja, à primeira geração onde "isso" aconteceu.

Exemplo:

"Um pequeno Eugênio nasceu em 08/11/1822. Seu descendente está procurando tudo o que envolve a vida desse ancestral, bem persuadido, intuitivamente, de que está ali um nó a ser desfeito.

Levará tempo para descobrir que esse menino nasceu dois meses após a morte de sua tia paterna, Eugenie.

Aqui estamos na origem.

Essa criança, ainda no útero, carregará a dor de seu pai, enlutado de sua irmã. Eugênio virá para o mundo nesse luto e levará a memória dela; ele nunca vai parar de tentar acalmar essa tristeza na casa de seu pai.

Eugênio se casará com uma mulher com o mesmo nome de sua tia, nascida na mesma data que ela.

Estamos aqui diante de dois traumas: o do pai com a perda de sua amada irmã e aquele da criança para quem uma parte do amor do pai permanece inatingível."

Nessa família a perda de jovens adultos se renova, geração após geração, e torna necessária a análise da infância do cliente, pois essa persistência de uma memória traumática cria resistência diante de um acontecimento que não lhe pertence. Como curar o outro em si, quando não se sabe quem é outro?

É o trabalho da Psicanálise Transgeracional que então se realiza e nos permite entrar na dimensão inconsciente que carregamos de nossos ancestrais. Graças a essa ferramenta, faremos tudo para tentar entender como esse trauma foi vivenciado e porque seus descendentes permanecem assim, sujeitos a esses inconscientes.

> *Se a Psicogenealogia teve o mérito de lançar uma luz fundamental sobre a importância da história dos nossos ancestrais em nossa constituição psíquica, a Psicanálise Transgeracional nos lembra a dimensão inconsciente que compartilhamos com eles.*
> (Bruno Clavier)

É óbvio que o presente não pode ser concebido sem conexão com o passado: a raiva, o medo, a fúria e a desordem de hoje têm suas raízes no passado... E na repetição daquelas emoções que criaram raiva, fúria, medo, desordem, desorientação...

Herdar significa ter um ascendente, conhecê-lo, bem como sua história, para saber o que exatamente ele está nos deixando.

Então, em seguida, podemos assumir a nossa experiência do passado ou recusá-la.

Acontece, nessas detalhadas explorações das árvores, que meus clientes sentem que esse galho da árvore ainda lhes machuca demais e não querem manter contato com ele.

Proponho então uma quebra que vai separar claramente esse galho do resto da árvore onde o cliente está localizado. E esse simples fio vermelho coloca um limite visual, o que lhe faz bem, deixando o que dói de lado e isso pode bastar.

Nessa compreensão de uma transmissão de geração em geração, podemos nos perguntar:

- Quais são os sofrimentos que não nos pertencem, quais são dos nossos anciãos?

- Quais são nossas liberdades reais em nossas decisões e suas consequências em nosso curso de vida?

- Que partes de nossas histórias de vida passamos para nossos descendentes e de que maneira?

- Como conhecer os caminhos inacabados da vida de nossos ancestrais para não os transferir aos nossos filhos e netos?

É a Psicogenealogia que poderá responder a essas questões.

"Vem à minha memória a história desse bisavô suspeito de ter tido relações sexuais com sua filha, o que faz dele o pai e o avô da mãe de minha cliente."

Talvez você já esteja um pouco perdido... Tem que pensar para visualizar isso, o pai e o avô da mãe... Sim, é um pouco amarga essa confusão da sua mente na leitura, então podemos imaginar bem a confusão da minha cliente, a da mãe dela, a da avó dela...

"Essa confusão que você sente, tão grande, não é nada comparada àquela que nessa mulher cresce.

Um bisavô não pode ser também avô.

É impossível, impensável e intolerável.

Que sofrimento!

Ao final do trabalho, nossa amiga cliente colocou sobre o nome de seu Bisavô/Avô um papel branco no qual ela anotou: 'Aqui jaz um carrasco, que ele seja esquecido para sempre'.

Ela tem dormido muito melhor desde então. Alguns anos depois, durante uma internação de sua avó, por causa de um estranho ataque purulento da pele, ela entende o resto, e o restante de sua história às vezes leva tempo."

Desde as primeiras consultas devemos saber para onde nosso cliente irá. Depois, é apropriado deixá-lo seguir seu próprio ritmo. Basta acompanhá-lo, caminhar ao seu lado como um amigo que divide a jornada, pois se trata de suas próprias descobertas e o tempo de integração é necessário.

Essa profissão, que é uma arte, exige escuta, imaginação, empatia, cultura e alegria.

Aqui estão algumas histórias de vida ambientadas em diferentes lugares de sofrimento que contam todos os caminhos pelos quais nossas linhas transgeracionais se expressam. Acompanharemos o trabalho desses clientes nas próximas páginas. Esses clientes serão nossos heróis, nos servirão de guia, às vezes de referência para nos ajudar a compreender...

1. Alois

É uma garota de 16 anos que sofre com sensação de sufocamento, estresse e que está sempre com uma sensação de caroço de cereja na garganta. Ela sabe que todos esses sentimentos estranhos não vêm dela, mas da história de sua família, e isso é uma certeza absoluta.

Essa adolescente não deixa de pedir à mãe que encontre um profissional que trabalhe com histórias de família... e no trabalho de leitura da árvore, encontramos o primeiro marido de Maria, sua avó, que morreu no desmoronamento de uma mina.

2. Tatiana

No interior da Rússia, no século XVIII, dois jovens estão perdidamente apaixonados, mas os pais proíbem categoricamente esse casamento. O jovem deixa a aldeia e começa um lar em outro lugar. A jovem, em desespero, se casa com um vizinho. Filhos nascerão desses dois casais... E por uma curiosa coincidência, os filhos desses dois apaixonados se encontram e se amam tão loucamente que querem se casar de imediato. A proibição dos avôs durará apenas uma geração...

3. Perrine

Finalmente encontrou o homem da sua vida mas, na história de sua família, todos os casais se divorciaram. Para não ficar refém dessa história familiar, ela finge se casar com um amigo. Fica casada por um ano, se divorcia para ter certeza de que seu segundo casamento durará para sempre...

4. Jeanne

É muito apegada ao pai, que desapareceu quando ela tinha 9 anos. Ela se casará com um homem nascido em datas cruzadas com ele e dará luz a um filho na mesma data de nascimento de seu falecido pai...

Veremos mais adiante essa formidável ferramenta de datas, no capítulo sobre o Círculo Temporal.

5. Heitor

Não se encontra em lugar nenhum, nem no trabalho, nem no amor. Nas pesquisas essenciais para construir sua árvore, ele descobre que seu pai foi casado e que filhos nasceram dessa primeira união. Essa simples descoberta lhe permite, então, ocupar o seu lugar de direito junto aos seus irmãos.

Compreender os vínculos com os nossos antepassados nos permite aliviar a carga que nos pesa nos ombros sob o pretexto de herança familiar e fazer disso nosso ouro pessoal. Cada um de nós é um ser único, original e singular. Esse trabalho é alquímico.

Nessa alquimia vamos distinguir duas etapas.

Na primeira parte deste livro, está a teoria em que se baseia a Psicogenealogia, as ferramentas que lhe permitem progredir com segurança como um manual de utilização ou guia de utilização, tornando a leitura de uma árvore clara e compreensível, uma técnica real. Estamos no nível da Alquimia da Árvore.

Na segunda parte deste livro, viajaremos no produto. A riqueza dessa primeira aplicação está em abrir o fruto de todas essas descobertas e permitir que o nosso inconsciente nos guie. Tocamos a alquimia da árvore em nós mesmos e ela se torna, para o nosso futuro, uma reserva de Ouro e Poder…

A árvore genealógica é então lida de forma alquímica e essa leitura opera em nós uma alquimia ligada exclusivamente a ela, dando-nos a dimensão de toda a nossa riqueza pessoal.

Parte 1

Decodificar e Compreender a Árvore

Capítulo 1

A Psicogenealogia e Suas Ferramentas

Árvore genealógica Transgeracional

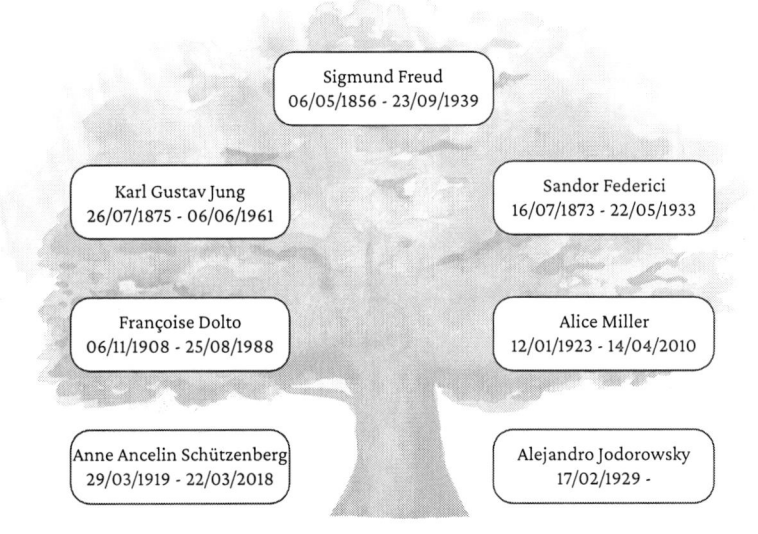

Os pioneiros

Um pouco de história!

Muito antes de Anne Ancelin Schutzenberger e sua obra *Meus antepassados*, que tem o mérito de ter tornado a técnica conhecida pelo maior número de pessoas possível, outro best-seller já nos falava sobre o Transgeracional.

A Bíblia é uma coleção de escritos históricos, religiosos e legislativos que fornece ao ser humano regras do "viver juntos", mas é também uma história das origens e dos arquétipos da humanidade. Ela sabe responder a uma pergunta existencial e essencial para as pessoas de hoje, portanto sua escrita nos leva de volta ao século VIII a.C.

Um breve passeio pelo Antigo Testamento nos faz descobrir:

> *"Tu usas de misericórdia para com os outros e retribuis a iniquidade dos pais nos filhos."* (Jeremias 32:18).

> *"Eu sou um Deus ciumento, que persegue o pecado dos pais até a 3ª e 4ª geração."* (Ex 20:5).

E no Novo Testamento, escrito no início de nossa era, ressoam também essas injunções que se referem à história da família:

> *"Não há árvore boa que dê frutos ruins e nem árvore ruim que dê bons frutos; cada árvore é reconhecida pelo seu próprio fruto."* (Lucas 6:43-44).

Dentre as civilizações antigas, vamos lembrar o mundo romano, que denominava seus antepassados "antecessores", termo que significava "desbravador"/"iluminador", e que dedicavam um culto privado aos falecidos, que assim participavam de todas as etapas da vida familiar. Podemos entender que os iluminadores (desbravadores) são portadores de luz para os seguidores e que precisamos conhecer a luz de nossos ancestrais para seguir em frente.

O tempo passa e a mente humana busca e quer entender. Aqui estamos nós, em nosso mundo moderno, onde podemos brincar com a família de "pesquisadores de histórias de vida", e assim nos cruzaremos:

O pai

Sigmund Freud (1856-1939) explora as relações familiares em *Totem e tabu*: *"Nós admitimos que um processo afetivo como esse só poderia ter surgido em uma geração de filhos maltratados por seus pais, conseguindo subsistir entre as novas gerações"*.

Os filhos

Carl Gustav Jung (1875-1961) enriqueceu a abordagem em sua pesquisa sobre o Oriente, com o conceito de um "inconsciente coletivo", criando assim a abertura real do campo da teoria Transgeracional. *"Eu chamo de coletivo"*, ele nos diz, *"porque, ao contrário do inconsciente pessoal, não é o fato de conteúdos individuais mais ou menos únicos, e não reproduzir, mas de conteúdos universais e que aparecem regularmente"*.

A existência de um inconsciente familiar explicaria, então, porque estamos *"numa estranha comunidade de destino"* (Jung) com nossos ancestrais.

Sándor Ferenczi (1873-1933), próximo de Freud (a ponto de ser considerado também, por um tempo, como o herdeiro) e de Jung, foi um neurologista e psicanalista húngaro. Contribuiu para a criação da Associação Psicanalítica Húngara em 1913, e foi um dos primeiros a trabalhar e publicar estudos sobre as crianças. Ele trocou com Sigmund Freud mais de 1.200 cartas, publicadas em três volumes por Michael Balint de 1992 a 2000.

Seus descendentes

Ivan Boszormenyi-Nagy (1920-2007), psiquiatra norte-americano de origem húngara, integra a ideia de "uma força reguladora dos sistemas" garantindo a "justa distribuição de méritos, benefícios e obrigações". Ele abre o "livro de contas da família" e nos apresenta o conceito de Lealdade Familiar Inconsciente ou Fidelidade Familiar Inconsciente.

Maria Török (1925-1998) e **Nicolas Abraham** (1919-1977), fugindo da ascensão do nazismo e do comunismo em seu país de origem, a Hungria, eles se estabeleceram e estudaram na França.

A partir de sua experiência da desumanização que as ideologias totalitárias lhes mostraram, eles traziam uma escuta total e profunda, buscando curar as feridas da alma para também repensá-las.

Maria Török foi a primeira psicoterapeuta na França a trabalhar em jardins de infância a partir de 1954.

Filósofa, cientista e poetisa, cujo trabalho foi, em grande parte, centrado no trauma e na morte, foi considerada revolucionária por ter inaugurado conceitos tão decisivos como, entre outros, o do "fantasma Transgeracional", numa obra por vezes difícil de abordar: *A casca e o núcleo*.

Anne Ancelin Schützenberger (1919-2018), foi uma psicóloga francesa, também psicoterapeuta e professora emérita da Universidade de Nice, Sophia Antipolis. Ela dirigiu durante 20 anos o laboratório de Psicologia Social e Clínica, onde trabalhou em psicanálise e psicodrama. Publicou *Ai, meus antepassados!* em 1993, e em 2007, *Psicogenealogia: curando feridas familiares e redescobrindo a si mesmo*.

Alejandro Jodorowsky (1929-), ator, diretor, roteirista, poeta, artista multifacetado e voluntariamente iconoclasta, fez muito pela disseminação da abordagem psicogenealógica, usando em particular o Tarô de Marselha por mais de 30 anos.

Ele formou, entre outros, Chantal Rialland, cujo trabalho *Essa família que vive em nós* é uma das bases do meu trabalho: *"Se por um lado nossa árvore é uma armadilha que limita nossos pensamentos, nossas emoções, nossos desejos e nossa vida material... por outro lado, constitui o tesouro que contém o essencial de nossos valores"* (Chantal Rialland).

Os bisnetos

Didier Dumas (1943-2010), psicanalista e escritor francês, criou, em 1999, um espaço de pesquisa e ensino em saúde mental: o Jardim das Ideias. Ele redescobriu e aprofundou a noção de fantasma familiar (apresentada por Abraham e Törok), desenvolvida por ele em seus textos e em sua escola.

Bruno Clavier é psicanalista e infatigável pesquisador e escritor francês (publicou *Os fantasmas familiares*, *Os fantasmas do analista* e *O incesto não faz barulho*). Substitui Didier Dumas na escola "Le Jardin d'Idées" e trabalha a análise Transgeracional, aprofundando a noção de fantasmas familiares.

O que é Psicogenealogia?

É entrar na nossa genealogia e dar-lhe sentido, observando e compreendendo nossa história pessoal graças a uma leitura da nossa árvore genealógica. Leitura essa apoiada pela psicologia e psicanálise, incluindo vínculos transgeracionais, além do primeiro círculo pais/filhos, nossa família nuclear.

Entrando nesse caminho da Psicogenealogia, abrimos nossa história e a incluímos na pista da memória geracional que todos nós carregamos.

Damos então, a nós mesmos, a oportunidade de nos tornarmos alquimistas de nossas vidas e de transformarmos todo esse sofrimento, por outro olhar, outro ponto de vista, em riqueza de experiências e entendimentos; de redescobrirmos nossas memórias familiares; de entendermos os mecanismos que foram colocados para entrarmos no amor, muitas vezes tão desajeitado, dos nossos ancestrais; e de acolhermos a riqueza que essa herança nos traz, pois, se para certas histórias de vida o fardo é pesado, todas as histórias de família e os segredos que elas escondem não são dramas e cadeias de sofrimento, mas induzem ao desconforto que levará a uma consulta.

Alcançar o conhecimento de seu drama familiar permite aos clientes transformá-lo, às vezes simplesmente por ser reconhecido, porque ser aceito como tal. Chegou a hora de seguir adiante. Como um cliente me disse ao agendar uma consulta...

"Não consigo fechar a porta, há sempre uma gaveta que abre!..."

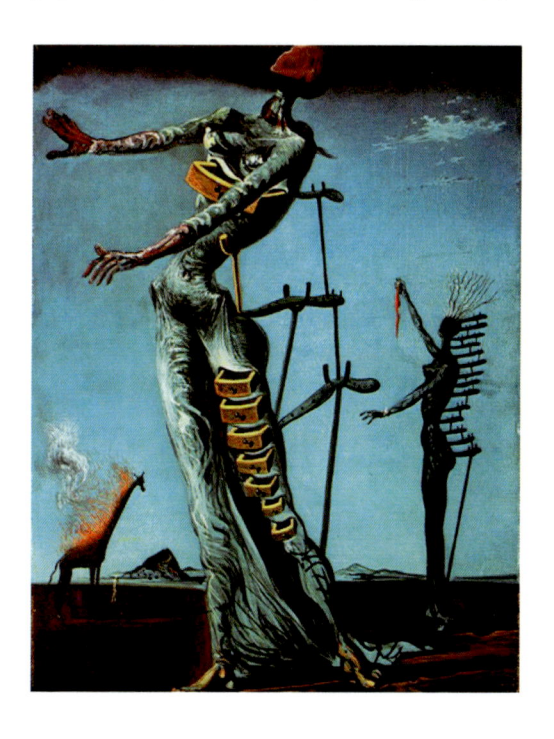

"Sofrer por ter sofrido é inútil"
(Chantal Rialland – *Viver melhor graças à Psicogenealo*gia)

Fazendo de nossas provações um trampolim para a liberdade, eis o que a Psicogenealogia oferece aos pesquisadores que assim desejam entrar nos mistérios de sua história.

De onde vem o termo "Psicogenealogia"

Foi criado por Anne Ancelin Schutzenberger em seu livro *Meus antepassados*, e ela o descreve como uma arte, uma ciência e, concomitantemente, esse termo foi tomado por Alejandro Jodorowsky numa complementaridade de investigadores, pensadores/descobridores, num mesmo caminho de exploração.

É uma ciência?

A abordagem científica visa observar para formular uma problemática.

Então o cientista induz a hipóteses e, por meio de observações e experimentos, pode, por suas comunicações compartilhadas e suas deduções baseadas no raciocínio, construir um modelo, até mesmo uma teoria.

Na Psicogenealogia, somos levados a observar um problema manifestado por problemas de posicionamento de vida. Por exemplo, nossa observação é baseada em fatos incontestáveis, tais como datas de nascimentos, casamentos, óbitos e o estado civil que nosso juiz de paz nos fornece.

Então, de nossa intuição, deduções tiradas do nosso conhecimento e informações da história de nosso cliente, somos levados a fazer suposições, invalidar ou confirmar situações pelo trabalho de pesquisa da pessoa que nos procura. Hipóteses que, para serem formuladas. exigem a verificação de pelo menos três pistas.

Começar a trabalhar em sua psique a partir de sua história, aceitando as idas e vindas entre a reflexão teórica e as verificações da realidade, dão início à modificação da consciência que temos dela e cada consciência nos modifica pouco a pouco.

Contudo, não vamos nos enganar: existem limites e não podemos ignorar um acompanhamento psiquiátrico para patologias psicológicas.

É uma arte?

Acredito que sim. Da minha parte, sem dúvida, pois esse trabalho exige do terapeuta grande capacidade de escuta, imaginação, empatia, intuição, ternura, poesia também e capacidade de se deixar guiar, de se deixar agir. Todas as qualidades que, através desse percurso, ajudam a trazer ao cliente a possibilidade de se recriar, de se livrar da dor e dos sofrimentos de seu passado pessoal e familiar.

Ao adentrar na riqueza de sua base histórica, pessoal e familiar, o cliente adquire o poder e a certeza de ser único, singular e original.

Somos todos únicos, singulares e originais. Cada um de nós, tão singular, único e original, que, quando do nosso desaparecimento, uma forma única, original e singular de amar esse vasto mundo e homenagear a força da Vida, desaparecerá para sempre.

Nunca houve e nunca mais haverá outro ser no mundo que carregue todos os seus nomes, seus sobrenomes, suas datas de nascimento, casamento, morte...

Além dessa particularidade, originalidade e singularidade, veja como todos nós também somos preciosos e essenciais para o equilíbrio da Vida nesse mundo.

Nosso Juiz de Paz

Esse trabalho é baseado em um juiz de paz impossível de questionar: o estado civil.

É ele quem nos dá esses limites do nosso caminho, que são as datas de nascimento, nome, adoção, casamento, mudança de sobrenome, morte e muitos outros eventos da vida; todos estão listados lá.

Pode-se, assim, aprender durante seu casamento e as proclamas de atos que isso requer, que um (ou ambos) de nossos pais foi (foram) casado(s) duas ou três vezes. Esse evento não é raro e permite, por meio da descoberta de toda uma parte da história dos nossos pais, encontrar um lugar justo em uma família "com várias ramificações".

A partir desse conhecimento é feita a construção da árvore genealógica.

Graças às certidões do registro civil, que atestam as datas que marcaram a história da nossa família, estaremos em contato com os nossos antepassados cuja história permanece viva ali, naquele dia, na sua assinatura, na sua presença marcante naquele dia, naquele lugar!

É poderoso e inesperado notar essa emoção ao ler os atos: a assinatura do seu pai que veio declarar seu nascimento na prefeitura, a cruz desajeitada que seu bisavô desenhou no dia em que se casou.

Experimente se conscientizar. Então você estará conectado a essa emoção, naquele tempo, a partir daquele dia.

Você sem dúvida saberá profundamente, dentro de si mesmo, como sua tataravó se sentiu quando soube do nascimento de seus sobrinhos, quando morava há milhares de quilômetros de distância. Essa emoção ainda poderosa, ainda acessível a quem a ouve e a percebe, é em si um ato de cuidado, até mesmo de cura para essa mulher.

Aloïs, um de nossos heróis cuja história veremos em detalhes um pouco mais adiante, sabe que essa sensação de caroço de cereja na garganta é apenas a lembrança da tristeza de sua avó... quando o marido morreu, mudou tudo.

Essa dor só a afeta em um nível histórico, localizado no inconsciente de sua história familiar.

Mas, não mais em um nível pessoal.

Ela pode, então, retribuir a essa avó a sua dor e prestar homenagem a esse homem, falecido muito cedo e em condições difíceis, morte essa que destruiu toda uma expectativa de vida para ele e para a mulher que amava.

Vimos que podemos carregar memórias e mal-estares que não pertencem à nossa vida pessoal, mas que são lembranças da nossa história familiar. Isso é o inconsciente familiar.

Agora vamos ver os diferentes níveis do inconsciente dos quais somos ricos.

OS DIFERENTES NÍVEIS DO INCONSCIENTE

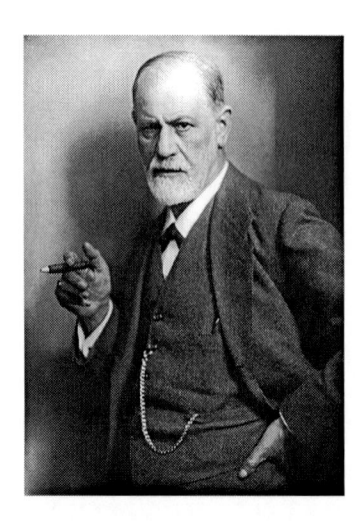

Definido por Freud, o inconsciente é uma instância psíquica que independente de espaço-tempo. Diferente da consciência, essa instância é rica em número de palavras, de significantes traduzidos assim por imagens, emoções, impulsos, desejos, sonhos, tudo o que nosso consciente não pode expressar em forma de censura decorrente da educação e socialização. Essa instância é nomeada Superego e é uma das três instâncias psíquicas definidas por Freud.

Com base no trabalho de seu predecessor, C.G. Jung expandiu o conceito para a noção de humano e o refinou ao mostrar a existência de um inconsciente pessoal, fragmento do primeiro que carrega a parte sombria de cada indivíduo, a parte ainda não explorada ou enterrada de cada um, fruto de uma educação mais ou menos obrigatória e restritiva.

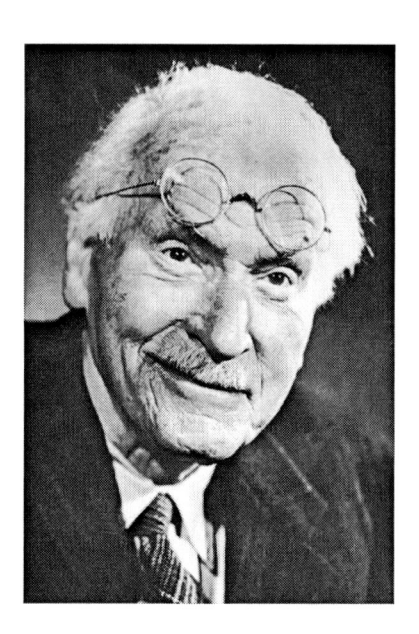

Então, ele nomeou **inconsciente coletivo** essa parte do inconsciente coletiva para a humanidade, agrupando em uma estratificação as experiências milenares de humanidade.

Existe também, a partir dessas definições, um inconsciente universal resultante da evolução do mundo desde o big bang, integrando todos os reinos por onde a Vida passou, sob todas as suas formas, desde o reino mineral, depois vegetal, animal e humano, num espaço de tempo específico para a expressão de cada um deles.

"Carregamos em nosso inconsciente as memórias da evolução da vida, a partir da função mineral que introduz o encontro entre o tempo e o espaço, através do big bang.
Todas as noções de Território e espaço estão relacionadas a essa dimensão **mineral.**
A característica do **Vegetal** *é o movimento de dentro para fora, a explosão de semente, o carvalho na bolota e o micélio antes do fungo, todo esse movimento está ligado ao encontro e estará relacionado à Alimentação.*
A função animal assinala a evolução desse reino e integra o movimento de descendência para assegurar a perpetuação da espécie, ao longo do Tempo. Como **humanos,** *toda a nossa biologia é a expressão dessa função e 'O que não fazemos em consciência, faremos biologicamente'."*

(JP Brebion)

Atravessamos assim vários níveis.

Freud dizia que, no nosso inconsciente pessoal, guardamos todos os nossos desejos reprimidos.

Então crescemos em uma família em que um sistema, formando um corpo, carrega todo um mundo inexprimível, que será o inconsciente familiar, abrindo-se para a história de nossa família trans ou intergeracional.

Essa família estará naturalmente sujeita a um sistema cultural que se desenvolve e que servirá de referência em termos de progresso humano.

Nós não cresceremos exatamente com os mesmos valores, quer tenhamos nascido no Oriente ou no Ocidente. A história, a cultura, as referências dessas culturas não vão nos moldar no mesmo caminho.

Contudo, somos todos seres humanos e estamos todos, nessa terra, sujeitos a regras comuns como a gravidade e a sucessão das estações e das horas, que nos inscrevem em uma vida compartilhada entre o dia e a noite, sendo energeticamente significativas.

A isso Jung chamou de inconsciente coletivo, formado por imagens arquetípicas, que dá sentido ao nosso conteúdo psíquico e se expressa por meio dos nossos sonhos e expressões inconscientes, como os nossos deslizes, mas também toda a nossa criatividade.

Além disso, para todo ser chamado a uma transcendência, pode existir um inconsciente universal, que alimentará nossas crenças e nos tornará humanos em processo de transformação em direção a um além por enquanto inatingível em nossa humanidade.

Para Jean-Philippe Brebion o inconsciente universal é uma estrutura de pensamento da qual é tudo ao mesmo tempo, tanto conteúdo quanto recipiente. Ele não é transmitido como um legado porque está fora da cronologia; é onipresença imaterial e evasiva, ou seja, nem energia, nem matéria, mas os dois ao mesmo tempo. Nesse sentido, ele nos remete a uma dimensão quântica.

Isso nos permite nos referir a muitos níveis do que Jung chamou de nosso lado sombra, que podemos visualizar dessa forma:

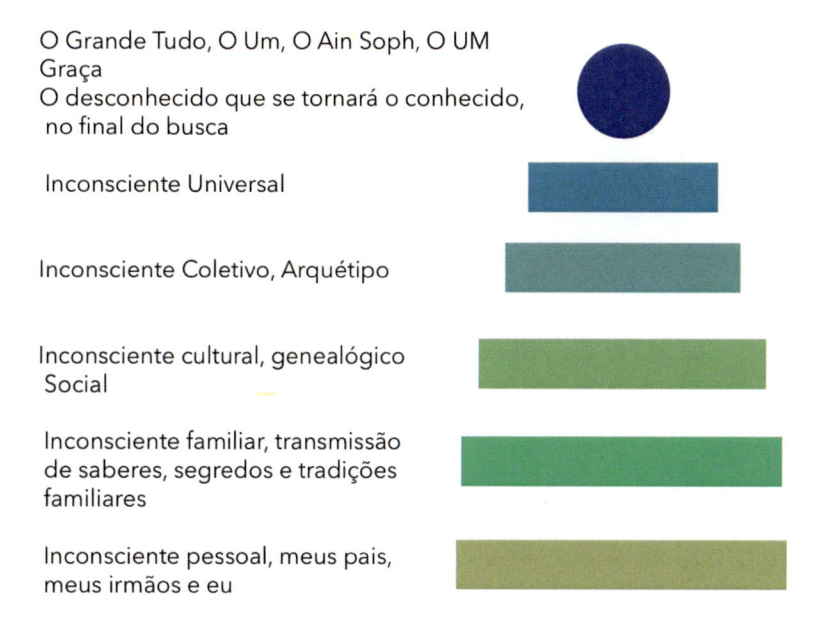

O Grande Tudo, O Um, O Ain Soph, O UM
Graça
O desconhecido que se tornará o conhecido,
no final do busca

Inconsciente Universal

Inconsciente Coletivo, Arquétipo

Inconsciente cultural, genealógico
Social

Inconsciente familiar, transmissão
de saberes, segredos e tradições
familiares

Inconsciente pessoal, meus pais,
meus irmãos e eu

Esses diferentes estratos do inconsciente são sistemas de transmissão de mensagens transgeracionais.

AS TRANSMISSÕES INTER E TRANSGERACIONAL

As transmissões de uma geração para outra são feitas de duas maneiras.

A primeira é a **Intergeracional**, que diz respeito às relações entre as gerações, o que acontece entre as gerações durante sua vida. Serão momentos compartilhados: as alegrias, as histórias, os conhecimentos transmitidos oralmente ou não etc.

Exemplo disso são os pais e filhos que convivem no dia a dia e descobrem, juntos, suas vidas em eventos que os conectam.

Mais adiante, falaremos sobre avós vivos que encontram regularmente seus filhos e netos e assim transmitem, a partir do tempo compartilhado, os saberes, os conhecimentos, as habilidades e a ternura.

O intergeracional são as gerações que se conhecem.

A segunda maneira é a **Transgeracional**, que é relativa ao cruzamento de gerações familiares. Nessa disposição, seus ancestrais são falecidos: o que eles lhe deixaram, consciente ou inconscientemente?

Esse é todo o trabalho da pesquisa Transgeracional, conforme explicamos aqui.

A transmissão Transgeracional diz respeito a gerações que não se conheceram e, nessa transmissão, encontramos tudo o que restou das dores dos nossos antepassados.

Como mencionado anteriormente, raramente vamos consultar porque estamos bem. São essas dores e tristezas de uma geração, chamadas de "vida inacabada", que ressoam nas gerações seguintes.

A ÁRVORE GENEALÓGICA INACABADA

O inacabado da vida é o que resta para ser completado e, portanto, será definido em relação a esse inacabado.

Para entender essa noção, nos apoiaremos na obra de Annick de Souzenelle (nascida dia 4 de novembro de 1922, espiritualista, psicoterapeuta, cabalista, pesquisadora em espiritualidade e escritora) que, apoiando-se nos textos sagrados, explica-nos muito claramente que o que está completo está feito e o que está inacabado ainda está por ser feito.

É um dado da gramática hebraica, para a qual existem apenas dois tempos de conjugação de verbos: o realizado e o inacabado.

O realizado é definido pelo que fizemos, alcançamos e terminamos, é o Tov (Genesis 1): *"E Deus viu que isso era bom"*. Está bom, está feito, não tem como voltar atrás. Está concluído.

O inacabado ainda é o que requer da nossa parte um pouco de cuidado e atenção. Seu método para nos sugerir isso é criar uma doença, um desmaio, uma repetição, tudo que pode prender nossa atenção.

O incompleto é toda a potencialidade do que ainda não descobrimos dentro de nós mesmos, do que devemos ser.

O realizado e o inacabado são as duas realidades da Árvore do Conhecimento, os dois polos propostos ao nosso caminho de vida.

Tudo isso em nada se refere ao tempo histórico, que se daria desde o nascimento até a morte, em um contínuo linear. Estamos entrando em uma relação um tanto especial com o tempo.

"O presente", nos diz Annick de Souzenelle, *"junta-se à eternidade, é o não-Tempo"*. Ela acrescenta: *"A árvore do conhecimento que somos é aquela do inacabado e que ainda não está completa, que convida a um crescimento complementar. A realidade aumentada (ampliada), o da Consciência, nos oferece um lugar do Ser absoluto, onde tudo existe ao mesmo tempo."*.

Os físicos quânticos nos apresentam a noção do terceiro incluído, outro nível de realidade, que todos os pesquisadores de sincronicidade exploram. É um caminho dentro e fora de si mesmo que nos liga a um, em outros lugares, onde vemos a existência de um ângulo diferente.

O que não está acabado, o que está inacabado, é o que ainda temos que levar ao seu desenvolvimento e carregamos dentro de nós esse potencial de realização.

Esse é o inacabado das gerações anteriores. Essas mágoas, as tristezas, essas perdas bloquearam o desenvolvimento de nossos ancestrais. Todos esses sofrimentos continuam fortes.

O que acontece com nossos heróis? Por que Aloïs não consegue respirar? Por que nossa adolescente de antes não pode crescer? Por que Hector não encontra seu lugar nesse mundo? Como ocorre essa transmissão?

GENÉTICA EPIGENÉTICA

A história de Aloïs abordaremos no capítulo sobre Lealdade Familiar Inconsciente. Porém, o primeiro marido de Maria não era o avô paterno biológico de Alois e não tinha vínculo genético com ela. Então, como o trabalho Transgeracional pode ser aplicado nessa história?

Teremos que passar pela epigenética para entender melhor.

Epigenética ou como o ambiente influencia nossos genes

Como explicar que as vidas inacabadas de nossos ancestrais tenham tanto impacto em nossas vidas?

Como o trauma pode ser transmitido entre gerações?

Esses traumas, desastres naturais, sofrimento social, ataques, fome, migrações, guerras, estupros, lutos, crianças mártires e crianças-soldados, geram emoções que podem ser transmitidas ao longo de várias gerações.

Essa área de pesquisa recente em epigenética é particularmente emocionante.

Alguns cientistas estão explorando a trilha biológica, o que explicaria que um trauma psicológico pode passar de uma geração para outra sem que palavras sejam ditas para esses sofrimentos.

Um aspecto bastante misterioso da herança.

"O psicológico impacta o funcionamento dos genes e passa para a próxima geração", resume Ariane Giacobino, geneticista e associada da Faculdade de Medicina da Universidade de Genebra.

Contudo, ela destaca:

"Os genes têm a impressão de que recebemos o trauma. No entanto, recebemos uma vulnerabilidade genética, não teremos uma memória visual do estupro de nossa avó, por exemplo. Ainda seria preciso colocar a criança frente a uma situação estressante. E com igual trauma, nem todos terão o mesmo mau funcionamento. [...] Quando os pais são atingidos por fome, guerra, ataque, eles secretam as substâncias do estresse: cortisol e catecolaminas. E, acima de um certo limite, esses hormônios atravessam a barreira da placenta, acrescenta Boris Cyrulnik. O bebê chega ao mundo com alterações cerebrais por causa do infortúnio da mãe" (Ariane Giacobino).

Resulta desses estudos que, em caso de stress pós-traumático, é indispensável acompanhar o sofrimento dessas pessoas. E Boris Cyrulnik nos conta: *"Fizemos eletroencefalogramas de bebês cujos pais estavam traumatizados. As crianças secretam menos hormônios de crescimento e sexuais, mas assim que os pais e os bebês foram devidamente cuidados, em duas noites o exame voltou ao normal. Se os pais estão seguros, eles se tornam tranquilizadores para seus filhos"*.

Então, podemos dar um exemplo simples:

Se sua bisavó passou fome na infância, seu desenvolvimento físico terá vestígios desses sofrimentos (raquitismo, baixa estatura etc.). A memória da fome fica marcada e sua geração pode querer administrar uma loja de conveniência, ou uma loja de alimentos orgânicos ou não, a fim de proteger seus familiares e seus amigos de uma hipotética fome futura, a menos que isso tenha se realizado na geração anterior, dessa forma será apagada.

Para Aloïs, o que é transmitido por sua avó Maria é o luto, nessa forma peculiar da perda do homem amado, por asfixia.

O desconforto da menina é apenas a forma final, testemunhando a dor da avó.

Esse caso nos confronta com a presença de fantasmas familiares transmitidos nas árvores genealógicas.

A Psicanálise Transgeracional, desenvolvida por Didier Dumas, leva em consideração o impacto da experiência de nossos ancestrais sobre as nossas, baseada principalmente no estudo de árvores genealógicas e rastreando os "fantasmas", que são na verdade as memórias de emoções poderosas que dominaram nossos ancestrais.

A evolução da humanidade

Todo o trabalho que a Psicogenealogia e a Psicanálise Transgeracional nos convidam a viver nos fará atravessar todas as camadas de expressão da vida. Conversamos um pouco sobre isso e, graças ao que entendemos de epigenética e sua influência em nosso dia a dia, também entramos nessa compreensão que cada um de nós carrega no mais profundo de nossas células as memórias de todos os reinos a partir dos quais a vida em todo o seu poder se expressou.

Aqui está um rápido resumo de como isso acontece.

Tudo começa no *big bang*, o estágio do éter e das vibrações energéticas virão a seguir:

- **Ciclo ou fase mineral** – experimenta espessura e peso, muito longe de uma consciência externa de nascimento ou morte, a única experiência é a de Ser.

- **Estado vegetal** – o maior dos inventores, experimenta orientação para a luz, polarização pela transformação da luz em clorofila. Essa fase experimenta o nascimento e morte e adquire a experiência de ser orientado, de ser separado.

- **Fase animal** – aprende o movimento para além do deslocamento. O homem sabe se orientar na luz graças às memórias vegetais e entra na satisfação dos seus instintos, indo ele próprio procurar comida. Ele experimenta estar em movimento e assemelhar-se.

- **Humanidade** – no senso próprio, faz a experiência de ser você mesmo, ser diferente.

A psicanálise nos faz passar ou repassar por todos esses estados, e a linguagem popular retém a memória.

> *"Não dizemos: um personagem monolítico, duro como uma rocha...*
> *Ele não move mais sua vida, ele é um verdadeiro vegetal...*
> *teimoso como um asno, forte como um boi, inteligente como um*
> *macaco...O homem carrega em si e em seu inconsciente todas essas*
> *memórias de expressão da vida."*

QUANDO A GRANDE HISTÓRIA COLIDE COM A PEQUENA HISTÓRIA

Há também as tragédias da humanidade, os choques da grande história que colidiram por muito tempo com a pequena história, com cada um de nós; todos os deslocamentos familiares devido à pobreza, guerras, deportações; todos os genocídios, confinamentos por motivos ideológicos, políticos, de escolha de vida, ou pelo que somos, simplesmente, por todos os compromissos ideológicos.

Pensemos também nas tragédias ligadas ao desenvolvimento das nossas estruturas econômicas, como a construção de estradas, ou ainda a construção de uma barragem que obriga à evacuação de vilas inteiras. Nesse caso, até os cemitérios são deslocados. Por exemplo, na França do século XX, mais de 40 vales foram engolidos, com suas vilas e aldeias, pelos lagos artificiais criados durante a construção de hidrelétricas. A maioria dos habitantes deixou o que restava do vale: **a França das vilas submersas.**

"Todas as guerras, conflitos humanos deixam traços no inconsciente além dos traços nos sobreviventes.".

A Primeira Guerra Mundial permanece para a nossa sociedade ocidental como o maior trauma do nosso mundo moderno e, em nosso inconsciente, o sofrimento ainda está em ação:

"Um dos meus clientes, paisagista, me contava sobre seu filho pequeno apaixonado por tratores em idade escolar.

— Então ele vai dar continuidade para você — eu disse a ele, pensando que o jovem queria trabalhar com o pai.

— Você está enganada — ele responde — o que meu filho mais ama são escavadores e cavar trincheiras é seu trabalho favorito. É por isso que vai fazer o seu estágio com um empreiteiro de obras públicas.

Minha curiosidade é aguçada:

— Ah, nesse caso, talvez você tenha um ancestral envolvido com a guerra de 1914?

— Sim, um bisavô que desapareceu no Chemin des Dames.

E seus olhos se arregalaram porque ele entendeu ali, justo naquele momento, instante mágico, que seu filho procura esse ancestral cavando outras trincheiras.".

Esse pequeno exemplo, por mais inusitado que pareça, permite--nos compreender que as nossas profissões também podem ser um 1º nível de compreensão das nossas histórias.

AS TRÊS GRANDES LEIS DA PSICOGENEALOGIA

São essas as três grandes leis, etapas fundamentais da Psicogenealogia:

1. Projeção.
2. Identificação.
3. Repetição.

Acontecem em ordem cronológica, dos pais para a criança. É a repetição que nos põe em alerta e nos permite começar a tentar compreender. A repetição carrega em si uma desvantagem: necessita de um tempo histórico, linear.

As três leis da Psicogenealogia são de grande simplicidade e idênticas a todo ser humano e cultura.

1. Projeção

Somos todos frutos de uma projeção parental que se exerce desde a nossa concepção, e antes ainda, desde o primeiro desejo de um filho. Esse primeiro desejo às vezes será levado para muitos anos e cada encontro com um bebê recém-nascido pode alimentar uma imagem mental consciente e inconsciente a respeito desse filho ideal que será nosso, e que devemos ser para nossos pais.

Entendemos bem, pois às vezes pode ser difícil não ter o "filho perfeito", quando este bebê não corresponde ao nosso desejo. Ele não é do sexo desejado, não é grande o suficiente, alto, forte. Não é inteligente o suficiente, ou é uma criança doente..., ou não é filho biológico. No mundo de amanhã, todas as procriações médicas assistidas (PMAs) nos levarão a trabalhar especificamente sobre esse assunto: o luto do filho perfeito.

Esse luto para os pais pode ser impossível e o filho sofrerá todas as consequências, inclusive a de não poder viver a própria vida, que às vezes pode ser dramática:

> *"Este senhor quer entender por que em sua família há tantos suicídios, e este é o mais recente, o de seu irmão mais novo que o coloca em uma missão. O trabalho então começa.*
>
> *É somente no terceiro encontro que ele poderá colocar na árvore seu filho, todos os seus primeiros nomes, data de nascimento, seu trabalho, depois ele entra na história de vida desse menino e, por fim, ele anuncia sua morte, coloca a data. Claro, pergunto a causa: — Suicídio — ele responde, depois acrescenta: — Mas nunca gostei dele. Queria uma menina!".*

Projetar esse desejo de menina no filho criava para o menino uma proibição de ser, de se tornar. Era, portanto, uma vida dramática, com um desfecho dramático.

Todos nós precisamos de amor para sobreviver, primeiro fisicamente, depois no aspecto psíquico. Assim, o mais simples será nos identificarmos com essas projeções parentais, de forma inconsciente, claro, tanto que, às vezes, levamos décadas para entender esse mecanismo.

Todas as crianças precisam que seus pais estejam bem, que as amem, e todas as crianças estão prontas para fazer qualquer coisa por elas.

2. Identificação

> *"Nosso desejo é sempre o desejo do outro."*
> (Lacan)

Nossas identificações familiares serão a estrada real da transmissão.

Para Laplanche J. e Pontalis J.-P., *"A personalidade é constituída e diferenciada por uma série de identificações"*, definidas como *"um processo pelo qual um sujeito assimila um aspecto, uma propriedade, um atributo do outro e se transforma total ou parcialmente nesse modelo aqui"*.

Num movimento natural, a criança copia, imita, repete, reproduz os gestos e as ações dos pais, a prosódia das frases, os risos e sorrisos de quando é bebê e progressivamente entra em relacionamento no mesmo repertório que os adultos ao seu redor.

Tanto que bem sabemos, pela experiência dos psicogenealogistas, que um bebê doente expressa um problema de seus pais.

Após a entonação, ele reproduzirá os sons das palavras, portanto também o sotaque, o modo de falar, os tiques de linguagem, mas também comportamentos, valores parentais e até em pouco tempo, as relações dos pais com o mundo exterior, a lei, o meio ambiente, a ecologia no sentido amplo, incluindo o respeito ao próximo e ao lugar onde vive, bem como o autorrespeito e o cuidado consigo mesmo.

Por meio dessa identificação, a criança entra no desejo inconsciente de seus pais, o desejo de fazer da criança... o máximo, bonito, alto, forte, amável ou fera, tolo etc.

Portanto, se formos tão bonitos quanto o tio Anatole, cresceremos na beleza e no amor de nós mesmos e se formos tolos como tia Irma, cultivaremos a tolice.

Como nosso pai e nossa mãe poderiam dizer coisas enganosas (falsas)?!

São antes de tudo DEUS, referência absoluta. Eles confortam quando a criança sofre, protegem, cuidam, nutrem, estabelecem limites e, aos poucos, permitem que a criança se torne um ser humano único e singular...

Então a criança vai se diferenciar. Papai e mamãe não terão exatamente o mesmo papel e é ótimo para a criança aprender duas formas de ser carregada, trocada, alimentada, amada por meio de beijos, músicas, histórias...

Com o passar do tempo, a criança cresce e se torna um adolescente. Deus se tornou um semideus, passando pela fase dos "deuses". Então os pais passam a ser aqueles que não sabem nada disso, que não entendem nada...

Finalmente, mais tarde, muito mais tarde, quando chega a maturidade, nossos pais voltam a ser papai e mamãe. Ali, no melhor dos casos, a tempestade acalmou e a criança encontrou sua identidade, única e singular.

Mas antes da linha de chegada, o caminho pode ser doloroso tanto para os pais quanto para a criança, que também pode passar por fases de aceitação total (repetindo o mesmo cenário) ou rejeição bem radical (o contra cenário).

Essas Identificações farão parte da construção da nossa personalidade e das nossas instâncias psíquicas, o Ego, o Superego, mas também daquilo que Freud chamou de ideal do Ego.

O Ego e o ideal do Ego interessam-nos aqui porque decorrem de um processo específico de identificação, nomeadamente as introjeções, conscientes ou inconscientes, de valores familiares (pais, avós ou qualquer outro membro da família). Em suma, é o preço que pagamos, em consciência ou não, por pertencermos àquela família.

Pense nos lemas de sua família, aquelas pequenas frases que podem selar a visão de mundo de uma criança, como "na nossa família não se divorcia", "cuidado com os homens, são todos iguais", "fique bem e não fale", "sofra calado" etc.

Philippe Labro diz que o pai de J. F. Kennedy tinha esse lema: "*Um dia, uma mulher*". Seu filho, presidente, sofria de enxaqueca quando não conseguia cumprir essa exigência. "*Não sei de onde vem isso*", ele disse, "*Talvez do meu pai*".

"*Para viver feliz, vivemos escondidos*", lema relatado a mim por uma cliente, filha de uma mulher deportada, que teve a presença de espírito de responder aos policiais que vieram prendê-la: "*essa criança aí, não, não é minha, é da minha vizinha!*". Com essas simples palavras, a mulher salvou a vida de sua filha.

A identificação também pode ser feita em um curto período da vida, com um membro da sua família particularmente querido como essa jovem mulher russa reencontrada recentemente, que se tornou musicista e cantora, de voz grave e cativante, que reconhece ter escolhido esse caminho profissional ao relembrar aqueles momentos maravilhosos passados com sua avó, cantando.

O caminho passará pela repetição inevitavelmente.

É o mesmo para essas menininhas que estão matriculadas na aula de dança porque a mãe delas teria desejado para si mesma, ou ainda, encontraremos duas ou três gerações de enfermeiras realizando o desejo de uma bisavó.

3. Repetição

A repetição é outro mecanismo Transgeracional que ocorre de maneira totalmente inconsciente, é claro. Às vezes testemunhamos repetições incríveis:

"Uma garotinha teve sua primeira doença aos 9 meses, a meningite, que nos remete à constituição do cérebro.

As três meninges chamam-se dura-máter, aracnoide e pia-máter, ou seja, porque não: a boa mãe, aquela que responde às necessidades do filho no momento certo, a mãe suficientemente boa como descrito pelo Dr. Winnicott, e a mãe rígida, aquela que recusa, que se torna "má", como a bruxa dos contos de fadas, por oposição à fada boa, a madrinha."

Repetir é também morrer com a idade do pai, da mesma doença; ser estuprada com a idade da sua mãe quando ela sofreu a mesma coisa; escolher o mesmo trabalho ou o mesmo hobby; dar à luz a seus filhos na mesma idade de sua mãe e de sua avó.

Repetir também é às vezes não ser um primeiro nascido em uma linha inteira, pois o primeiro morreu jovem; na geração seguinte, o primeiro nascido não verá a luz do dia devido a um aborto espontâneo e na próxima geração, o primeiro nascido chegará muito cedo para uma jovem, que fará um aborto.

"Sophie é a caçula de Pierre e Nathalie. Quando nasceu, sua mãe adoeceu e teve que ser internada. É a avó materna de Sophie quem vai cuidar do bebê durante os dois meses necessários para a recuperação de Nathalie.

Sophie vai se casar com Bertrand e logo após o nascimento do seu segundo filho, ela sofre uma queda que a imobiliza. É Nathalie, com toda a naturalidade, que se oferece para cuidar dessa menina recém-nascida."

As repetições são múltiplas e se expressam em todos os campos da Transgeracionalidade, as datas, os nomes próprios, o sexo, a profissão, as doenças, as escolhas artísticas, os locais de vida, os acidentes de carreiras profissionais ou mesmo sucessos, as falências e as espoliações de heranças.

Vamos falar também daquelas famílias em que os homens desaparecem cedo, seja por doença ou indo para a guerra e não retornam ou desaparecem, ou fogem quando a gravidez é anunciada.

De acordo com as gerações, esses acidentes da vida induzirão nessas mulheres, que criam suas famílias sozinhas, uma noção bem particular que Bruno Clavier chamou de *"o fantasma da geração de linhas matrilineares"*. A grande questão que essas mulheres enfrentam é: Para que serve um homem?

Essas repetições são o sinal da presença de um fantasma na árvore genealógica e esse psicanalista escreveu uma obra de referência sobre esse tema. Trataremos sobre isso mais tarde.

O exame dessas repetições deu origem a várias observações.

A SÍNDROME DO ANIVERSÁRIO

Essa característica foi explorada por Joséphine Hilgard na década de 1950, que destacou a repetição de patologias, no caso dela, psíquicas, nas mesmas idades. Esse trabalho permitiu a essa pesquisadora demonstrar a repetição de psicoses adultas femininas ao longo de três gerações; por exemplo, podemos notar a repetição dos sintomas quando a filha atinge a idade da mãe no momento de seu "desaparecimento", seja esse físico, pela morte, ou vivenciado como abandono pela internação, repetição também percebida quando a menina atingiu a mesma idade da mãe e da avó.

Essa noção de síndrome do aniversário pode ser estendida aos acidentes da vida:

"Um homem de 35 anos morre em um acidente de carro. Seu filho tem 5 anos na época do falecimento. Essa idade, 5 anos, marca para a criança a perda e também o abandono do pai, gerando sentimentos de tristeza, mas também de raiva por esse abandono.

Esse garotinho experimentará fragilidades psíquicas a cada 5 anos e aos 35 anos sofrerá um acidente carro.

Nessa história, o acidente não será fatal, mas fará com que esse homem, que se tornou pai de um menino de 5 anos, tenha vontade de consultar para entender melhor a sua realidade."

A síndrome do aniversário é, portanto, a repetição de eventos em datas importantes e, às vezes, extremamente precisa.

"Um homem caiu da escada no aniversário da morte de sua esposa.

Uma mulher sofria de pneumonia exatamente no aniversário da morte de sua falecida irmã por uma embolia pulmonar.

Outra mulher, uma médica, foi hospitalizada por pressão alta no mesmo dia do aniversário em que seu marido havia morrido de derrame por sofrer de pressão alta grave."

O inconsciente tem uma memória excepcional!!

Essa noção de síndrome do aniversário também pode ser expressa por meio de datas importantes e felizes como, casar-se no mesmo dia em que seus pais ou avós se casaram, desejando assim, inconscientemente, repetir a felicidade dessa união.

Podemos notar nos exemplos anteriores que as doenças se repetem também a nível inconsciente. Anne Ancelin Schutzenberger afirmou em uma entrevista específica: *"Eu uso a **síndrome do aniversário** porque muitas vezes tenho visto diferentes casos de acidentes repetidos, aborto espontâneo, morte, doença, gravidez... na mesma idade, mais particularmente na mesma data, ao longo de duas, três, cinco, oito gerações, ou seja, retrocedendo na história da família ao longo de quase 200 anos, até a Revolução Francesa, ou ainda mais!".* E essa grande senhora da Psicogenealogia tem alertado muitos médicos para essa noção, levando-os a serem mais vigilantes na compreensão das chamadas patologias idiopáticas (cuja origem é desconhecida) em seus pacientes.

Examine por si mesmo a idade que você tinha na época de certos eventos em sua vida, especialmente doenças somáticas, e procure o que pode ser "repetido" dessa maneira. O que não fazemos com consciência, fazemos em nossas doenças.

Nota de alegria

"Esse conceito permite-nos pôr o dedo nos negócios inacabados de um dos nossos antepassados, e essa dor, essa doença, esse mal-estar nos guia para nos ajudar a entrar nesse luto inacabado e finalmente enterrar esse passado. Trazemos assim para a nossa árvore genealógica um espaço de cura simbólica."

Datas repetitivas, eventos significativos da vida, as doenças na mesma época do ano, muitas vezes são marcadores de memórias registradas pelo nosso inconsciente. O inconsciente familiar está em ação aqui, por meio dessas repetições flagrantes e podemos compreendê-los muito nesses tipos de eventos. Nosso corpo se torna uma ferramenta de memória, um calendário para nossas pesquisas.

Os eventos marcantes da vida, momentos sagrados de nossa encarnação, são:

1. data de concepção;

2. data de nascimento;

3. início da puberdade;

4. início da autonomia financeira;

5. data da paternidade (concepção e nascimento dos nossos filhos);

6. data dos avós (concepção e nascimento dos nossos netos);

7. data da morte.

Também nos manteremos sensíveis à data de falecimento de nossos avós, pais, amigos queridos, de nossos filhos, de irmãos e irmãs. Nós estamos, então, presos em uma lealdade invisível, que nos fragiliza nessa mesma data.

LEALDADE FAMILIAR INCONSCIENTE OU LEALDADE INVISÍVEL

O psiquiatra húngaro-americano Boszormenyi-Nagy (1973-) esclarece essa noção de lealdade invisível por meio de seu livro de contas, que existe como uma forma de contrato que une os membros de uma mesma família e que permite assegurar de certa forma a sua sobrevivência.

No entanto, os efeitos desse contrato podem ser mais desestruturantes ou opressivos, ou mesmo francamente confinantes ou alienantes, tornando-se fonte de fracassos e devaneios pessoais ou profissionais, pois são dispendiosos em termos de tempo, qualidade de vida e energia.

Se quando criança você lutou com traumas de seus pais não elaborados e não contados, você pode reagir de diferentes maneiras:

- Ansiedade, porque você sente esse turbilhão de ansiedade em seus pais e isso resulta em vários distúrbios: de sono, obsessivo-compulsivos etc. **Estamos sempre inquietos quando não sabemos onde está o perigo.** São essas crianças vigilantes que têm dificuldade em adormecer.

- Culpa instável e inconsciente, em que a criança se culpa pela angústia calada dos seus pais (por exemplo: *"provavelmente é minha culpa se eles estão tristes"*). É assim que funcionam as crianças. Elas estão no centro da casa. Você tentará ser uma criança perfeita, aquela que traria o melhor e o mais próximo do consolo e da salvação ou, ao contrário, será uma criança insuportável.

- Inibindo sua curiosidade intelectual, porque você sente a dificuldade ou mesmo proibição de questionar uma parte da história da família e será o mesmo para suas faculdades de aprendizado e suas habilidades acadêmicas. Como você aprende quando o cérebro é colonizado por esconderijos e perguntas sem respostas?

- Encenando o trauma secreto dos pais, muitas vezes na idade exata em que isso já aconteceu com seus pais ou ascendentes.

Estamos aqui diante de outra maneira de deixar as repetições agirem.

Mais sutil, essa lealdade familiar às vezes nos prende às circunstâncias da vida de forma inesperada, como a chamada "síndrome do fracasso", como: inconscientemente, não acordar no dia da famosa entrevista de emprego que deveria colocar um fim em um período de desemprego; perder a condução no dia da apresentação da sua tese; torcer o tornozelo ao descer as escadas para chegar a um encontro; entre muitos exemplos idênticos que impedem uma realização profissional, amorosa ou pessoal.

Assim, não teremos uma ascensão social, não seremos mais instruídos, mais qualificados, não teremos uma vida mais fácil do que nosso pai ou nosso avô.

Para os heróis de nossos exemplos anteriores, poderíamos questionar, se soubéssemos como fazer as perguntas certas:

"Por que essa mulher (Perrine) se obriga a se casar com um homem por quem não está apaixonada, acreditando saber que ela vai se divorciar no decorrer do ano, senão por lealdade familiar?"

Para Aloïs, a pergunta certa seria: *"Por que Maria não pode chorar o primeiro marido, sem dúvida um grande amor, cuja realização é abalada pelo desaparecimento desse homem?"*.

Para a nossa adolescente Aloïs: *"Seria por isso que sua mãe teve que recorrer à fertilização in vitro para ter um filho? Onde na história da família está a ordem de não crescer, de não reproduzir?"*.

Para Héctor, ou para Jeanne, a pergunta certa seria: *"Por que seu pai teve uma vida tão curta, quem é ele na história familiar que ainda se repete?"*.

E para nossa apaixonada russa Tatiana, a pergunta seria: *"Por que esses jovens loucamente apaixonados não puderam se casar? Por que essa 'síndrome de Romeu e Julieta' está acontecendo?"*.

Qual é o bloqueio do amor em ação aqui que se manifesta nessas vidas jovens? Isso é o que cria os sofrimentos, o bloqueio ou a falta de amor, ou a sua incompreensão, quando fazemos coisas em nossas vidas pelas razões erradas. O amor é um poder incrível e uma certeza de cura. Essa força do amor nos permite crescer. Ela nos faz, a cada prova, passar por uma forma de inversão, abrindo-se então a porta para a alegria infinita, a Graça da Alegria... e para o recomeço...

Portanto, devemos aprender a **voltar à origem** entendendo **ponto por ponto** os eventos e sua sequência.

A Psicogenealogia nos permite descobrir isso, um mundo anterior ao nosso, onde os nossos antepassados amaram, sofreram, choraram, trabalharam como nós; um mundo que é o nosso futuro, o da transformação pessoal, da saída do exílio, dessa grande solidão em que a saudade nos prende e nos estrangula, nos forçando a procurar novamente.

Que trabalho nosso inconsciente nos pede e, sobretudo, que linguagem ele pode usar para se fazer entender?

Nós também podemos apresentar sintomas físicos que facilmente nos apontam para lealdades inconscientes:

Aqui está a história completa de Aloïs:

"Sofrendo com bronquiolite há seis semanas, ela permaneceu, na adolescência, com uma fragilidade respiratória e transtornos que ela descreve como bizarros, tais como sensação de sufocamento, impressão de falta de ar.

— Alguma coisa na garganta que incomoda — ela diz, sofrendo de angina repetidamente.

Ela fará uma cirurgia no dente siso, no Dia de Todos os Santos, aos 16 anos. A cicatrização não ocorrerá sem abscesso e fístula, provocando uma desordem no fechamento da ferida. Em seguida a esse episódio, ela estará propensa a aftas repetidas.

Depois de anos, ela pede à sua mãe para consultar alguém que investigue a história da família, porque essa jovem é muito intuitiva e está convencida de que sua dor não tem nada a ver com todos esses distúrbios físicos.

Aloïs é a filha número dois da família, nascida em 14/11. Sua irmã mais velha, Alexina, nasceu em 13/11. Alguns anos depois, Raphaël chegou no dia 12/08 em condições dramáticas, com insuficiência cardíaca e respiratória (ar o mata! respirar o mata!).

Durante a consulta, porém, Raphaël passa bem, e não é ele quem busca o atendimento.

É Aloïs, que também sofre de problemas respiratórios. A questão será descobrir quem sofria de ar ou da falta de ar.

O que me preocupa antes de tudo é a proximidade das datas de nascimento das duas irmãs. Por que devemos ter o mesmo filho novamente? E qual é a ligação com a guerra de 1914-1918, já que a data de nascimento está tão próxima da data do armistício desse conflito, estando também muito próxima do Dia de Todos os Santos?

Enquanto trabalho na árvore paterna, pergunto a data de nascimento do pai, depois do avô e sua profissão.

O pai de Aloïs vende carros antigos e o avô é um antiquário, ativo e até mesmo hiperativo.

Essas duas profissões nos falam sobre o passado e os objetos preciosos do passado para guardar.

A hiperatividade do avô nesse campo profissional me orienta para a procura de um desaparecido… homem, pai, irmão. Hipótese a verificar.

Estamos longe do caroço de cereja na garganta de Aloïs, que até aqui ainda não saiu com o nosso trabalho.

Para entender a vida da avó paterna, faço perguntas que vão nos dar a resposta: Maria, essa avó, está ligada ao primeiro 'chefe', não seria pelo simbolismo do carro de coleção (antigo) – o carro refere-se ao materno e a coleção ao precioso.

O primeiro marido de Maria morreu sufocado em uma mina. É o segundo marido, o avô paterno de Aloïs.

Não tenho palavras para descrever o sorriso dessa jovem ao compreender, nesse relato, a origem de seus problemas, que ela imediatamente associou à morte por asfixia desse homem com o qual ela não tinha nenhuma ligação genética.

Para entender ainda mais a história de Maria, será necessário continuar os encontros.

Mas Aloïs está tão feliz com essa primeira resolução que até hoje não retornou, tão livre que ela está com a resolução de seus problemas."

Tornar-se consciente de nossas lealdades familiares ajuda a iluminar nossa compreensão do mundo. É bastante gratificante saber que fazemos parte de uma cadeia de gerações e que não precisamos necessariamente concluir todos os nossos projetos de vida.

Assim, ao final de todo esse trabalho, experimentamos o desprendimento de nossas histórias familiares, permitindo-nos colocar cada um de nossos antepassados e a nós mesmos em seus devidos lugares. Aqui vai uma boa notícia:

Poderíamos escrever bem grande e em vermelho essas frases para vários de nossos clientes. Depois de tudo, até a lei dos homens nos autoriza a recusar uma herança.

Nota de alegria
*Sair da fidelidade familiar
não é ser infiel à sua família.*

A NOÇÃO DE CLÃ

Definição da Wikipedia:

"Um clã é um grupo de famílias associadas por parentesco real ou fictício, baseado na ideia de descendência de um ancestral comum, que pode ser ele mesmo real, imaginário ou mitológico.

Essa palavra de origem escocesa (de clannad, que significa família) foi escolhida como conceito genérico por etnólogos para designar todos os sistemas políticos baseados em famílias estendidas estáveis.

É o equivalente da palavra francesa gente (do latim gens-gentis) que designa as famílias patrícias da Roma antiga e das repúblicas italianas (como a de Gênova). Mesmo que sua linhagem exata não seja comprovada, todos os membros de um clã conhecem essa origem que assume um caráter mítico. Os indivíduos ou as famílias estrangeiras podem ser adotados por um clã que lhes dá seus ancestrais. Falamos então de filiação ou agregação [...] Pertencer a um clã pode traduzir-se em direitos e obrigações de solidariedade para com os outros membros do grupo, incluindo assistência e vingança, bem como obediência a regras precisas: chefe, conselhos, assembleias, festas, costumes, símbolos, sanções."

A família, o clã, no qual nascemos, constitui nosso patrimônio familiar. Nós precisamos pertencer a um clã para sentirmos nossos limites e crescer em segurança. Essa segurança "paga" caro pela obediência às regras do clã, conforme a definição, e também conforme a lei da Lealdade Familiar inconsciente que vai gerar repetições, desconfortos da vida, mas também dramas e acidentes.

Muitas vezes encontraremos no equilíbrio de uma família um de seus membros que será assim afligido por todos os males. Será portador de doenças, será marginalizado, até mesmo excluído, porque seu modo de vida, suas opiniões, suas pesquisas pessoais não estão de acordo com a tradição familiar.

Essa lei de clã é terrível. Exige submissão e aceitação total de suas regras e submete muitas vezes um de seus membros para o que René Girard chama de "bode expiatório".

O **bode expiatório** é, segundo a tradição bíblica, um dos dois bodes escolhidos durante a cerimônia de expiação, que não será oferecido a Deus como sacrifício, mas será, de acordo com esse rito de expiação, cobrado pela imposição de mãos de todos os pecados, faltas e transgressões dos filhos de Israel. Então ele será enviado para o deserto, que é simbolicamente o lugar de introspecção e expiação.

É o **patinho feio** que vem nos ver.

Da mesma forma, aquele que não quiser se curvar às regras do clã se verá excluído. Esse é o preço da liberdade.

*"Se o **bode expiatório** pode, contra sua vontade, reunir o grupo, é porque, paradoxalmente, a violência de que é acusado é unânime contra ele; unanimidade e, portanto, união do grupo. Mas sem ele.*

O fato de descarregar nossa violência sobre esse indivíduo nos aproxima e nos permite liberar a violência de todos. Graças a isso, encontramos uma certa paz entre nós, tanto porque eliminamos a nossa violência, mas também porque nos unimos, reencontramos nosso laço social e nossa unidade, mesmo que fosse contra um inocente. Nós pensamos que esse indivíduo é de fato culpado pelos nossos problemas e quando o expulsamos violentamente, os nossos problemas desaparecem com ele. Nós poderíamos então legitimamente acreditar que estávamos certos em nossa acusação inicial. Já que a violência desaparece com ele, era bem ele quem a carregava e que era a causa.

No entanto, dissecando a lógica do bode expiatório, sabemos agora que essa autorrealização repousa sobre uma cegueira fundamental. Os julgadores ainda são incapazes de ver que a violência que o bode expiatório leva consigo não é aquela que ele trouxe para o grupo, mas, ao contrário, do próprio grupo. Este, portanto, não se protege de uma violência externa, mas expele sua própria violência para fora de si" (Stéphane Vinolo – *Adiar o mal – A lógica do bode expiatório*, Sens-Dessous, n.º 9, p. 56-66, 2011/2).

Se isso não deixa de ter consequências na vida dos excluídos, há sempre um descendente na árvore para reavivar a memória familiar e trazer os esquecidos para o seu lugar.

Na noção de clã, a família é uma comunidade importante de pertencimento.

"Uma das minhas clientes me ensinou isso:

Nascida no Vietnã, deixada no orfanato por seu pai aos 9 meses de idade e depois adotada por um casal francês, ela queria trabalhar em sua árvore.

É tão difícil nessas condições!

Contudo, como sempre, partimos do que temos.

Nossa realidade é a base na qual podemos nos apoiar.

O que importa que tenha sido, poderíamos mudar?

No entanto, o que somos aqui, agora, no momento em que escrevo para você, no momento em que você me lê, é a realidade na qual podemos apoiar nossos passos.

Então a gente trabalha com essa família adotiva, pai e mãe, tio e tia, e ela conta a história, sua história.

Aí um dia ela me disse:

— Mas aí, meu pai, minha mãe, enfim, meu tio, minha tia, disseram-me: 'ele é seu tio', ok, é como quando me disseram que o vendedor de pão é o padeiro, OK. Mas, aí, dentro de mim, não sinto nada. Não tenho nada que me ligue a eles. É o vazio.

Que emoção nessas palavras!

Que óbvio!"

O que dizer?

Voltar à origem é o gesto mais poderoso.

Não basta ter entendido o mecanismo, não basta ter notado as sincronicidades de data, das repetições de profissão, das doenças, dos eventos da vida. Já é suficiente, mas isso não serve para muita coisa se você não consegue encontrar o começo, a origem.

"De repente, surge uma ideia muito simples, e eu digo:

— Mas existem muitas associações de crianças no Vietnã na nossa cidade ou nas proximidades? A partir delas, é possível se reconectar com seu início da vida. Já sabendo que você não foi abandonada, mas deixada pelo seu pai aos 9 meses de idade em um orfanato, isso nos diz muito sobre o relacionamento que existia entre você e seus pais. Volte a esse lugar onde a lágrima foi feita, coloque seus passos nos de seu pai quando ele entrar nesse lugar onde sabe que deixará seu filho porque é o único lugar onde esse bebê encontrará o melhor e um futuro. E esse pai amoroso quer isso para sua filha, o melhor e o futuro.

Foi o que essa senhora fez. Ela refez o percurso no sentido inverso, desde o primeiro contato com a associação. Seus passos a trouxeram de volta ao local da ruptura, e ali...

Essa é a magia desse trabalho.

Ela encontrou tudo, um pai, outra família que ele criou, e acima de tudo, ela sentiu a famosa ligação. Esse vínculo indizível que nos faz pertencer a um espaço-tempo, a uma família.

Solidamente ancorada na sua história, na sua própria, ela pode encontrar o seu lugar na família adotiva e desbloquear sua capacidade de amar."

Essa história tão linda e tão dolorosa também me ajudou a entender o que está acontecendo com todas as crianças adotivas.

Além de ter sido abandonada, e tudo o que esse gesto vai transmitir de mágoa e de incompreensão, às vezes para a vida, existe esse vazio, essa ausência de referência da história familiar, ausência da família natural ou de origem, pode-se dizer.

As transmissões genética e epigenética nos ajudam a entender a profundidade desse vazio em que essas crianças são construídas, vazios resultando em dor indizível para elas.

Capítulo 2

Ferramentas do Transgeracional

O REGISTRO DO NASCIMENTO

Sobre o tema da transmissão Transgeracional, existe uma regra que aprendemos muito rapidamente no decorrer da nossa formação:

"Somos todos a concretização do projeto de vida dos nossos bisavós!"

E para explicar essa "lei Transgeracional", é necessário retomar e desenvolver a obra de Jean-Philippe Brébion.

Para construir uma árvore, precisamos conhecer quatro ou até cinco gerações. Além dessas, exceto alguns casos, nós sempre lemos as repetições. Quatro gerações nos levam aos bisavós do cliente; a quinta geração nos permite entender o que aconteceu com eles e em que circunstâncias eles vieram para o mundo, que crianças eles foram.

Começaremos por transcrever o que cada geração passa.

Os bisavós transmitem o **patrimônio**, e não é só substancial, imobiliário ou financeiro, não. É também história familiar, as competências, as tradições, as culturas, as origens, os saberes.

Aos avós é delegado o papel de dar **amor**, por isso não cabe a eles cuidar das tarefas e das notas da escola, eles não são os professores e mestres dos filhos, mesmo tendo habilidades específicas! Outras pessoas, fora da família, certamente têm a mesma capacidade, e se atentar a qualquer confusão de lugar e função é a única forma de evitar qualquer confusão de papéis para os filhos ou, na pior das hipóteses, qualquer atitude incestuosa. Um dos meus estagiários ou alunos dizia que o incestuoso começa quando, em uma família, a mesma pessoa cumpre duas funções.

Os pais, por outro lado, têm um trabalho imenso e, entre outras coisas, transmitem **a lei**, a ordem, a capacidade de se relacionar com uma sociedade equilibrada. Eles ajudam seus filhos a se tornarem seres sociais, dimensão que todos nós carregamos.

Quando os pais estão presentes nessa transmissão, os professores podem ensinar e não perder tempo educando e transmitindo a lei.

A criança (que será o cliente) tem a função essencial de viver a Sua Vida, rica de todo esse patrimônio.

Na obra de J.-P. Brébion, trabalhamos a partir dos três períodos de 9 meses que nos constituem:

- de menos de 9 meses até a concepção, que é chamado de período do projeto;

- da concepção ao nascimento, que é o período de realização (do projeto);

- do nascimento aos 9 meses que é o período de concretização (do projeto).

Se agora eu sobreponho esses dois dados que têm semelhanças perturbadoras, mas não vão o suficiente longe (nem muito perto, nem tão distante), eu obtenho isso:

AGP	Herança	-9 meses na concepção	Projeto
GP	Amor	Concepção ao nascimento	Realização
P	Lei	Nascimento a +9 meses	Concretização
Filho cliente	Sua Vida		

Legenda: AGP = bisavô. GP = avô. P = pai. F = filho.

Para cada um de nós, nosso registro é construído em torno das quatro datas fundadoras dessa encarnação.

Esses quatro pontos:

- – 9 meses.

- concepção.

- nascimento.

- + 9 meses.

Eles marcam as diferentes fases de entrada na encarnação.

Essas datas são calculadas a partir do nascimento, consideradas simbolicamente como o primeiro ato voluntário da criança, elas serão, portanto, assim descritas: de – 9 meses a + 9 meses.

-9 meses	Concepção	Nascimento	+9 meses
Período de Projeto	Período de Realização		Período de Concretização

Quando a criança chega aos 9 meses, já adquiriu uma certa autonomia: ela explora toda a casa, pois entrou na fase de movimento e deslocamento; balbucia e reproduz sons e mimetiza os que a rodeiam; aprecia o contato com a família, que conhece muito bem, e seus humores. Compreendemos bem que se a criança reconhece o conhecido, fica perturbada pelo desconhecido, o que nos indica seu nível de evolução entre o Eu e o Não Eu. Esse é o começo da autonomia.

O projeto diz respeito ao que é luz para nós, nossa necessidade essencial, nossos valores fundamentais, o que nos orienta, nos permite situar no presente, nos permite nos reconhecer. Se essa energia é experimentada na dualidade, não em harmonia, estaremos perdidos, confusos e desnorteados.

A realização nos diz a ação que devemos ter, como trabalhamos nossa vida, como entende-la. Se essa energia é vivenciada na dualidade, nos desligamos, perdemos o sentido.

A concretização nomeia a única coisa que pode nos deixar em paz. É um estado que permite pensar: "tudo está feito". Se essa energia é vivida na dualidade, ficamos inseguros e abandonados.

Viver é experimentar a ação de situar-se a cada momento na realidade concreta.

Dependendo do que você vivenciou e também do que seus pais vivenciaram, eventos positivos ou negativos nesses três períodos, você terá mais ou menos felicidade nessas três fases que acompanham toda a vida: projeto, realização do projeto e sua concretização.

Se alguns de nós tivermos excelentes ideias, que mais ou menos conseguimos realizar, outros serão incapazes de realizar seus projetos ou de concretizá-los; por outro lado, se para alguns faltam ideias, outros terão muitas, que você poderá realizar.

Essas quatro datas (− 9 meses, concepção, nascimento, + 9 meses) são datas-chave, e esse ritmo de 27 meses, repete-se ao longo das nossas vidas. Assim, somos, sem o nosso conhecimento, programados para reagir às nossas experiências.

Para Jean-Philippe Brébion em *O registro de nascimento, o registro da alma*:

> "*100% programado*, acabamos de ver por essas duas linhagens das quais somos fruto. É pesado, sem dúvida.
> *Mas se admitirmos que nosso comportamento decorre de nossas decisões, todas as nossas decisões, podemos concordar em assumir a responsabilidade por nossas escolhas, todas as nossas escolhas, então seremos,*
> *100% responsáveis* pelos acontecimentos de nossas vidas. Já é mais difícil isso, porque é mesmo da minha responsabilidade se essa idosa passou bem na frente do meu carro... que ela caiu, e que, dessa queda, ela morreu alguns dias depois?*".

Arnaud Desjardins disse: "*Não há vítimas, não há assassinos, há apenas dois indivíduos que devem viver uma experiência comum e complementar e que, para isso, devem se encontrar...*".

Concordamos que isso de forma alguma impede que a lei dos homens seja aplicada.

Ao aceitar essa responsabilidade, entramos na liberdade: a de sermos quem somos. Só isso, mas tudo isso. É *enorme* sermos nós mesmos em todas as nossas facetas. As bonitas são fáceis, mas as sombrias, as pouco gloriosas, as tristes...

É nessa consciência que entramos em 100% de liberdade.

Eis, aqui, a minha leitura do registro de nascimento descrito por J.-P. Brébion:

O registro de Nascimento			
-9 meses	Concepção	nascimento	+9 meses
01/07/2019	01/04/2020	01/01/2021	01/10/2021
Período do projeto	Período da realização		Período da concretização
AGP	GP	P	E
herança	Amor	Lei	Vida
Ponto de Desejo para a encarnação, que permite a experiência da ALEGRIA	Ponto de entrada no corpo	Ponto de abertura para respirar/ "autonomia respiratória" (momento do nascimento, quando a criança respira sozinha)	ponto de reconhecimento EU e NÃO EU
Podemos formular as hipóteses conforme os períodos considerados, em biologia,...			
...podemos encontrar defeitos de encarnação, portadores de depressão, portanto, um retorno a este ponto de desejo, permite encontrar a alegria de viver,	. . . poderíamos encontrar corpos físicos apagados e infantilizados mesmo na idade adulta, ou patologias de tipo Peter Pan	. . . .podemos encontrar patologias respiratórias na forma de bronquiolite e todas as patologias de desdobramento (abertura) respiratório as de congestão respiratória ou psíquica	. . . .poderia estar nesse ponto a compreensão das doenças autoimunes (DAI)Autoimune s, (DAI) e descobrir que o outro é o que eu não sou.
Importante: Nenhuma hipótese pode ser formulada sem pelo menos 3 pistas que a comprovem			

Para a criança e, claro, para cada um de nós, é dessa forma a realização do projeto de vida dos seus bisavós. Temos oito deles em nossa árvore, por isso é importante conhecer suas vidas tão detalhadamente quanto possível para entender suas escolhas, seus sofrimentos e seus desejos.

Principalmente daqueles com quem temos vínculos, datas, nomes próprios, lugar entre os irmãos, profissão… ver mais além.

O que é interessante, até reconfortante, é que são necessárias quatro gerações para completar um projeto, que, sem dúvida, não foi realmente expresso.

Nota de alegria

"Não somos forçados a ter sucesso em uma vida, estamos aqui em uma equipe chamada Família e o Inconsciente Familiar, sobre a qual conversamos anteriormente, que precisa de todas essas gerações."

No quadro sobre o qual tratamos anteriormente, procure no seu histórico com qual desses 8 membros você se relaciona, tente entender o que está acontecendo na sua vida que pode ter começado na deles.

Talvez aprenda, assim, qual tarefa lhe cabe nessa vida, e que ela também não repousa não apenas em seus ombros, mas que, antes de você, um projeto foi iniciado no coração de um de seus antepassados.

Não serão necessariamente coisas dolorosas, podem ser também tesouros. Eis o porquê dessas árvores transgeracionais também serem árvores alquímicas.

Não é a nossa humanidade que se expressa assim, nessa grande cadeia de gerações?

Que outro reino pode fazer isso? Compreender o significado profundo de nossa humanidade para nos tornar seres humanos.

Não percamos de vista que também seremos os bisavós dos nossos bisnetos.

Façamos, pois, cada um o nosso melhor na nossa linha geracional, conscientes que transmitimos uma parte do trabalho para as gerações futuras e que os legados devem todos facilitar a vida das gerações futuras.

Não dificultar.

Para melhor ler esse quadro dos registros de nascimento, é importante que cada um de nós saiba o que aconteceu com nossos pais nesse período triplo de 9 meses, (do ponto – 9 meses ao ponto + 9 meses), a incidência dos eventos da vida será muito diferente, dependendo da alegria ou das tristezas que nossos pais tenham vivenciado.

Vamos a um exemplo:

"De um jovem casal nasce seu primeiro filho, um menino. É uma felicidade absoluta. Estamos um ano após a Segunda Guerra Mundial e a chegada de um menino é sinal de renovação forte nessa França que se reconstrói.

Esse menino nasceu em 7 de abril 1946, então ele foi concebido em 7 de julho de 1945. Dentro de alguns dias, a jovem mãe anuncia que esse bebê é prematuro de três semanas. De fato, o casamento ocorreu no final de julho. Ser validada pelos médicos é essencial para ela. Além disso, ela está na melhor posição para saber o que fala.

No entanto, esse lindo bebê mostra aos médicos todos os sinais de um nascimento a termo e quando ela pede um cobertor para aquecer seu filho, lhe é recusado.

Essa recusa foi fatal para a criança, que faleceu no dia 27 de maio de 1946, com apenas sete semanas de vida."

Essa discrepância entre a idade real da criança ao nascer, a convicção materna e a aparente boa saúde do bebê gera *"dúvidas sobre a boa conduta"* dos pais antes do casamento. Essa mãe nunca vai parar de tentar convencer aqueles ao seu redor.

Veremos, no entanto, e aqui, entramos no tempo cíclico das árvores que, nessa família, quatro gerações de mulheres se casaram grávidas.

O que hoje pouco importa foi primordial nas décadas de 1940 e 1950.

Vamos dar uma olhada nesse caso para entender completamente.

Primeiro Filho			
-9 meses	Concepção	nascimento	+9 meses
07/10/44	07/07/45	07/04/46	07/01/46
Período do projeto	Período da realização		Período da concretização
óbito em 27/05/46 com 7 semanas			

A segunda filha desse casal, uma menininha muito bonita, nasceu em 11 de março de 1947, então podemos pensar que ela foi concebida no período de fertilização da mãe que seguiu o luto do primeiro filho (junho de 1946).

O registro do nascimento dessa garotinha passará de 11 de setembro de 1945 a 11 de dezembro de 1947, então será importante para essa cliente saber tudo o que aconteceu na vida dos seus pais nesse período.

Segundo Filho			
-9 meses	Concepção	nascimento	+9 meses
11/09/45	11/06/46	11/03/47	11/12/47
Período do projeto		Período da realização	Período da concretização
óbito em 27/05/46 com 7 semanas			
Ponto de Desejo da Encarnação	Ponto de entrada no corpo	Ponto de abertura dos pulmões	Ponto de reconhecimento Eu e NÃO EU

Para esse segundo filho, podemos facilmente fazer as seguintes suposições:

Seu período de projeto de 11/09/1945 a 11/06/1946 coincide em parte com o período de realização de seu irmão (07/07/1945 a 07/04/1946). Tudo deveria estar bem, exceto, sem dúvida, nos dois últimos meses desse período para a menina, momento em que a preocupação da mãe deixará suas marcas.

Seu período de realização de 06/11/1946 a 11/03/1947 carregará dois elementos. O primeiro será obviamente o luto impossível por esse menino, que morreu cedo demais nas mãos de sua mãe. Nós imaginamos sem dificuldade a violência e a profunda tristeza; como isso pode acontecer, uma tamanha tristeza. Para começar, será que ela passa?

Não tem nome para expressar essa dor...

O segundo elemento, para essa menina, será a sobreposição das lembranças dos pais (da mãe especialmente, porque ela está presente o dia todo com seu filho), que pode fazer uma confusão do primeiro sobre o segundo filho.

Serão comparados o tempo todo a gravidez, o parto, o estado de saúde do segundo bebê, que serão colocados sob intensa vigilância.

Os pais começarão a relaxar quando passar a data da morte do primeiro filho.

O que faz essa garotinha começar a viver para si mesma, realmente, depois de 27/05/1947. Ela já tem mais de dois meses... e felizmente é uma menininha, pois ela vai escapar em boa parte de uma projeção permanente, enviada inconscientemente de seus pais ao longo do seu crescimento, como teria sido com o filho.

Essa cliente tornou-se uma excelente enfermeira, trabalhando em estruturas extremamente seguras (funcionária pública) e durante toda sua vida sempre esteve atenta ao estado de saúde do marido, o qual ela acompanhava de perto. Ela é uma mãe muito próxima de um filho único e uma avó dedicada e sempre presente.

Uma mulher de deveres (obrigações) e de suporte.

Nas gerações que se seguirão a esse drama familiar, podemos notar, nas próximas três gerações, que a gravidez foi interrompida dos quatro primeiros filhos por um motivo ou outro, o que Bruno Clavier chama: o fantasma do primeiro menino morto. Uma criança nascida na data da morte, três crianças nascidas no ponto de vida do 1º nascido, ou seja, 6 meses depois da data de nascimento, porque é preciso colocar vida onde a família viveu a morte.

Nesses ensaios, pudemos observar um fenômeno sobre o qual é preciso parar um pouco – eu arriscaria dizer, alguns instantes.

O TEMPO NO TRANSGERACIONAL

Aproximamo-nos aqui, de um extremo apaixonante, que questiona cada vez mais a nossa modernidade, a da compreensão quântica. Vejamos o trabalho de François Martin, um físico quântico francês que estudou o mais de perto possível os fenômenos de sincronicidade ou coincidências significativas. Ele nos propõe sacudir nossa relação com o tempo para entrar em um entendimento atemporal de fenômenos como os que acabamos de descrever, um exemplo entre muitos outros.

Etienne Klein (em *O carteiro nunca toca duas vezes*), entre outros físicos, nos conta sobre o curso do tempo, esse tempo que passa, o tempo cronológico e, em torno da noção da seta do tempo, faz com que as coisas mudem de forma irreversível. Os fenômenos naturais descritos ao longo do tempo são duração, envelhecimento, simultaneidade, sucessão – e nossa linguagem é rica em metáforas para falar desse grande Deus Chronos. Galileu e Newton haviam, quatro séculos atrás, iniciado a exploração e compreensão de tempo, sendo que Newton quis introduzir essa noção na descrição das leis físicas. Para Newton, o tempo é independente de tudo o que nele acontece. É linear, contínuo e universal, o mesmo para todos.

No início do século XX, Einstein dá outra profundidade e liga a noção de tempo à noção de espaço, introduzindo o termo relatividade. Essa relatividade significa que há tanto de tempo próprio quanto observadores diferentes. Para Klein, o espaço-tempo da mecânica quântica é estático, enquanto o da relatividade geral é flexível e dinâmico, depende do conteúdo.

Em nossa prática podemos descrever um "tempo histórico" (como na seta abaixo) de nossa consciência, que cultiva a constância da nossa personalidade e da nossa história. Esse tempo flui, inevitavelmente, do nascimento à morte, começando no nosso nascimento, claro, se alimenta da nossa consciência e se inicia no período em que a criança começa a contar o que aconteceu com ela, na creche, no jardim de infância, na casa dos avós. É o nosso tempo histórico consciente.

TEMPO BIOLOGICO

NASCIMENTO

MORTE

TRANSGERACIONAL
E SUA INFLUÊNCIA

TEMPO HISTÓRICO CONSCIENTE

TEMPO PSICOLÓGICO CÍCLICO

Também estamos sujeitos a um tempo cíclico, sobreposto ao primeiro, o da repetição, que se desenrola com o passar dos anos e com a historicidade, que continua no presente enquanto o gesto em questão não entra no realizado. Vimos isso anteriormente. O presente deleita a eternidade, uma forma de não-tempo que sai do universal, que em sua repetição é de uma precisão incrível e é claro que é a incrível precisão dessas repetições que vai atrair nossa atenção e nos obrigar ao questionamento. É também o primeiro elo da cadeia de exploração e descobertas que virão. Somos ainda todos sensíveis ao mistério.

O CÍRCULO DO TEMPO

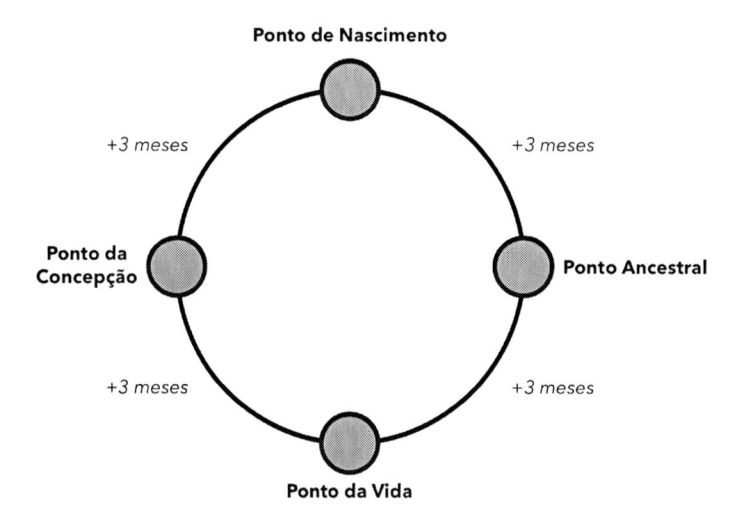

O círculo temporal também descreve quatro datas importantes, registradas a partir da data de nascimento.

As datas do Círculo Temporal			
Ponto de nascimento	Ponto da concepção	Ponto da vida	Ponto ancestral
+3 meses	+3 meses	+3 meses	+3 meses

Aqui está uma das ferramentas mais poderosas da Psicogenealogia. Ela nos permite colocar um nascimento em uma linha do tempo; nos ajuda a conectar diferentes membros da mesma família e também do mesmo grupo. Ajuda a entender as interações espontâneas, bem como as antipatias imediatas. Ela às vezes é incrivelmente confiável e não trapaceia, já que é a nossa data de nascimento que a determina. Ela nos dá um lugar de direito em um sistema familiar ou relacional; graças a ela, podemos determinar gemelaridades simbólicas, espaços de fusão ou, ao contrário, de oposição, e assim compreender melhor, numa rápida leitura, as bases dos nossos relacionamentos com os outros.

A partir do nosso nascimento, marcaremos quatro datas que determinam quatro energias diferentes e quatro posturas no mundo.

O círculo temporal segue o ano civil por 12 meses e suas divisões em quatro trimestres são três meses.

O ponto de partida é o do nascimento, porque é tradicionalmente provocado pela criança, que muito apertada no útero – em suma, por sua necessidade de espaço e sua inquietação –, desencadeia produção de ocitocina, o famoso hormônio da confiança, lealdade, apego, amor materno, reconhecimento facial e segurança, mas também produção hormonal essencial para as contrações uterinas.

Simbolicamente, esse nascimento é o primeiro ato voluntário da criança, e esse nascimento, seja natural ou provocado, não deixa de ser um ato importante na vida de todo ser humano.

Para casos de prematuridade, costumo fazer dois círculos, um com a data atual, a do estado civil e um segundo com a data prevista de nascimento e o cliente trabalha com o círculo que o coloca mais confortável – que, na maioria das vezes, é a sua data de nascimento real, aquela registrada pelo estado civil. É essa data do nascimento que norteia a nossa pesquisa, tendo sempre presente uma pergunta: Por que "se organizar" para não nascer dois meses (por exemplo) depois? Com quem isso me conectou ou não?

Todos sabemos que um nascimento é precedido por uma concepção que ocorreu 9 meses antes; aqui proponho uma pequena experiência: calcular 9 meses à frente é muitas vezes uma fonte de erro; nós estamos num quadro de doze, basta acrescentar três meses a data de nascimento e bastará acrescentar três meses à data de nascimento, assim teremos a data de concepção, dia e mês. Será muito mais simples.

O nascimento e a concepção falam-nos da encarnação dessa vida.

Concepção: eu tomo forma (formação do corpo).

Nascimento: eu tomo ar. Desdobro meus alvéolos pulmonares e, pela primeira vez, deixo entrar o exterior no interior para aderir a ele, e por toda a minha existência, a essa formidável troca exterior/interior. Desejo, vontade, desejo de entrar nessa alegria da vida.

Em seguida, seguindo esse mesmo padrão trimestral, é descrito o **Ponto de Vida** e ainda, outra etapa de três meses que nos leva ao Ponto dos Ancestrais.

O Ponto dos Ancestrais às vezes é chamado de Ponto de Gisant, que muitas vezes leva a uma confusão com a Síndrome do Gisant de

Salomon Sellam (ver obra homônima). Optei pela primeira denominação, pois ela apazigua todos esses erros de entendimento, apaga as confusões e pacifica os alunos nesses assuntos.

Aqui estão esses quatro pontos:

1. Ponto de nascimento.

2. Ponto da concepção.

3. Ponto de vida.

4. Ponto ancestral.

Para ajudá-lo a calcular, ofereço a pequena tabela na sequência.

Eis aqui a explicação:

Um nascimento em janeiro marca uma concepção em abril. O ponto de vida será então em julho e o ponto dos ancestrais em outubro.

Um nascimento em fevereiro marca uma concepção em maio. O ponto da vida será em agosto, e o ponto dos antepassados em novembro.

Num nascimento em março, a concepção ocorre em junho. O ponto da vida será em setembro e o ponto ancestral em dezembro.

Ponto de nascimento	Ponto da concepção	Ponto da vida	Ponto ancestral
Janeiro	Abril	Julho	Outubro
Fevereiro	Maio	Agosto	Novembro
Março	Junho	Setembro	Dezembro
Abril	Julho	Outubro	Janeiro
Maio	Agosto	Novembro	Fevereiro
Junho	Setembro	Dezembro	Março
Julho	Outubro	Janeiro	Abril
Agosto	Novembro	Fevereiro	Maio
Setembro	Dezembro	Março	Junho
Outubro	Janeiro	Abril	Julho
Novembro	Fevereiro	Maio	Agosto
Dezembro	Março	Junho	Setembro
Ponto de nascimento	Ponto da concepção	Ponto da vida	Ponto ancestral
Exemplo 11/02	11/05	11/08	11/11

Temos, portanto, quatro pontos importantes para nossa história e, principalmente, para o nosso trabalho.

Cada uma dessas quatro datas será vinculada na árvore com datas idênticas e aceitaremos uma margem de trabalho de + 8 dias e – 8 dias, ou seja, 16 dias entre duas datas. O que nos dá uma probabilidade de 4% (16/365).

Exemplo: para um nascimento em 11/2, será levado em consideração as datas entre:

- 03/02 e 19/02 para o ponto de nascimento;
- 03/05 e 19/05 para o ponto de concepção;
- 03/08 e 19/08 para o ponto de vida;
- 03/11 e 19/11 para o ponto dos ancestrais.

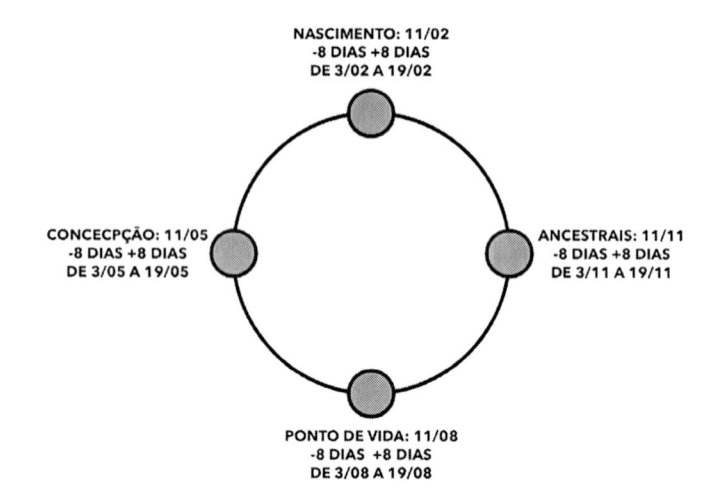

Cada um desses quatro pontos carrega uma energia específica:

O ponto de nascimento e o ponto de concepção têm uma vibração, uma energia idêntica, efetivamente, ligados à nossa vida, à nossa encarnação, na realidade da nossa experiência, nossa vivência. Eles, portanto, nos conectam com o nosso presente.

O ponto de concepção nos diz em que direção vamos trabalhar e o que foi integrado no momento exato de nossa concepção, de acordo com as modalidades únicas e singulares deste, o porquê dessa concepção, para que finalidade e por qual razão.

O ponto de nascimento nos fala da tonalidade dessa vida, do que nos deixa em paz. É de fato, a partir dessa data que entraremos no relacional, vamos ao encontro de nossa tomada de ar, o desdobramento da nossa capacidade de respirar, de trocar e de mudar, experimentando constantemente a inspiração, deixo entrar e a expiração, deixo sair, a liberação, a expulsão, e dependendo da data e das sincronicidades dessas datas teremos diferentes leituras.

Por exemplo, nascer em um solstício de inverno, em que a luz é mais curta, mas começa a se alongar ou um solstício de verão, que é exatamente o oposto, não se apresenta energicamente da mesma maneira.

O ponto dos ancestrais, como o próprio nome sugere, nos aproximará de nossos ancestrais, aqueles que passaram antes de nós em nossa história e sua vibração específica é a do passado. Ela nos coloca especificamente em conexão com um deles, e usamos na aplicação essa grande regra:

"Somos todos a concretização do projeto de vida dos nossos bisavós!". Visto antes. Esse ponto nos permite então perceber a razão dessa encarnação no inconsciente familiar, que papel temos a desempenhar, a esse nível, se é que temos um, é claro. Está ligada ao ponto visto anteriormente de + 9 meses, idade em que construímos o nosso EU, em que podemos começar a explorar nosso mundo fora de nossos pais. Nesse período descobrimos nossa própria integridade e começamos a construir nossa própria lei.

O ponto da vida tem um funcionamento um tanto especial. É diametralmente oposto ao nosso ponto de nascimento, mas nos dá a época do ano em que somos mais poderosos energeticamente. Ele é o portador de nossa realização nesta vida. Lembre-se do realizado e do incompleto visto anteriormente. É essa fatia anual da vida que deve ser usada para iniciar uma aposentadoria, tomar uma decisão importante, mudar radicalmente nossas vidas e, tendo consciência ou não, é o período em que é feita uma forma de avaliação do último ano, o que nos permitirá, se tudo correr bem, passar para o degrau acima. Portanto, esse ponto, que na verdade deveria ser nosso ponto de aniversário, tão poderoso que é, é um ponto que nos diz como o próximo ciclo de tempo se desenrolará, portanto nos coloca em contato com o futuro. É um ponto de evolução. Permite-nos viver o presente em consciência para que o momento seguinte (o futuro) seja na sua maior energia. Como sempre, o invisível se esconde atrás do visível.

Este ponto nos fala sobre opostos complementares e os encontros nessas datas, ou pessoas nascidas nessas datas, será "amor à primeira vista com intensidade!".

Muitas vezes são essas pessoas com quem estamos em harmonia imediata, não entendemos o porquê, a atração é feita imediatamente ou a repulsa é tão forte e tão viva.

Pessoalmente, pude verificar várias vezes. Veja como é para sua vida. Este ponto dá-nos a injunção essencial da nossa vida e fala-nos da emergência essencial da nossa alma. Ele nos fala sobre essa vida e o que ela deve nos permitir em adquirir habilidades.

As datas são mais oito dias ou menos oito dias, conforme minha escola de formação. Isso quer dizer que eu conto 16 dias entre duas datas. A armadilha é ver claramente as datas de início ou fim de mês.

O círculo temporal para um nascimento em 11/02.
Concepção: 11/05, Ponto de vida 11/08,
Ponto Gisant ou Ancestral: 11/11

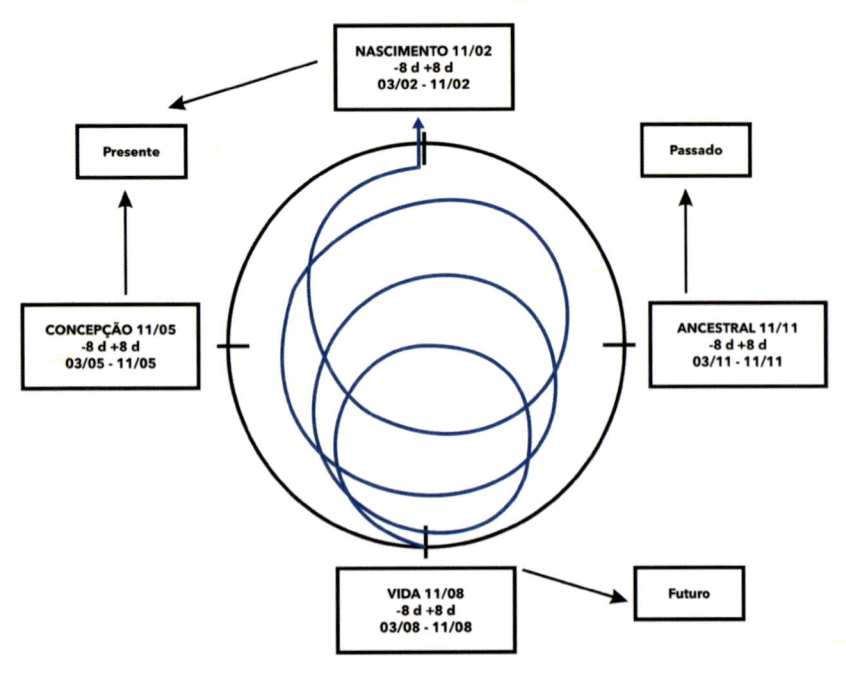

Como vamos agora usar esses dados?

Uma data em si, nesse tipo de trabalho, só interessa em comparação com outros membros da família e podemos ver que de 365 datas em um ano, no máximo 50 são usadas em uma árvore.

São, portanto, essas repetições de datas que vão nos interessar.

Elas fazem parte desse conjunto de pistas que revelam uma Fidelidade Familiar Inconsciente (FFI) ou Lealdade Inconsciente segundo autores.

Na terapia, portanto, você terá que passar pela apropriação de suas transmissões transgeracionais, o que também implica conceder a si mesmo o direito de transgredir, de ser curioso. E procurar o seu caminho entre lealdade às origens e a fidelidade a si mesmo.

Caminho muitas vezes difícil, que requer apoio e incentivo.

Nota de alegria
Até o entendimento final: livrar-se da fidelidade familiar não é tornar-se infiel à família.

No círculo do tempo, destacamos datas comuns e, ao fazê-lo, desenhamos um mapa da "gemelaridade simbólica" e da lealdade familiar inconsciente.

Esse termo é muito utilizado em Psicogenealogia e designará diversas formas de estar "em vínculo" com um membro da família.

Assim, pelas sincronicidades de datas de nascimento, concepção, ponto de vida ou ponto ancestral, nosso olhar será atraído para os ascendentes que carregam as mesmas datas, com quem simbolicamente estaremos próximos, às vezes o dia exato, sendo o nosso nascimento na data de morte deles.

E, claro, dependendo se estamos sincronizados em uma data de nascimento ou em uma data de morte, isso não nos trará a mesma história. Como ler essas sincronicidades?

Morrer no seu ponto de nascimento, pelo fato de serem duas injunções contraditórias (injunção de morte, injunção de vida) nos desafiará antes de tudo sobre "como foi este nascimento?", foi justo, na hora certa, o que aconteceu na família antes, depois, o pai é o pai... muitas perguntas podem surgir, a curiosidade é de buscar agora já que vimos algo...

Em primeiro lugar, então, o que representa esse nascimento para a árvore? Então, rapidamente, eu aprendi a buscar qual a qualidade da existência desse que tentou apagar esse tempo de vida.

Na grande maioria dos casos, pudemos constatar um grande sofrimento, às vezes, da infância, que mesmo uma vida aparentemente feliz não conseguiu apagar.

Esse sofrimento deverá ser compreendido porque será colocado na categoria "Vida inacabada".

E nessa circunstância, podemos descrever duas posturas:

Morrer antes da data do aniversário: Pode representar não querer apagar mais uma velinha. Isso fala de solidão, mesmo em família, de desinteresse pela vida, mas também dos seus próprios interesses. Apaga-se o desejo, o de viver do riso, da partilha.

Morrer após a data do aniversário é ainda querer ver todos os seus entes queridos juntos, é respeitar também o próprio desejo de mais uma vez fazer festa ao seu redor. Há ternura e respeito pela família dele, filhos e netos que vão dizer então, "demos uma festa legal pra ele, foi bom!".

A morte é quase mais fácil de suportar... o acabado é posto...

Pauline sabia que seu caminho na vida estava chegando ao fim. Ela havia assistido ao casamento de sua neta adorada, esperou pelo nascimento do bebê que transformou em mãe essa menina que ela amava tanto e em avó sua própria filha. Com esses passos importantes, ela trouxe alegria, ternura e doçura. Ela pensou que a próxima geração estava pronta, e então organizou uma grande festa onde todos aqueles que ela amava se reencontraram, família, claro, mas também, amigos e vizinhos, todos aqueles que com ela partilharam a alegria que ela carregava na Vida, da Vida.

Ela foi para a cama feliz, depois de cuidar de sua apresentação. Ela mesma escolheu o vestido, o penteado, a postura, deixou bem visível na mesa da cozinha, o desenrolar da cerimônia, a música, os textos e agradeceu a presença e o carinho de todos os presentes nesse reencontro.

Partiu com alegria e serenidade três dias após o seu 95º aniversário.

Vamos tentar entender energeticamente, a vibração dos outros pontos:

- Morrer em seu ponto de vida: pode nos permitir pensar que conseguimos fazer o que tinha para ser feito, a tarefa está cumprida, podemos seguir em frente, um outro estado, vamos preparar outra vida, provavelmente temos elementos suficientes para recomeçar com uma mala cheia. Para o círculo temporal, parece razoável pensar que morrer em seu ponto de Vida pode significar que adquirimos habilidades suficientes para prever um futuro, uma vida futura.

Poderíamos assim ter uma pista na árvore para entender repetições e possibilidades de reencarnações de acordo com as crenças de cada pessoa.

- Morrer no ponto ancestral me leva a pensar que tinha o inacabado dos antepassados, que a tarefa também foi realizada, mas o programa de vida não seria o mesmo. Nesse caso, podemos nos permitir pensar que o projeto de encarnação pessoal redobra o inacabado daquele a quem estamos ligados na árvore. Devemos então procurar na árvore genealógica os pontos de concordância.

Claro, essas suposições devem ser ajustadas ao caso em que trabalhamos.

As verdades nesse campo são apenas os sentimentos dos nossos clientes. Todo o resto são caminhos a serem explorados e tentativas de compreensão.

É a repetição e a observação que podem nos permitir fazer suas suposições, que reforçamos em seguida com pelo menos três pistas.

Esse círculo temporal é uma grande ferramenta da Psicogenealogia. Segundo as escolas, o tempo acordado varia de cinco a dez dias. Aprendi com cálculo de oito dias e me atenho a ele; nós precisamos de regras de trabalho.

E também ter o rigor de aplicá-las de forma justa, ou seja, se a diferença for de 17 dias entre duas datas e não 16, só levarei isso em conta se tiver outras sincronicidades, como o lugar entre os irmãos, o primeiro nome, a profissão, as doenças.

Também por ética pessoal, só coloco uma hipótese se puder sustentá-la em um tripé, ou seja, três pontos de apoio, três pistas. Não menos.

Nomes, doenças, datas, classificação de irmãos, profissão, hobbies, local de residência, acidentes de vida, espoliação de herança etc. tudo isso formam os indícios...

Exemplos de nomes próprios, usando o mesmo nome ou o nome próprio feminizado, o que equivale ao mesmo, Luc/Lucie, Michel/Michèl(l)e, Odilon/Odile, Jean/Jeanne, ou Jeannette, Jacques/Jacqueline, Romain/Romane, Gérald/Géraldine etc. tornam-nos "gêmeos simbólicos" para o primeiro nome usual, claro, mas também para o segundo nome que compõe a nossa identidade.

Exemplo

Jeanne é uma senhora de 76 anos. O que motiva seu trabalho é esse vínculo incrível que não enfraquece no tempo, que ela tem com seu pai.

Ela fala sobre isso o tempo todo e conta incansavelmente os poucos anos que passou com ele, porque ela ficou órfã aos 9 anos de idade.

Por pensar ser seus últimos anos de vida, ela deseja testar essa técnica que a fascina.

Vamos montar seu círculo temporal.

Seu pai, Jules, nasceu em 15/02/1897 e morreu em 17/10/1946 de ataque cardíaco aos 49 anos.

Jeanne nasceu em 28/08/1937 e faleceu em 24/04/2016.

Ela se casou com Jacques, nascido em 10/12/1939 e falecido em 22/02/2015. Seu filho mais velho, Julien, nasceu em 19/10/1966. Eles têm uma filha, Inès, nascida em 17/05/1968 — 15/10/2017, que faleceu de ataque cardíaco aos 49 anos.

Inês teve dois filhos, o segundo Line, nasceu em 22/10/1991.

	Nascimento	Concepção	Ponto de Vida	Ponto dos ancestrais
Jeanne	28/08 -8 +8 20/08 a 05/09	28/11 -8 +8 20/11 a 06/12	28/02 -8 +8 20/02 a 08/03	28/05 -8 +8 20/05 a 04/06
Jules	15/02 -8 +8 07/02 a 23/02	15/05 -8 +8 07/05 a 23/05	15/08 -8 +8 07/08 a 23/08	15/11 -8 +8 08/11 a 23/11
Jacques	12/10 -8 +8 04/10 a 20/10	12/01 -8 +8 04/01 a 20/01	12/04 -8 +8 04/04 a 20/04	12/07 -8 +8 04/07 a 20/07
Julien	19/10 -8 +8 11/10 a 27/10	19/01 -8 +8 11/01 a 27/01	19/04 -8 +8 11/04 a 27/04	19/07 -8 +8 11/07 a 27/07
Ines	17/05 -8 +8 09/05 a 25/05	17/08 -8 +8 09/08 a 25/08	17/11 -8 +8 09/11 a 25/11	17/02 -8 +8 09/02 a 25/02
Line	22/10 -8 +8 14/10 a 30/10	22/01 -8 +8 14/01 a30/01	22/04 -8 +8 14/04 a 30/04	22/07 -8 +8 14/07 a 30/07

Morte Jules	17/10	Jacques, Julien e Line virão para "substituir Jules"
Morre Jacques	22/02	Ele morre no ponto de vida de Jeanne
Morre Jeanne	24/04	Ela morre no ponto de Vida de Jacques: menos de 16 dias diferença
Morre Ines	15/10	mesma data e mesma causa que seu avô Jules

Aqui essa árvore está simplificada para mais um conforto de leitura.

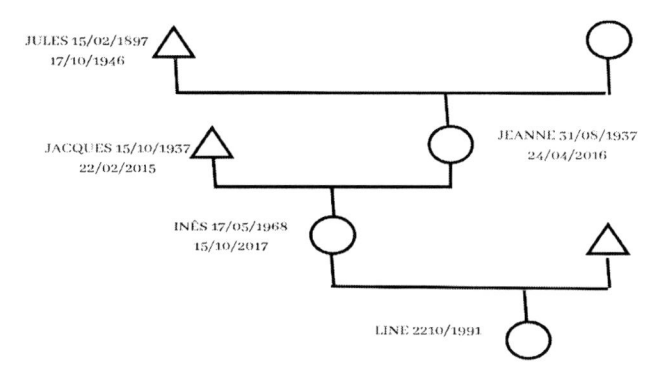

JULES 15/02/1897
17/10/1946

JACQUES 15/10/1937
22/02/2015

JEANNE 31/08/1937
24/04/2016

INÊS 17/05/1968
15/10/2017

LINE 2210/1991

Que leituras vamos fazer dessas sincronicidades?

O que sabemos é que a morte de Jules cria uma patologia de luto em Jeanne.

É isso que vamos precisar acalmar e deter essa emoção vibrante que faz "fantasma" na árvore pela sua repetição. Para o inconsciente da árvore, essa vida inacabada, pede sua resolução e os descendentes de Jules contribuirão para essa resolução.

Jacques (nascido em 12/10) será o primeiro escolhido por essa resolução ao vir colocar a Vida e Amor (data de nascimento de Jacques).

Observe a morte de Jules de um ataque cardíaco (que nos indica um território de amor ou território afetivo) e a chegada de Jacques, o amor de Jeanne.

Entre Jacques e Jeanne, existe amor e a vida será bela: suas datas de morte se cruzam, uma e outra na data do ponto de vida um do outro. O amor reina nesse casal. É poderoso e vivo.

Julien, o filho mais velho, também fará sua parte no trabalho e, antes de tudo, colocando o vínculo entre essas separações, seu primeiro nome (J'eu lien)[2] pede que ele o faça e ele também trará a vida sobre a morte. Ele nasceu em 19/10.

Inês, a filha deles, nasce no ponto Gisant (ancestral) da mãe, vem ajudá-la a acabar com essa dor e ela carregará essa lealdade familiar até sua morte, de infarto em 15/10/2016 aos 48 anos, fiel ao seu avô materno.

Line, bisneta de Jules, nasceu em 22/10/1991, substituindo como Julien, como Jacques, esse pai adorado: Jules.

Eu não conheci Line, mas ela está em posição de Gisant de Jules, ou seja, ela pode ser herdeira da vida inacabada de Jules e, portanto, terá que realizar seu próprio desenvolvimento de vida e a inacabada de Jules, assim como Julien.

O que está acontecendo?

Em seu casamento com Jacques, Jeanne tenta inconscientemente reencontrar um vínculo de amor com seu pai. A data de nascimento de Jacques é a ligação com a data de morte de Jules. Jacques continua a vida de Jules.

Além disso, o primeiro nome dos dois homens têm a mesma inicial e ambos eram comerciantes, o mesmo lugar em seus respectivos irmãos.

---

2   *Eu liguei.*

O nascimento de Julien também está ligado em data com a morte de Jules. Esse menino usa o mesmo nome de seu avô: Jules, Julien, com Jeanne mantém o desejo de contato com Jules.

Inês, sua filha nascerá no dia 17/05, que é a data da concepção de Jules, seu avô materno, que ela assim tenta trazer simbolicamente de volta ao mundo, mas também a data do ponto dos antepassados de Jeanne, sua mãe, a quem ela vem ajudar a reorganizar o inacabado de seus ascendentes, seus antepassados.

Ela também morrerá de ataque cardíaco, dentro de dois dias da data de aniversário de morte de Jules, que é também o nascimento de sua filha, (que simbolicamente torna essa criança "herdeira da história de sua mãe", e pelo inconsciente da árvore, da família, poderia lhe dar a tarefa de completar a vida de Jules, Pai, Avô e Bisavô do luto impossível!).

A segunda filha de Inês nasce na data da morte de Jules. Ela é o fim da linha dessa data fatal 17/10. Ela precisará compreender esse encadeamento ao longo de três gerações e trazer à consciência as sincronicidades.

Quanto à Jeanne, tentando colocar às claras essa repetição de datas, o desafio foi profundo.

Ela então percebeu que o luto de seu pai ainda estava ativo nela.

E realizamos rituais que lhe permitiram aliviar o seu sofrimento e, sem dúvida, lançar essa data na memória da família. É Inês quem nos informará mais tarde, após a morte de Jeanne.

Para apurar a leitura do círculo temporal de Jules e seus descendentes, Inês, nascida em 15/05, tem seu ponto de vida em 15/11, data do ponto ancestral de Jules. O que nos levou a buscar na árvore quem havia morrido prematuramente e encontramos um bisavô de Jules, que caiu de um telhado aos 52 anos, um 17/10, deixando órfãs duas filhas, incluindo Jeanne, de 9 anos.

Neste trabalho, retomando ponto por ponto, geração após geração, com esses diferentes eventos dramáticos, pudemos entender a origem dessas tragédias e homenagear o primeiro, morto aos 52 anos, de queda.

Nota de alegria
Voltando à origem do trauma, permite liberar as gerações seguintes de todo efeito nocivo, a Vida volta a circular.

O círculo do tempo é uma ferramenta rica e produtiva. Só precisa ser manipulado frequentemente para adquirir a prática de calcular datas.

Mas, acima de tudo, isso é sempre o que mais me comove, nos fala do sofrimento que atravessa o tempo. Nesse exemplo, entre a morte de Jules e a de seu bisavô se passaram quatro gerações, então o neto de Jules, sua neta e sua bisneta, ainda usarão a memória desse drama, mais quatro gerações. Então, ao longo de sete gerações, esse drama familiar continua: perder o pai, sustento de uma família numerosa, numa idade em que os filhos ainda precisam.

Essa perda irá desencadear na história dessa família toda uma série de misérias e violências, cuja cicatriz ainda está ativa, gerações depois. Frequentemente encontramos esse padrão quando lidamos com os fantasmas da árvore.

Essas sincronicidades de datas nos convidam a colocar a questão do tempo, da temporalidade humana, na nossa consciência e dessa noção de repetição do tempo e dos ciclos de que são testemunhas diárias no trabalho Transgeracional, como nos mostra o exemplo anterior.

A sincronicidade de datas entre dois seres pode nos dar uma leitura útil do significado de seu encontro.

Porque, nesse mundo de sincronicidades e fidelidades, o acaso continua a ser um fenômeno curioso. E nossos encontros românticos não vão fugir dessa regra.

Se a data do seu amor estiver relacionada ao seu ponto de nascimento e o ponto de nascimento dele no seu, esse encontro é poderoso e criará amor à primeira vista (paixão). Seus caminhos de vida são paralelos ou mesmo idênticos e formam um casal bem ancorado no tempo presente, trabalham diariamente por harmonia em todos os momentos.

Se a data de concepção dele estiver no seu ponto de nascimento, ele o ajudará a encontrar a direção à qual sua vida se desenrolará e também para resolver as partes inacabadas de sua árvore, porque, nessa configuração, seu ponto ancestral está em sua data de nascimento.

Se seu ponto de vida é sincronizado com seu ponto de nascimento, você é o que podemos chamar de opostos complementares. Seu casal é resultado de amor à primeira vista!!

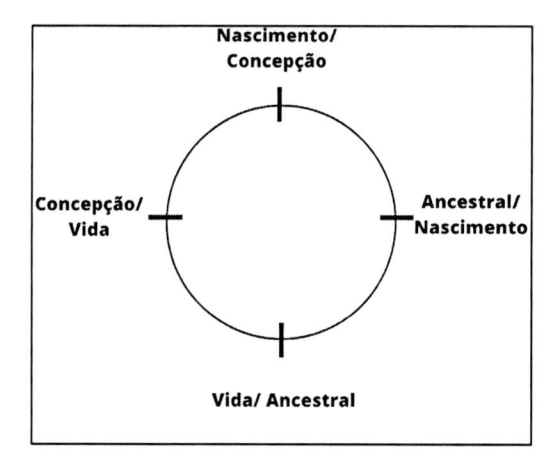

Ele vai gostar de trabalhar junto e trazer para o seu dia a dia curiosidades, pesquisas. Vocês estão nos pontos de emergência de suas duas almas e sua vida será uma busca permanente por mais e mais. Mas cuidado, em opostos complementares existem complementaridades, é claro, mas também, opostos. Isso significa que às vezes também haverá agitação!!

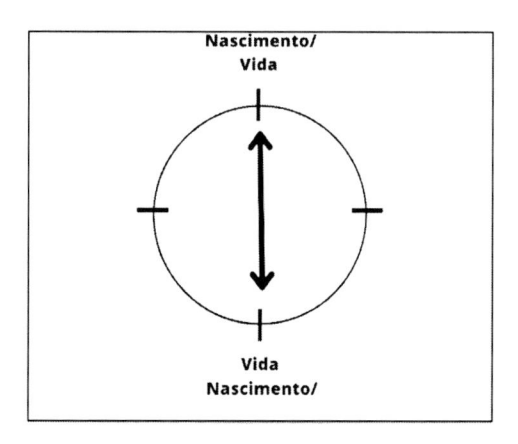

Esse casal também é chamado a trabalhar juntos em algo novo, que florescerá no futuro, de um ou de outro, ou no setor de escolha de sua encarnação.

Se o ponto de ancestralidade dele for colocado no seu ponto de nascimento, dessa vez é você, nessa vida, que o ajudará a resolver os negócios inacabados de sua árvore, de seus ancestrais.

Assim, nossos encontros, mesmo os mais improváveis, têm um sentido e não formamos um casal por acaso... ou então, por um acaso muito curioso.

Como entender a sobreposição de datas trans ou intergeracionais nas famílias?

Aqui estão algumas leituras sugeridas de correspondências de data de concepção, sobre uma data de nascimento, casamento ou falecimento...

Como vimos anteriormente, uma organização particular do tempo está em ação no pano de fundo da vida familiar. Essa temporalidade que se enraíza nos traumas da vida familiar tem como referência não só o passado, mas também o futuro, porque se expressa num ciclo de repetição. Sem que saibamos, o passado se torna o mestre de nossas ações e reações, de certa forma uma âncora para o futuro.

Assim se expressa o inconsciente familiar e as sincronicidades das datas revelam a áreas de fragilidade ou fraqueza da árvore. E são essas as áreas inacabadas que as gerações seguintes têm por missão completar.

Aqui ficam algumas sugestões de leitura da obra da AIP, alteradas pelos meus anos de prática. Atenção: são apenas trilhas de compreensão e eixos de questionamento.

Se uma data de concepção ou nascimento corresponde a uma data de concepção, ou nascimento de um membro da linhagem, buscaremos os motivos que levaram o inconsciente familiar a "duplicar" esse ascendente.

Se você é essa renovação genealógica e é um dos seus pais que você reproduz assim, podemos pensar que a árvore guarda a memória do desaparecimento de um irmão ou irmã que o inconsciente familiar tenta reintegrar simbolicamente na família, então por quê?

Outras questões surgirão naturalmente: como esse pai foi recebido em seu nascimento, ele talvez esteja procurando por essa ocorrência recomeçar sua história por meio de você (especialmente se você tiver o mesmo *lugar entre os* irmãos que ele) e por qual motivo?

Talvez seja também um renascimento simbólico, uma forma de refazer a própria vida. O que se abre a questão de entender como se sustenta esse desejo e o que ainda fica inacabado na vida dos nossos próprios pais, o que caberia a nós concretizarmos.

Se o nascimento do cliente for na data de nascimento de um antepassado: a concepção ou nascimento dessa pessoa pode ser consequência de um segredo, envolvendo a concepção, o nascimento, declaração legal dessa pessoa. Procuraremos uma criança indesejada, concebida por acidente, ilegítima, não esperada em seu gênero, uma criança de substituição, dificuldades econômicas dos pais.

O que importa é que o nascimento desse antepassado será insuficientemente elaborado, pois requer uma reprodução.

Mas pense também nas implicações dessa transferência inconsciente por parte de seu pai.

Vários caminhos se abrem. Há um ou mais significados para você?

Para você, que processo de diferenciação poderia ter sido impedido?

E se o ascendente for mais velho, convido você a investigar as qualidades desse personagem que parece essencial para o clã. Devemos sempre voltar à origem, sempre pensando que as repetições são sinais de alerta.

Reprogramar uma data é uma forma de fundamentar novamente a existência de um antepassado, que assim tem a oportunidade de se expressar mais uma vez por meio de nós! Nesse caso, devemos entender que certos elementos de sua existência ficaram inacabados. Cabe a nós, pois, descobrir a vocação e o projeto de vida desse antepassado para que, se conseguirmos alimentá-lo, possamos levar a árvore a alguma forma de resolução.

Essa resolução será uma fonte de felicidade e prosperidade para nós.

Quando a data de nascimento do cliente for sincronizada com a data de nascimento de outro membro da família, da mesma geração dos pais ou do cliente, por exemplo um tio ou tia, por parte dos nossos pais se manifesta o desejo de encontrar os irmãos para prolongar a existência de um irmão ou irmã que morreu prematuramente, para compensar, dessa forma, também a dor dos próprios pais pela morte daquele.

E se a data de nascimento do cliente coincidir com a data de nascimento de um dos seus irmãos ou irmãs, será necessário questionar a necessidade da árvore de renovar a mesma existência e encontrar na árvore qual ancestral se encontra nessas datas. A questão é: por que refazer o mesmo?

Exemplo: duas irmãs nascidas no mesmo dia com dois anos de diferença seguirão o mesmo curso universitário, irão formar-se na mesma profissão que exercerão na mesma cidade. Essa forma de gemelaridade do ser, numa forma de reflexo de um ou de outro, nos leva a pensar quem é verdadeiro e quem é falso. Ambos existem, mesmo que os lugares sejam desconfortáveis.

No caso, finalmente, em que a data de nascimento do cliente coincide com a data de nascimento de um primo, assistimos aí um reequilíbrio por parte dos pais de uma certa igualdade entre seus irmãos em que alguns sofreram com as preferências dos pais.

No caso de uma data de concepção ou nascimento em uma data de casamento.

Nossa atenção é atraída para esse casamento e muitas perguntas surgirão. Qual segredo desses cônjuges, é amor real ou forçado? Então vale a pena investigar esse casamento de perto. Muitas vezes existem elementos ocultos que causam dificuldades para as famílias e seus descendentes, como diferenças de idade, diferentes nacionalidades, religião ou classes sociais, noiva grávida (quem é o pai?), casamento tardio, de interesse, só no civil, secreto, infeliz. Programar um nascimento nessa data dá uma nova chance à união e consolida esse casamento para a posteridade.

Exemplo: Octave desaprovava o casamento de sua filha caçula, Caroline, que criou violentas disputas na família. A filha mais velha, Solange, dará à luz uma menininha, Charlotte, (sua segunda filha) que nascerá na data do casamento de Caroline para apagar todas essas tensões e ressentimentos. Nesse exemplo, notamos a solidariedade entre as duas irmãs.

Para a criança que vem ao mundo, isso pode ter repercussões difíceis porque a disputa familiar pode condicionar sua vida sentimental, mas, ao contrário, a solidariedade entre as duas irmãs pode dar a Charlotte grande poder vital.

Fiquemos bem conscientes de que qualquer juízo de valor se desvanece, de modo que fique apenas a compreensão.

Concepção na data do casamento do cliente ou de um casal da linhagem. Os filhos desse casal são o que não se esperava deles (menina por menino, fracasso social ou profissional, orientação sexual desaprovada, falta de descendentes, relações deterioradas etc.).

Essa outra criança concebida no dia do casamento deles é, portanto, portadora desse projeto que vale identificar se esse casal é o dos avós, o cliente é, simbolicamente, o filho deles.

Mas podemos ter outros caminhos, como a possibilidade de compreender a qualidade dessa união, interesse ou conveniência. O que será desse casamento? Que influência uma separação pode ter no curso de vida do cliente?

A quantidade de anos de casamento pode ser um marco importante para o cliente.

Ou é um casamento de denominação mista, o que pode representar uma forma de "traição" para os dois clãs que colocam seus descendentes sob auspícios menos favoráveis.

E também encontraremos então nessa configuração indícios de uma concepção fora do casamento que apaga o que por muito tempo foi considerado um erro.

Casamento de um membro da linhagem em seu aniversário. Aqui é uma boa maneira de retomar as rédeas da sua vida, recomeçar com uma página em branco e tentar por meio desse casamento reescrever sua história.

Aqui também temos um índice, por vezes, da probabilidade da natureza ilegítima do nascimento da pessoa ou de um membro do clã. Nesse caso, associar nascimento e casamento permite ao inconsciente familiar apagar a culpa pela legitimidade da certidão de casamento.

Nascimento no dia exato do casamento. Se esse bebê vier entre os irmãos ou dos colaterais, podemos fazer a hipótese de uma possível rivalidade entre os irmãos a ser identificada.

O filho que chega rouba a cena dos jovens cônjuges, principalmente se for o filho número um de uma nova geração. Questionar-se sobre o lugar desse casal na árvore.

Casamento na linhagem na data de nascimento de um enteado (meio-irmão). Se for um homem, ele preenche uma lacuna dentro dessa família, atendendo aos desejos de um casal que não pode ter um herdeiro varão, ou então, ele vem restituir um filho morto. Um enriquecimento ele traz.

Casamento na data de nascimento de um irmão ou irmã.

Inconscientemente o noivo ou a noiva, conforme o caso, tenta apagar esse irmão ou essa irmã. O dia do aniversário geralmente fica em segundo plano com relação à data do casamento. Essa será uma boa pista para explorar e para entender qual será o lugar desses dois entre os irmãos no coração dos pais.

Caso encontremos uma data de concepção ou nascimento em uma data de separação, ou divórcio.

Cabe a nós descobrirmos na árvore se isso já aconteceu e, claro, quando. Procuraremos então as circunstâncias e consequências dessa ruptura, bem como a forma de como a mãe era capaz de sustentar a si mesma e a seus filhos.

O descendente encontrado sob essa ocorrência pode se responsabilizar pela restauração do vínculo rompido e submeter-se a um mandato de não se divorciar.

Quando temos uma data de concepção ou nascimento em uma data de morte.

Mantemos o princípio de que a situação inicial carrega uma dificuldade não resolvida. Será preciso examinar cuidadosamente essa morte, a fim de perceber se há algum segredo em torno desse fato e qual é a causa: doença, suicídio, crime, erro médico, ligação com o médico na família e, nesse caso, buscar as modalidades e as circunstâncias para entender então quais mágoas ele despertou. Mas ainda, quem é o morto, com que idade e onde ele foi enterrado.

Uma concepção na data precisa da morte nos permitirá pensar que o objetivo é prolongar a vida do familiar que partiu muito cedo e, para essa criança, poderá ter duas consequências críticas em termos de data: a idade de quem morreu muito cedo ou metade dessa idade.

Se encontrarmos a morte de um ascendente pouco antes da concepção ou nascimento: essa criança é a sucessora do falecido. Estaremos diante de um luto ausente ou inacabado.

Encontraremos vários cenários, seja um ascendente direto ou um colateral.

Exemplo, nascimento com diferença de quatro gerações de dois irmãos, cada um nascido no dia da respectiva morte de dois de seus tios-avós que morreram jovens.

Se o cliente estiver relacionado (mesmo grau de irmãos, mesmo nome etc.), ainda é preciso identificar as causas ou mesmo as cláusulas da ligação tácita que o vincula ao defunto.

Se o falecido for uma criança. Nesse caso, meça o quanto pode ser difícil crescer com um fantasma.

Se ele for mais velho, procuraremos as circunstâncias da morte, suicídio ou as áreas sombrias. Para o cliente, o trabalho consistirá talvez em reinserir a memória desse antepassado.

Terá acontecido um nascimento ilegítimo?

Quando encontramos dois casamentos na mesma data:

Essa aliança parece elogiável e desperta o desejo de renová-la, sem dúvida um mandato de sucesso para quem duplica ou então, nessa ocorrência, se repetem núpcias decepcionantes ou infelizes, convém buscar um casamento mais antigo.

Muitas perguntas devem ser feitas: o que foi esse casamento, lindo casamento, bom casamento, quem se opôs a essa união, estamos diante de um casamento com classes diferentes, um casamento "de um nobre com uma plebeia", precoce, forçado (gravidez), tardio, de conveniência? E para os filhos dessa união, procure qual será o destino.

Se esse casamento que repetimos é o de seus pais, se o casal foi infeliz pode ser uma forma de reparação do casamento dos pais constrangidos, separados. Se, ao contrário, foi uma união feliz e alegre, pode ser também o desejo de reviver esse casamento feliz que então funcionará como uma forma de exemplo.

Quando o casamento está em sincronia com a data do falecimento.

- Se o casamento for anterior a um falecimento, veremos aí uma marca maior de vínculo com essa união (estupro conjugal, marido velho, amores desiludidos), diferenças sexuais mascaradas, um nascimento proibido (incestuoso, estupro).

- Se a morte for anterior ao casamento, a sucessão deve ser assegurada. Procuremos saber mais sobre as causas da morte alguns meses antes da união. Essa morte também pode ter repercussões sobre a fertilidade do casal.

- Por outro lado, uma morte no mesmo dia de um casamento levará a uma associação inconsciente, ou seja, casamento = morte. O risco de ver o casamento se desfazer é grande ou ele vivenciará uma procriação difícil pelo fato dessa dupla injunção: a da vida no casamento e também a da morte, pela memória da morte desse antepassado.

<u>Quando encontramos datas idênticas de morte.</u>

Vamos procurar um possível conflito entre os dois protagonistas. Haveria a vontade inconsciente do segundo falecido em encontrar o primeiro. Também pode sinalizar um apego profundo, sentimento amoroso poderoso, secreto ou não, nos deixam em uma configuração de síndrome de aniversário.

Nesse caso de correspondência de linhagem de dois óbitos no mesmo dia, só podemos pensar imediatamente em um luto inacabado.

E se tivermos outras pistas, isso nos permitirá pensar na existência de um gêmeo desaparecido no nascimento.

Da mesma forma, morrer no dia de uma morte ou no retorno do funeral de um familiar também questionará fortemente as circunstâncias desse primeiro falecimento. O segundo evento funcionará como um revelador.

Notamos anteriormente, no exemplo de Jeanne, órfã inconsolável de seu pai, que as datas de nascimento e morte entre ela e seu marido Jacques se cruzam em seus respectivos pontos de vida, da mesma forma podemos encontrar por exemplo, a data de nascimento de um será a data da morte do outro e vice-versa. Nesse casal podemos formular a hipótese de um grande vínculo de ternura, o que eu chamo de datas cruzadas.

Assim como não é incomum encontrar a data da morte de um pai na de seu filho que morreu em tenra idade, ainda que essa morte ocorra décadas depois, nos fala da memória desse acontecimento. Um sentimento infeliz ainda ativo, até mesmo de um luto bloqueado, criando uma doença ou fantasma do luto.

Um filho que morre no mesmo ano que o pai questiona os vínculos entre os dois, o pai pode dominar a vida do filho, (ex: Michel Berger morre de ataque cardíaco em 02/08/1992, seu pai Jean Berger morre em 01/02/1992, fato que confirma o abandono de seus filhos que não serão herdeiros).

Uma data repetida deve ser analisada ao menos por duas maneiras, voltando ao evento inicial. Primeiro, na história da família e depois procurando o acontecimento histórico que está anexado a ele.

Vimos anteriormente como o tempo se expressa Transgeracionalmente por meio de repetições e ciclos que vêm evidenciar um trauma original. Nessa configuração, nós vamos reter duas idades significativas para o mesmo trauma:

Idade ativa e idade passiva

Aqui está um exemplo. Um homem morre aos 35 anos, (idade ativa). Seu filho tem 5 anos na data dessa morte (idade passiva). Sua esposa tem 31 anos (idade passiva). É para ela a idade do luto.

A memória familiar verá inscrever essas datas e poderemos notar a presença de ciclos com situações críticas de 5, 35 e 31 anos.

Da mesma forma, ficar mais velho que seu pai ou sua mãe pode ser uma passagem difícil e alguns carregam o medo de repetir uma circunstância desfavorável.

Ofereço-vos o exemplo dessa família em que o pai morreu aos 50 anos de ataque cardíaco e o filho consulta aos 49, pressionado por essa data fatídica. Também encontramos famílias em que três ou até quatro gerações de homens morrem aos 48 anos.

Outro exemplo é essa família em que as mulheres morreram ao longo de três gerações aos 57 anos de câncer de ovário.

O risco de repetir é imenso, seja por medo ou por convicção.

As idades que temos na época dos grandes eventos de nossas vidas, ou de nossos pais, devem ser observadas porque são as fontes de nossos ciclos de eventos.

Todas essas repetições nos informam da existência de eventos idênticos na árvore, um deles pode criar "Fantasma" em nossa vida.

Capítulo 3

Os Campos de Aplicação do Transgeracional

Agora é a hora de nos curvarmos aos espaços onde a Psicogenealogia se revela. Esses são os muitos estados do Transgeracional, ou expresso de outra forma, as diferentes portas de entrada, vias de acesso, às vezes reais à leitura de árvores genealógicas.

SOBRENOME E NOME(S)

Levar ou não o nome do pai. Existe algum impacto nisso.

Esse termo "Nome-do-pai" foi inventado em 1953 por Jacques Lacan, que o conceituou em 1956 "designar o significante da função paterna". A "função do pai" é então definida como "função do pai simbólico, depois metáfora paterna". Encontraremos, portanto, no início de uma vida, o estabelecimento da estrutura psicológica do sujeito, uma triangulação, uma relação a três, entre a mãe, o filho e o pai real, personificado ou não.

Sendo o pai quem ajuda com a sua energia Yang a criança a entrar no mundo social, a compreender e respeitar as regras de forma a encontrar o seu lugar, podemos dizer também que o "Nome do Pai" é também, e ao mesmo tempo, o "Não do Pai", isto é, o que ordena e proíbe, simultaneamente. Aquele que simbolizará a lei para a criança.

Aqui ficam, sobre este assunto, duas pequenas histórias de vida.

Uma jovem consulta porque faz 12 anos que ela deixou o pai de seu filho, na época um bebê. Ela não consegue encontrar um parceiro para a vida.

Essa é a razão de seu trabalho, conhecer outro homem, agora que seu filho cresceu e não precisa mais exclusivamente dela.

Ela ainda leva o sobrenome do ex-marido, mas ele tem um novo relacionamento e outros dois filhos.

Por que esse apego a esse nome, que não é mais seu? "Para ter o mesmo nome que o meu filho — ela me responde — para facilitar tudo que é administrativo e que é da vida do meu filho: creche, escola, faculdade etc."

Então, eu digo a ela: "você se coloca na posição de ser a irmã do seu filho...
pois você carrega o nome do pai dele, o mesmo sobrenome..
Simbolicamente, você tem o mesmo pai que ele.
E para os outros homens, aqueles que você conhecerá, você ainda é a esposa
desse primeiro marido, pai do seu filho. A mensagem é clara, ainda que
inconsciente... 'Sou mulher de...'. Mensagem contraditória, com o que
você diz que quer."

Ainda mais sutil:

Uma jovem mãe dá à luz na Suíça ao seu segundo filho, nas mesmas condi-
ções do primeiro. O casal não é casado e os filhos são declarados no nome da
mãe. O pai não faz procedimento legal na Suíça para a adoção de seus filhos.
A família se muda, vem se estabelecer na França e ninguém pensa em
mudar o estado civil dos filhos. O casal se separa.
A vida passa, o garoto tem 12 anos quando a mãe consulta para colocar a
vida nos trilhos de modo objetivo e direto. Ele tem uma afecção purulenta no
umbigo que se arrasta um pouco e a mãe me conta ao acaso na consulta.
Eu então coloco a presença do nome do pai, porque mesmo que ele leve o
nome da mãe, esse jovem adolescente está se perguntando de quem ele é filho.
Adicionar de uma forma ou de outra o nome de seu progenitor, sem dúvida
irá dirimir esse questionamento sobre sua origem, expressa por sua biologia.
Essa jovem é rápida e quando está convencida do acerto de uma ação vai
direto ao ponto.
No carro, a caminho de casa, ela liga para o pai das crianças:
"Você ficaria bem se as crianças tivessem o seu nome?" "Bem, sim!"
Ela volta para casa no final do dia. Não tem tempo para perguntar aos filhos.
Na manhã seguinte, o filho vem vê-la, "olha, mamãe". Levanta o cata-
plasma de própolis que ela colocou nele e ele mostra o umbigo, todo rosado,
sem nenhuma lesão ou vestígio de qualquer tipo de abscesso.
Os laços que nos unem são de tal sutileza que às vezes ficamos sem palavras.

Ser descendente de linhagem feminina, ou seja, encontrar na
sua genealogia uma mãe solteira por vários motivos: abandono do pai
quando do anúncio da gravidez, ou recusa da mãe em se casar com o pai,
estupro familiar ou não, desaparecimento do pai por morte, acidente,

guerra, antes do casamento e outros, nos indica que essa mulher está em ligação com o seu pai. Será então necessário examinar de perto a natureza dessas conexões.

Sem dúvida, encontraremos na árvore esse fantasma de "Para que serve um homem? Qual a utilidade de um homem?", que é muitas vezes correlacionado a essas famosas "fantasias autogeradas de linhas matrilineares" das quais já falamos.

Aqui está a lei

Um estudo recente sobre a transmissão do sobrenome mostra que: Na França, o filho legítimo deve levar o nome do pai. O nome da mãe pode ser adicionado apenas a título de conveniência, mas não é transferível. Desde a lei de 2 de março de 2022, aplicado em 1º de julho de 2022, qualquer pessoa maior de idade poderá alterar seu sobrenome simplesmente assumindo, por substituição, o nome do genitor que não lhe foi transmitido no nascimento e mediante declaração da sua escolha por formulário na Câmara Municipal do seu domicílio ou local de nascimento.

O filho natural leva também o nome do pai, desde que tenha sido reconhecido simultaneamente por seus pais. Caso contrário, ele tem o nome de sua mãe. Quanto ao filho adotivo, quando a adoção foi realizada de forma plena, ele perde o nome para assumir o da pessoa que o adota ou o do marido, se for adotado por um casal.

Oito em cada dez crianças recebem o nome do pai ao nascer, de acordo com Patrick Vignal, deputado que deu origem ao projeto de lei que visava garantir igualdade e liberdade na alocação e escolha do nome. Em caso de separação dos pais, esse uso do patronímico pode ser uma fonte de complicação para a mãe da criança, que deve comprovar permanentemente a paternidade, por meio de um livro de registro familiar.

- *A Bélgica, França e Itália são os únicos países em que o **filho legítimo** deve usar o nome de seu pai;*

- *Na Alemanha, Inglaterra e País de Gales, assim como na Dinamarca, os pais escolhem o nome que transmitem ao **filho natural,** ao passo que em outros países o nome do filho natural depende da ordem em que se estabeleçam as filiações materna e paterna;*

- *Em todos os países estudados, a* **adoção plena** *implica mudança de nome, ao contrário* **adoção simples**, *que permite ao adotado manter o nome;*

- *De acordo com a lei, o* **casamento** *é, exceto na Alemanha, sem efeito sobre o nome dos cônjuges.*

1. Bélgica, França e Itália são os únicos países nos quais o filho legítimo deve usar o nome do pai dele.

a. *O filho legítimo leva o nome do pai na Bélgica, França e Itália.*

Essa regra resulta da lei na Bélgica e do costume na França e na Itália. Na França, a criança pode, por costume, acrescentar o nome do pai ou da mãe.

b. *Na Espanha, o filho legítimo leva o nome do pai e o da mãe.*

Na Espanha, cada pessoa tem um nome duplo e o filho legítimo tem como nome o primeiro dos nomes de seu pai e como segundo nome, o primeiro dos nomes de sua mãe.

c. *Na Inglaterra e no País de Gales, os pais escolhem o sobrenome que passam para a criança legítima.*

Por costume, o filho legítimo geralmente adota o nome do pai. No entanto, os pais podem decidir que ele use o sobrenome da mãe ou os dois sobrenomes, ligados por um hífen e na ordem que quiserem, ou mesmo um nome completamente diferente que escolham livremente.

d. *Na Alemanha e na Dinamarca, o filho legítimo leva o sobrenome da família e, na ausência de um nome comum para os pais, estes escolhem o nome que lhe transmitem.*

Nesses dois países, se os cônjuges não tiverem o mesmo sobrenome, eles decidem juntos se dão ao filho o nome do pai ou da mãe.

Na Dinamarca, a prática do nome "intermediário", é colocado entre o primeiro nome e o nome patronímico e permite que muitas crianças tenham nomes duplos.

2. As regras para passar o nome para o filho natural são muito diferentes de um país para outro.

Na Alemanha, Inglaterra, País de Gales e Dinamarca, os pais escolhem o nome que passam para o filho natural.

Na Inglaterra e no País de Gales, a regra, que resulta do costume, é a mesma que se aplica ao filho legítimo. Além disso, a mãe tem a possibilidade de dar à criança o nome de seu pai, ainda que não tenha reconhecido a criança e conteste a sua paternidade.

Na Alemanha e na Dinamarca, a regra decorre da lei: quando os pais exercem conjuntamente o poder paternal, escolhem o nome do filho ilegítimo de acordo com as mesmas regras como se fosse um filho legítimo. Eles, portanto, decidem se a criança leva o nome do pai ou da mãe.

A Dinamarca também aplica esta regra quando a autoridade parental é exercida por um único progenitor: este último decide se a criança tem o nome do pai ou da mãe. Por outro lado, na Alemanha, quando apenas um dos progenitores tem autoridade parental, é o seu nome que é, em princípio, transmitido à criança.

Nos demais países, o nome do filho natural depende da ordem em que se estabeleçam as filiações materna e paterna.

Na Bélgica, Espanha, França e Itália, quando os pais biológicos reconhecem simultaneamente a criança, aplicam-se as regras da filiação legítima. A criança, portanto, leva o nome do pai, exceto na Espanha, onde ele tem um nome duplo. Além disso, na Espanha, o reconhecimento da paternidade pode ocorrer até oito dias após o nascimento sem que a mãe tenha a possibilidade de se opor a isso.

Nesses quatro países, quando a filiação paterna não é estabelecida, a criança leva o nome de sua mãe. Na Espanha, ele leva os dois nomes de sua mãe.

Quando a filiação paterna se estabelece após a filiação materna, aplica-se a mesma regra, mas apenas na Bélgica, França e Itália.

No entanto, na Bélgica e na França, os pais podem concordar que a criança use o nome do pai. Na Itália, nesse caso, é o juiz quem decide de acordo com o interesse da criança. Ao contrário, na Espanha, desde que a mãe não se oponha, os nomes da criança são alterados para que o nome da criança seja o primeiro nome do pai.

Essas regras atuais nos lembram que um dos maiores erros que os adultos cometem em relação aos filhos é o de privá-los do conhecimento de sua origem, "quem são meus pais?"

Como ir bem ou em algum lugar se você não sabe de onde vem? Lembre-se dessa jovem mulher adotada cuja história relatamos.

O NOME

Eu não me chamo. Eles me chamam.

Nossos nomes

Esse é o primeiro som que o ouvido do bebê ouvirá, de forma harmoniosa e doce ou, pelo contrário, constrangedora ou ríspida.

> *"O elemento auditivo mais marcante será, por sua repetição, o de seu nome, significado de seu ser no mundo por seus pais.*
> *Significado de seu gênero também, porque é a primeira coisa que ele ouve: "É um menino!" "É uma menina!", assim como as palavras dos assistentes que imediatamente irrompem e as vozes dos familiares que a acolhem, as vozes dos que se aproximam...*
> *É muito interessante porque existe uma ligação entre a voz e o significado, o sentido de menino, menina etc. Tudo isso é conjugado, entrelaçado. Esse nome e essa qualificação, a qualificação do seu sexo, são lançados por vozes animadas na alegria ou na relutância [assim, é o que passa pela voz, pelo objeto] dizendo da satisfação ou não do meio e descobrimos a cada dia o quão bem os recém-nascidos guardam registrados como fitas magnéticas, em algum lugar do seu córtex, já desses primeiros significados de alegria narcísica ou de reticências, senão de dificuldades e de angústia, e já desnarcisando a ansiedade para eles."*
> (F. Dolto – *O filho do espelho*)

O nome, aconteça o que acontecer conosco, será o que nos identifica até o fim de nossa vida, seja mantendo o que nossos pais nos deram, ou alterando-o com o tempo.

Será o elemento determinante da nossa identidade e, no entanto, acontece que na mesma família duas crianças têm o mesmo nome.

O que à primeira leitura nos leva a pensar que o mais velho morreu jovem... bem, não, às vezes os dois estão vivos.

Imagine a dificuldade de ser e de se individualizar!

O que acontece nessa família é então muito interessante e levanta mais uma vez essa questão de por que fazer o mesmo de novo?

Alguns bebês nascem no silêncio do primeiro nome.

Os pais não têm um primeiro nome para dar a esse nascituro e esses bebês às vezes permanecem vários dias sem serem nomeados.

Há muitas razões para isto. Bruno Clavier, em seu trabalho sobre "Fantasmas Familiares", pensa que isso marca a presença de um fantasma nesse nascimento.

A pista é interessante e importante para o trabalho em Psicogenealogia. Restará a nós buscarmos por quais motivos.

Às vezes, outras razões também são necessárias:

A mãe está sozinha, o parto é complicado e ela precisa de dois ou três dias para recuperar os sentidos e cuidar de seu filho. Nesse caso, trabalharemos o abandono materno sentido pela criança ao nascer e suas implicações em seu comportamento.

Essa família já experimentou a morte de vários recém-nascidos e os pais enlutados estão esperando para saber se a criança resistirá aos primeiros dias de vida, antes de nomeá-la. Aqui teremos que trabalhar o luto inacabado dos pais e a postura da criança que obviamente será uma "criança de substituição".

Esta é a terceira filha que chega para esse casal. O pai está abatido de tristeza porque está esperando um menino com impaciência. Ele desaparece por vários dias, recusando a realidade e não vai ver sua esposa ou sua filha nesse período.

Claro que todos esses casos são significativos e o trabalho será de compreender, na continuidade genealógica, o que está em jogo para todas essas famílias.

Alguns autores dedicaram obras inteiras a esse assunto, dando significados a essas sílabas com base na linguagem dos pássaros.

O que podemos lembrar é que o que é expresso pelo nosso nome é o inconsciente dos nossos pais. É isso, mesmo no caso em que não puderam decidir, é um membro externo, parteira, médico, cuidador, amigo ou outro que decidiu por eles. O silêncio está sempre falando!

E o inconsciente dos nossos pais, na hora de nos nomear, fica preso nas redes do inconsciente familiar porque às vezes há regras a respeitar.

O primeiro menino deve ter o primeiro nome do pai ou do avô paterno, ou dos dois avós, ou do padrinho.

A primeira filha terá um nome próprio que, por sua vez, obedecerá às mesmas regras.

Paola del Castillo nos diz: *"O sopro da árvore percorre a floresta dos nomes próprios onde cada pessoa é única ao mesmo tempo em que deve encontrar seu verdadeiro lugar"*. "O simbolismo dos nomes".

Na verdade, eu não me chamo, eles me chamam!

A criança tem que saber por que lhe deram esse nome? Como usá-lo?

Que programa recebi quando nasci? Que criança perfeita eu fui para meus pais, antes do meu nascimento?

A leitura de um nome nos remete diretamente ao simbolismo e ao calendário da família. Claro que existirão laços específicos dos pais com determinado cantor, com uma figura marcante da literatura, política, show business, esporte, mas nada é ao acaso (ingênuo).

Se meu nome é Danielle, nascida na década de 1950, posso apostar que a linda Danielle Darrieux deu a esses jovens pais o desejo de ter uma menina tão linda e talentosa. E a mesma leitura pode ser feita para todos os nomes de heróis ou grandes homens, ou mulheres.

Faremos o mesmo raciocínio com o santo de referência. Laurent, morto na fogueira, levará a uma memória ardente, como Sandra ou Sandrine.

Outros nomes próprios, como Gaëlle, nos contarão sobre o desejo dos pais de terem um menino, o que será verdade para esse cliente.

Não vamos explorar todos esses nomes aqui, pois outros o fizeram com muito talento.

Mas lembre-se que quanto mais nomes próprios temos, mais fala o inconsciente de nossos pais. Quando toda uma família de meninas leva o primeiro nome de Marie, podemos pensar que essa família está ligada à imagem da Virgem, mas também que sofreu muitas mortes de crianças pequenas e que a memória familiar procura assim proteger os recém-nascidos.

Podemos pegar o primeiro nome de um membro de nossa família que iremos substituir.

Seja pelo amor que nossos pais tiveram por ele ou pelo contrário, pelo acerto de contas verbal, repreendendo um filho que leva o primeiro nome de um pai, por exemplo.

Porque esse nome está respondendo a uma memória, há de testemunhar os fatos familiares que é preciso entender. Assim evitaremos todas as projeções familiares e poderemos nos apresentar como um ser único e singular.

Alguns nomes próprios indicam separação de irmãos, como nomes próprios compostos, especialmente se eles têm um hífen. Essas separações ainda permanecem dolorosas no inconsciente.

As suas causas são múltiplas: novos casamentos, separação de irmãos devido à migração, crianças colocadas em internatos, confiadas a babás se a mãe for frágil, ou a uma avó, que às vezes vem levar uma homenagem de família, uma homenagem pesada.

Jean Pierre e Claudine acabaram de dar à luz seu terceiro filho. Eles terão sete ao todo.

Jean Pierre é órfão de pai desde os 11 anos de idade e foi criado por sua mãe e duas irmãs, pela qual nutriu um forte vínculo de ternura, mas também, inconscientemente, uma forma de dívida.

Este terceiro filho é o segundo menino. Já tem um menino e uma menina. Jean Pierre pedirá a Claudine que "entregue" esse filho à irmã que, mais velha que ele, ainda não tem filhos em casa.

Aos três anos, esse menino mudará de família, será criado com carinho e atenção que seus irmãos e irmãs não receberão por razões econômicas e sociais.

Esses nunca vão entender o gesto dos pais e esse menininho, até virar homem, nunca mais encontrará seu lugar entre seus irmãos. Essa cliente tem mais de 50 anos quando trabalhamos os seus irmãos. Ela ainda não entendeu o gesto do pai e da mãe.

O segundo nome geralmente responde às tradições familiares, como vimos.

Também pode ser o nome do padrinho ou madrinha. Em algumas famílias, é o nome habitual e um cliente de uma família nobre me explicou que durante a Revolução Francesa os membros de sua família começaram a se chamar pelo sobrenome, a fim de não serem descobertos. O hábito permaneceu nas gerações seguintes.

Também pode ser um primeiro nome que relembre as origens familiares ou, no caso de um casamento misto, a origem estrangeira de um dos pais.

Esses primeiros nomes também, segundo e terceiro, podem contar a história do casal no momento da concepção da criança e um ou dois nomes indianos, alemães ou gregos seguirão o nome francês usual, memória do país da concepção.

Vamos aproveitar o tempo juntos para explorar alguns deles.

Nomes próprios, mistos ou homofóbicos expressam o desejo dos pais de ter um menino: Dominique, Claude, Camille. Vamos descobrir o porquê e quem, possivelmente, é substituído na árvore e até onde irá a identificação, da qual falamos anteriormente.

O nome Camille, comemorado em 14 de julho (data da memória coletiva), nos dará a possibilidade de um exemplo de trabalho. A sua etimologia nos remete para um jovem e, na memória coletiva, a Camille Desmoulins, jornalista da Revolução, que morreu jovem, aos 34 anos de idade.

Camille (de Roman Camillis) ajudava os padres durante as cerimônias. Saint Camille perdeu no jogo, abraçou a vocação de enfermeiro, criou uma ordem hospitalar cuja insígnia era uma cruz vermelha. Criou o Hospital St. Jacques e tornou-se o santo padroeiro dos enfermeiros. Aqui está uma maneira de procurar um Jacques dentro da família, em Psicogenealogia. Procurar na árvore um jovem e que morre doente, para o qual não temos os remédios certos, e também buscar um vínculo com a Revolução, como cabeças decepadas.

Nomes próprios feminizados misturados, como Michèle ou Michelle, Daniele ou Danielle, ou ainda, Romane, Roberte, Joëlle, Noëlle, Albertine, Julie, Angèle, Josépha ou Joséphine etc. nos falam do desejo dos pais de ter um menino. Além disso, nomes próprios com dois L como Gaëlle, Armelle, Joëlle etc., portadora de L ou um trema, evocando um "anjo" dá a entender a existência de uma criança morta prematuramente. Teremos então uma grande chance de retornar à história da família.

Será o mesmo para Ange, Angèle, Angélique, Céleste, Célestine, Stella, Andrée (andros = homem), Charlotte, Caroline, Charlène... (raiz: Carl = viril, masculino) nos levará à memória de um homem falecido.

Sobrenomes que são nomes próprios, senhor ou senhora Laurent, Thomas, Petitjean... nos lembram da existência de uma ou mais crianças pelas quais o luto não foi feito. E nos falará também de uma criança achada a qual deram o nome do santo do dia.

O que o inconsciente familiar quer preservar nessa persistência de nomes próprios e buscando mais adiante, com base nas datas, podemos então encontrar uma sincronicidade de datas de aniversário.

É importante trabalhar sempre com a pesquisa etimológica de nomes próprios, por exemplo:

Alice, Adèle, Alix: raiz germânica adal = nobre.

Na Psicogenealogia, as memórias inconscientes criam ligações enganchadas, uniões amorosas e de escolha de alianças. Alix (a nobre) se casa com Eric (o rei!!).

Na leitura dos nomes a primeira tentação é uma aplicação da linguagem dos pássaros como acabamos de ver para Gaelle e aqui, por exemplo, Laurent, a água devolve o afogado. Além disso, a memória de fogo como Sandra, Sandrine... veja o martírio desse jovem santo! Mas nada marcado, tudo está sujeito à reflexão, pistas para hipóteses e apenas a reação do cliente tem valor de verdade.

Ghislaine informa que aqui reside o ódio, quem está com raiva de quem e por quê? Será que falta amor na árvore?

René: renascido, nascido duas vezes, um luto familiar que ainda não acabou (nome de Gisant). Talvez seja necessário que ele aprenda a se separar.

Sylvie: Se ela vive (quem, então, morreu antes?), encontraremos memórias do medo da morte com patologias do pulmão e tendo em conta os desaparecidos durante as guerras.

Violaine, estupro e ódio, mas também lã, que te mantém quente e reconfortante...

E então encontraremos casais gêmeos: Jean se casa com Jeanne, Luc se casa com Lúcia. Esta gemelaridade é feita em torno de nomes próprios ou datas de nascimento idênticas, o que lembra o nascimento de gêmeos ou a perda precoce de um dos gêmeos. O cônjuge parece substituir o gêmeo perdido.

Perder um irmão gêmeo também pode levar a um programa de vida dupla: comer por dois, comprar alguns itens ou roupas em dobro etc.

Será o mesmo para sobrenomes que são nomes comerciais[3]: Sr. Boucher, ou Boulanger, ou Drapier, ou Baudras... a lista é longa.

Tudo pode se tornar significativo e essa é a primeira linha de pesquisa. Mas nós só temos uma pista. Convém adicioná-la às outras para fazer um trabalho sólido.

Além do nome próprio, que abre um elo com o inconsciente dos pais, e que por vezes pode ter um valor de um mandato, como o nome Olivier, símbolo da Paz. O que está no inconsciente de uma família se manifesta inexoravelmente.

---

[3] *Exemplo: Ferreiro*

PROFISSÕES

Algumas profissões têm uma dimensão iniciática: pedreiro, construtor de catedrais (dimensão espiritual), engenheiro (ter um gênio na família é uma verdadeira riqueza), arquiteto. Essas profissões procedem do conhecimento das leis físicas, e dão a segurança de um telhado. Compensam sem dúvida uma falta.

Mineiros, geólogos, arqueólogos buscam energia e riqueza cultural e histórica da terra, mãe simbólica, comprovando assim seu apego a uma tradição. A arquitetura e a arqueologia são profissões complementares no tempo. O segundo escava os restos do que o primeiro construiu. Muitas vezes o arquiteto constrói uma casa para um de seus pais. Cada um à sua maneira trabalha a memória da família.

Os negócios no comércio e na política exigem habilidades interpessoais, gerenciais, intuitivas para saber o que vai agradar, fazer, vender. São criadores de domínios novos, exigindo intuição, sabedoria e discernimento.

Na sua dimensão simbólica, procuremos compreender algumas profissões:

Profissões de assistência e apoio, médicos, parteiras, bombeiros, fisioterapeutas, enfermeiros, assistentes sociais. Buscaremos a transmissão familiar; que pode ser, na árvore, a pessoa que deva ser salva, cuidada (morte, doença, perigo ligado ao nascimento, acidente, abandono etc.), sabendo que uma enfermeira provavelmente carrega a memória de um antepassado doente, a menos que ela responda a uma fidelidade familiar de linhagem feminina de enfermeira. Quem esteve doente ontem? (Quem esteve doente no passado?)

Nesse caso, como já mencionamos, será necessário voltar à origem. Quem foi o primeiro enfermeiro e em que circunstâncias: guerra, por exemplo, e quais são as razões?

Todas as profissões médicas estão relacionadas aos salvadores. Salvar os outros, talvez para salvar a si mesmo ou esquecer-se pensando apenas nos outros.

O cuidador é um "cuida da dor". Por quê? Quem ou o que se repete fazendo o mesmo cenário, ou contra cenário, que era tão egocêntrico que esqueceu o seu próprio eu? (suposição).

O cirurgião trabalha com pacientes adormecidos. Ele tem total liberdade de ação e toda a responsabilidade que isso acarreta. Nesse sentido, ele pode se sentir todo-poderoso, mas que peso, que responsabilidade!

A cirurgia para tirar o próprio sangue também pode ser um fator de cura emocional.

Reanimação, médicos de emergência: esses médicos são, na maioria das vezes, admiráveis pelo seu autossacrifício em casos de emergência.

Em sua história familiar, sem dúvida, encontraremos um problema com a morte.

O fisioterapeuta pratica literalmente a terapia a partir do movimento para descobrir quem está morto e quem deveria ser curado, fazendo com que a pessoa se mova ou seja trazida de volta ao mundo dando continuidade à vida.

Esses três ofícios nos guiarão para uma morte prematura na árvore. Procedem do que leva o nome: Síndrome do Gisant.

Os cardiologistas geralmente estão no poder da vida. É a patologia que os fragiliza mais, porque a morte espera e cada batida pode ser um alívio ou atualizar a angústia da perda na próxima batida.

Os assistentes sociais vão nos aproximar mais do sofrimento social do que das doenças do corpo físico.

Radioterapia, Raios-X e radiestesia

Quem vai falar do pai por trás do pai?

O pai que vemos é aquele atrás, o desejo atrás do pai. Ele não é o pai espiritual. Essa profissão fala da necessidade de saber o que está oculto, o que só vemos com uma tecnologia específica.

O professor está na transmissão do conhecimento, uma certa forma de poder. Os professores no final do século XIX eram notáveis e em pequenas aldeias assumiam frequentemente a função de secretário da Câmara Municipal. Seu trabalho levou a mudanças no status social e muitas vezes eles apoiaram o trabalho das mulheres, o lugar das mulheres em nossa sociedade moderna.

Procure na árvore a importância da cultura, da educação, quem já sofreu por não poder ir para a escola e se sentiram carentes, até mesmo desvalorizados.

A justiça é representada por advogados e juízes. É a lei em sua aplicação. Você não ficará surpreso se formos em busca de um superego paterno.

Qual é o papel dos homens na árvore, as injustiças a serem reparadas, a falta de clareza sobre certos eventos, a ausência de uma estrutura tranquilizadora na família?

A Polícia procura o ladrão e o infrator (assim nós também!) e põe a lei onde ela falta.

Indústria, banco, finanças. Os profissionais dessa área visam o lucro, buscam a importância, o papel do dinheiro na árvore. Esses são fatores de fundo psicótico, mas também carregam memórias de miséria, de sofrimento social. Por comparação, pode surgir a pergunta: Por que isso é suficiente?

Para alguns, o suficiente é "só mais um pouco!". E já que todos nós somos construídos sobre carência e a ilusão da separação, quase todos nós estamos sujeitos a essa busca de mais, mais dinheiro, mais poder, mas também mais beleza, espiritualidade, tempo, amor etc.

O Agricultor se orgulha de trabalhar a terra, num apego à natureza (terra = mãe), à sua região, às tradições. Por muito tempo foi ele quem alimentou os outros, seu país e todos seus habitantes. Hoje sua situação é mais precária, senão difícil e às vezes encontraremos confinamento, isolamento, uma paralisia que pesa sobre as novas gerações, sem falar no peso de compromissos financeiros, cumprimento de regras sanitárias e doenças epidêmicas afetando os animais. Essa profissão nos direciona rapidamente para o feminino na árvore, como os colecionadores e comerciantes de sucata da história de Aloïs nos direcionaram para o antigo, o passado.

O Artesão pratica um ofício de criatividade. A atividade profissional é exercida em independência e apenas know-how, qualidade e seriedade podem garantir o sucesso. Nós buscaremos o confinamento, a dificuldade de realizar nossos sonhos nas gerações anteriores, mas também a necessidade de trabalhar sozinho, de ser seu próprio patrão.

As profissões daqueles que buscam segredos.

Escritor, procurando na árvore o que não pode ser dito ou não quis ser dito.

Jornalista que reporta de longe, ou o mais próximo possível, sobre a família e seus segredos.

Cada um deles faz investigações completas e fundamentadas antes de começar a escrever e se o escritor pode permitir-se ao romance e dar liberdade aos seus personagens, o jornalista tem a missão de informar seus leitores com a maior precisão possível.

Detetives fornecem respostas após buscas e investigações... eles também vasculham o íntimo dos casais e famílias.

Isso naturalmente nos traz de volta aos segredos de família. Mas nem toda família tem um segredo escondido e muitas vezes o segredo não é tão pesado quanto imaginamos.

Artistas e atores ousam expressar sua criatividade. Precisam ser amados e reconhecidos e, no entanto, todo o seu trabalho tende a encarnar um "outro" ... descobrindo em que nível da árvore não há amor nem reconhecimento e nas soluções paradoxais que foram encontradas para lhes dar alguma compensação encontraremos feridas narcísicas, a impossibilidade de viver para si, como na vida de Vincent Van Gogh, filho de substituição do primeiro Vincent nascido e falecido no dia exato um ano antes.

Pintores como muitos outros terapeutas de arte expressam e administram seu próprio sofrimento por meio da arte. Dependendo de seu meio, eles expressam diferentes sensibilidades porque, é claro, um Calder é expresso por outro viés que não um Debussy! E o meio escolhido também terá sua importância. Escrever uma peça musical que nos fala da onda, do som, é tão sutil, tão precioso. Ser escultor requer mais esforço físico, mais etapas para desenvolver a obra, passar pela terra, pelo fogo e pela forja. Entendemos que outras energias estão em ação para expressar essas diferenças de sentimentos.

Alguns só podem criar se sofrerem.

Profissões relacionadas ao céu como piloto, aeromoça, cosmonauta, astrônomo, aqui estamos no símbolo do pai (Deus, criatividade, espiritualidade). Isso sinaliza um apego particular às saudades da família (perto do céu, estamos mais perto deles). Procure os lutos não feitos, confinamento, busca do pai idealizado, desejo de descobrir o não dito.

O Piloto de Linha Aérea é uma profissão de poder e sedução, como em geral todos os trabalhos de "Uniforme".

Os militares protegem a nação. Será necessário buscar um vínculo com a guerra e a viuvez ou "orfanato" assim engendrada. A nação e o exército também são, muitas vezes, uma poderosa família substituta para aqueles que carecem dela ou que se sentiram rejeitados.

Mas o soldado, ao se armar, sabe que se deparará com a guerra, as armas e a morte. Ele sabe que pode estar em posição de matar ou ser morto. Procure o que está sendo tocado na árvore ao redor da morte.

As profissões ditas "bico", além da criatividade necessária, podem facilmente nos garantir de ter uma refeição todos os dias, servir aos outros e à família, garantido não morrer de fome. Vamos procurar memórias de fome na árvore ou de insegurança na linhagem paterna.

O Padeiro é uma profissão que se refere ao paternal ou paternalista, pois trabalha a farinha e se liga a um sistema familiar mantido pelo glúten dos cereais, o glúten que gruda. Sistema muito patriarcal. Todos os negócios relacionados ao trigo lembram o simbolismo dos cereais. Se ele é confeiteiro, ele coloca doçura, açúcar, o maternal no seu trabalho.

As profissões de comunicação muitas vezes são exercidas por quem, a princípio, tem dificuldade em se comunicar e eles devem aprender os segredos. Nessa atividade eles criam um vínculo, eles dão para ver e ouvir a criatividade dos outros por meio da sua. Também aqui pensaremos em um segredo de família.

Eletricidade: o pai e a relação ao pai. Atenção, nada é negativo, apenas o projetor é colocado nessa linha.

Ligação entre a eletricidade e o pai. O pai é o yang em oposição ou complementaridade do yin, que será mais feminino, maternal e criativo.

Ampères (no pai). Ohm (homem). A corrente passa ou não.

Os tabeliães compreendem e aplicam o direito da família. Essas profissões ligadas a segredos de família (muitas vezes filhos naturais) nos lembram o poder dessa entidade "família".

Eles são os guardiões da convenção social, dos últimos desejos, capazes de buscar descendentes. Costumam presenciar muitas brigas na hora da abertura dos testamentos. Seu escritório é o local onde os herdeiros resolvem os sofrimentos da infância ligados às marcas das preferências dos pais.

O notário é frequentemente um notável muito patriarcal, que impõe a sua lei à sua própria família e ao seu meio, tentando compensar a falta de estrutura de que a sua família sofreu, o que deve ser pesquisado em sua árvore.

É funcionário público, nomeado pelo Ministro da Justiça, incumbido pelo Estado de missão de serviço público. Para o cumprimento de sua missão, o Estado delega a ele uma parcela de autoridade pública: garante o serviço público de autenticidade. Isso significa que ele tem prerrogativas do poder público, que recebe do Estado mas exerce a profissão como liberal. Ele também é o profissional na autenticação de escrituras.

Todas essas especificidades profissionais devem ser lembradas para entender o que direciona alguém para uma profissão, como para todas as profissões.

Um escritor tenta encontrar uma verdade, que tenderá a embelezar, não levanta a questão do romance familiar?

Uma parteira pode querer salvar uma mulher morta no parto ou uma criança ao nascer. Um médico cuida de um antepassado doente, uma enfermeira cuida de um aleijado de antes, um aleijado de ontem...

Um jurista pode querer restaurar a boa lei e se o aviador, o piloto de avião, a aeromoça, o guia de montanha... procuram o pai, o espeleólogo tenta reviver o vínculo fusional com a mãe e entender suas profundezas.

Exemplo de uma menina muito jovem cujo sonho era se tornar uma mergulhadora. Ela havia sido carregada por uma mãe anoréxica durante a gravidez. Há algo para desarmar nas profundezas do mar, pondo em perigo as duas, mãe e filha.

O psiquiatra conhece bem a loucura porque, sem dúvida, tem a lembrança dela em sua genealogia.

O roteirista conta histórias para si mesmo (como o romancista. Que romance de família ele teve que inventar para que a vida fosse tolerável?) e essas histórias são personificadas por atores!

A secretária sabe muito bem que é preciso esconder o segredo.

A cabeleireira dá uma cara bonita a quem a perdeu, recordação também da guilhotina da nossa Revolução, mandíbulas quebradas da I guerra ou acidentes domésticos que levaram a cicatrizes desfigurantes.

O geneticista procura quem é o pai, o dentista trabalha nas raízes dos dentes, nossos dons para esta vida, e cava, perfura e cura.

O oficial de justiça está em memória de falências ou espoliação...e muitas outras situações delicadas.

AS QUATRO ENERGIAS

Corporal, sexual, afetiva e intelectual

Nossa vida e nossas energias vitais se expressam em quatro grandes setores que cobrem toda a Vida e pela qual expressamos nosso ser único e singular.

Trata-se de

Energia corporal e material

Energia sexual e criativa

Energia afetiva

Energia intelectual

Dependendo da família em que crescemos, usaremos energia intelectual se for importante ter boas notas na escola ou energia corporal se nossos pais estiverem interessados na modalidade esportiva. Tudo isso depende profundamente das atividades dos nossos pais, nossa família e onde ela cresceu.

As famílias do litoral não conhecem os mesmos lazeres que as da serra ou das grandes cidades.

A energia afetiva da criança é levada em consideração há relativamente pouco tempo graças ao trabalho de Françoise Dolto e depois de Isabelle Filliozat, que nos ensinam a cuidar das emoções desde pequenos. Já falamos sobre isso, mas a geração dos anos 50, 60, 70 e antes ainda não sabia dessa necessidade de atenção.

A energia corporal expressa o nosso corpo, portanto a sua saúde, a sua manutenção, o cuidado que lhe damos por meio da higiene, da roupa e da casa que a acolhe, a forma como a apresentamos aos outros nos dá um estado de estar em família e em sociedade.

A materialidade da vida é fator de estabilidade e pesquisa nas relações humanas. Nós não podemos de forma alguma viver hoje em nossas sociedades modernas sem que o dinheiro desempenhe um papel essencial.

Qual será então em nossa família nossa ligação com o dinheiro, com os investimentos, com a riqueza ou com a pobreza, qual será a expressão da nossa atividade profissional, cresceremos numa família assalariada ou numa família de profissões liberais? Mais precisamente, encontraremos famílias de criadores e famílias de professores, famílias de cuidadores, comerciantes, pesquisadores, advogados, de todos os tipos e sair do padrão não será bem-visto.

A energia sexual e criativa de que todos somos dotados, independentemente da nossa idade, nos permite expressar a nossa visão do mundo, seja por meio do sexo ou da sua sublimação, na espiritualidade ou na criatividade. Mas também no poder que se expressa em certos homens ou mulheres. É a nossa libido no sentido mais amplo da energia da vida, aquela que nos põe vivos, que nos dá o ritmo para sentir o desejo de Vida. Também será nutrido pela maneira como nossos pais nos ensinaram a ler o mundo, sua beleza e todas as suas expressões artísticas, a natureza e sua riqueza e também a nossa abordagem à ecologia no sentido amplo do termo, ou seja, o respeito ao meio ambiente.

Energia intelectual – é por ela que podemos compreender, memorizar, comparar, intelectualizar, aprender, organizar.

Essa energia nos leva a essas profissões às vezes de longo aprendizado, de busca de cuidado, de criatividade, como medicina, jornalismo, redação, ensino, pesquisa.

Como essa energia foi valorizada na sua infância, foi mais importante ter boas notas do que fazer grandes descobertas na vida? Ou ambos, com a mesma exigência de sucesso?

A energia afetiva nos permite sentir e expressar esses sentimentos, como vimos anteriormente, dependendo da época e da família em que crescemos, seremos mais ou menos adeptos de expressar nossas emoções e dar um nome aos nossos sentimentos.

Esse amor que se expressa dessa forma é aquele sobre o qual trabalharemos no Transgeracional.

O que emerge de todos esses anos de experiência é que raras são as árvores em que o amor falta mentalmente. Na maioria das vezes são amores desajeitados, não expressos, proibido de ser, será preciso apenas aprender a amar melhor, mas também, não ter mais medo. São espaços de desamor que são o terreno do sofrimento de muitos de nós. E ainda, temos essas famílias em que o amor é sinônimo de esquecimento, violência, abuso, raiva.

> *Tudo o que fazemos sem amor é tempo perdido;*
> *tudo o que fazemos com amor é encontrado na eternidade.*
> (Jean Yves Leloup)

Essa jovem que vem consultar é enfermeira, sendo atormentada por uma pergunta incrível: sou mesmo filha da minha mãe?

Incrível, porque, na maioria das vezes, é do pai que se deseja assegurar a filiação.

A mãe, só muito raramente é questionada nessa área, embora aconteça em famílias em que a filha mais velha tem idade suficiente para ter um filho quando a mais nova nasce.

Então essa jovem enfermeira tem uma relação difícil com a mãe, e é desse sofrimento que ela se pergunta sobre sua filiação materna.

Trabalho com a árvore, que montamos juntas como de costume, com as cópias de registros de inteiro teor e na sua certidão de nascimento consta o reconhecimento da mãe quinze dias antes do nascimento da criança.

Um reconhecimento antecipado, para ter certeza de que seu bebê leva seu nome corretamente, para garantir que essa criança venha em sua linhagem.

Isso também não é um ato de amor?

Que bela resposta à angústia dessa jovem!

Animus-anima

Em sua exploração da psique humana, Jung descreveu uma polaridade feminina e uma polaridade masculina, anima/animus, com as quais cada uma dessas quatro energias é dotada. Cada um de nós, homem ou mulher, para encontrar sua realização, busca o equilíbrio e a harmonia de seu homem interior e de sua mulher interior (como Chantal Rialland os chama).

Um casal é, portanto, constituído por duas personalidades, uma composição dupla.

Uma mulher dotada de um homem interior e uma mulher interior e um homem com uma mulher interior e um homem interior.

Ou duas mulheres, ou dois homens.

Para além de qualquer luta de "gênero", muito presente nas preocupações dos nossos jovens, para além de qualquer debate em torno da igualdade de gênero, que nos faz perder muito tempo e saliva, nossa existência como mamíferos faz de nós, homens e mulheres, seres complementares cuja função primária será perpetuar nossa espécie.

Então podemos nos envolver em todas as atividades que nos convêm e fazer desse mundo o que desejamos

Mas a guerra mundial mais violenta é travada em dois planos. O primeiro é silencioso. É à guerra que nos entregamos a nós mesmos, num descrédito quase permanente que acaba por nos matar no fundo. O segundo é aquele que se opõe a nós, homem/mulher, esquecendo-se da nossa óbvia complementaridade.

Eu faço campanha pela paz.

Sobre esse assunto, lembro-me do discurso de Nelson Mandela

Não temos medo de ficar aquém.
Nosso verdadeiro medo é ser poderoso demais.
É a luz dentro de nós, não as sombras que nos apavora mais.
Por que quem somos nós para não ser o que somos?
Quem somos nós para sermos tão brilhantes, tão grandes, tão talentosos, com tão completos Recursos?
Na verdade, quem você pensa que não é?
Vocês são filhos e filhas de Deus.
Jogar pequeno faz um desserviço ao mundo.
Depreciar-se para confortar os outros ao seu redor não é muito iluminado.
Todos nós, não apenas alguns de nós, todos nós fomos criados para irradiar a glória de Deus que está em nós.
Quando a promovemos, inspiramos outros a fazerem o mesmo.
Deixando de lado nosso próprio medo, nossa presença ajuda os outros a se libertarem dos seus.
Marianne Williamson por Nelson Mandela.

A paz pode começar no coração de nossas casas.

Pela história dessa menininha de 20 meses, ela veste uma camiseta onde está escrito "Eu sou o futuro!".

Ela balbucia, canta e brinca com sua boneca.

Ela troca com seriedade, vivacidade e leveza com a avó com quem passa alguns dias de férias.

E, de repente, silêncio em volta da mesa.

Seu olhar se afoga no verde das árvores e uma voz bem baixinha se eleva: Meu pai, (ele) onde está meu pai?

Tão pequena, ainda não completou dois anos, uma idade em que o tempo e o espaço ainda não existem na consciência das crianças, em teoria, para esses pequenos, "agora", "mais tarde" ou "amanhã" é a mesma coisa e sair a 30 m ou 300 km também é a mesma coisa.

Aos poucos, com a idade e o acúmulo de experiências de vida, a criança adquire a capacidade de contar o passado, mesmo muito imediato. Ele então entra em seu Tempo Histórico, esse tempo linear que conta sua história. Ele entra na consciência de um tempo que flui em um tempo inexorável do nascimento à morte.

O que todos nós experimentamos, assim que deixamos essa primeira infância em que o tempo e o espaço não existem.

Onde está meu pai?

Ela nos fala sobre a falta, a ternura, a doçura e a realidade de sua própria nostalgia. Ela pode expressar isso.

Que sorte!

E se tudo correr bem para ela, terá uma avó que se sentará ao seu lado, lhe dará a escuta e a sua ternura para que se expresse esse tempo de saudade.

E isso não dura. Muito rapidamente uma música ou um jogo voltará, mas a capacidade de dizer e ser ouvido permanecerá.

Mas tantas crianças que não podem falar, nem sentem dor e tristeza por terem sido adormecidas, anestesiadas pelo silêncio e pela ausência de escuta e ternura... Tantos futuros adultos que se constroem no sofrimento, fazendo disso seu exemplo de referência.

Pensar que mesmo na década de 1970 a medicina fez muito pouco sobre a dor nas crianças...ainda há muito trabalho a se fazer nesse sentido.

Para levar em conta e estudar o sofrimento desses pequenos, foi preciso mulheres fortes e corajosas, das quais Alice Miller é a líder.

Françoise Dolto criou em 1979 as Casas Verdes para ensinar os jovens pais a conversar com seus filhos. É um lugar de acolhimento e escuta dos pequenos. Assista ao filme de Jean-Michel Carré sobre o assunto "Crescer em pequenos passos". Hoje, o mundo da primeira infância sabe como é importante conversar com a criança e explicar sua história. Ela nos ensina como as primeiras palavras que o bebê ouve são aquelas que dizem respeito à sua vida, seu sexo, seu nome. E o tom de voz lhe diz sobre o prazer ou o desgosto que o seu nascimento despertou.

Isabelle Filliozat hoje trabalha com as emoções das crianças, ensina os pais a ouvir essas emoções, nomeá-las para que as próprias crianças possam colocar em palavras seus sentimentos, entram no que hoje chamamos de "paternidade consciente".

Como Alice Miller ficaria orgulhosa com essa evolução, em seu livro *C'est pour ton bien*, ou mesmo em *Enfant sous terreur* publicado na Alemanha em 1986, nos aponta o dedo para a ignorância dos adultos para com as crianças e o preço que esses pequenos pagam.

E apesar de todo esse trabalho moderno, ainda nos deparamos com crianças espancadas, humilhadas, ignoradas, maltratadas, a quem os adultos recusam ouvir e amar, negando a dor, a raiva, a tristeza, o tédio.

Reproduzindo assim o que seus próprios pais os fizeram sofrer.

"Isso não me matou..." dizem aqueles pais que tanto sofreram.

E, no entanto, o homem (e a mulher que se entenda de uma vez por todas!) não progride sem dor, não cresce sem ter consciência de seus limites e da dor que eles causaram. Em comparação com a liberdade dos outros, queremos viver o mesmo nível de liberdade.

É preciso ir na direção do outro, do nosso outro, do nosso igual, daquele que vive na mesma esfera, mesma idade, mesmas experiências, amigos de creche, escola, jardim de infância, ensino médio, faculdade etc. É preciso desenvolver em nós a horizontalidade.

Percebam como no período de confinamento no ano de 2020 os nossos filhos, alunos secundaristas ou universitários sofreram com o isolamento físico!

E ainda, aqueles que, de repente, se viram como os outros (na etapa dos outros), aqueles com fobia escolar e que continuaram os mesmos cursos com os mesmos recursos (ou mesmos materiais).

Esses também experimentaram a complementaridade em uma classe.

É sempre com ou pela dor e tristeza que iniciamos um processo. Quando nós estamos bem, por que procurar? É preciso dor, mágoa para começar a ouvir nossa pequena voz interior e entrar no caminho de pesquisa e de questionamento.

É quando estamos inseguros que nos questionamos sobre o propósito, o significado dos eventos que estamos comentando.

Então encontramos dentro de nós um potencial, uma nova energia transformando nossas crenças sobre verdade, justiça ou outra e essa nova força que nos carrega é uma força de amor. Ela nos permite subir ao "próximo estágio", integrar uma nova inteligência, uma nova sabedoria que são chamados de Pai e Mãe em hebraico. O homem deve deixar pai e mãe para ir para sua própria Isha, para se tornar seu próprio Senhor, para se tornar UM. O mestre de seu destino e sua alma.

Na escuridão que me cerca,
Negro como um poço que se afoga,
Dou graças aos deuses, sejam eles quem forem,
Pela minha alma invencível e orgulhosa.

Em circunstâncias terríveis,
Não gemi nem chorei,
Machucado por esta existência,
Estou de pé, embora ferido.

Neste lugar de raiva e lágrimas,
A sombra da morte paira,
Não sei o que o destino me reserva,
Mas eu sou e permanecerei destemido.

Por mais estreito que seja o caminho,
Muitos castigos infames,
Eu sou o dono do meu destino,
Eu sou o capitão da minha alma.

Este poema foi escrito por William Henley aos 25 anos quando teve que amputar o pé e adaptá-lo para atuar no filme *Invictus*.

Existe em cada um de nós uma forma de nostalgia que nos leva a buscar um lugar de paz e serenidade.

Essa nostalgia, essa melancolia de um mundo mais fácil, mais simples, nos remete ao tempo da vida intra uterina, sem dúvida, onde o mundo nos oferece esse incrível crescimento biológico e a jornada do embrião é a reativação de toda a história da humanidade.

Procuraremos então por toda a nossa vida aquele lugar de paz, convencidos que estamos em falta, sem...

A princípio procuramos nos outros. Poucos são os que iniciam a psicanálise aos 16 ou 17 anos, mas acontece e na maioria das vezes revelam grandes sofrimentos desde a infância.

Os que trabalham essas dores tão violentas, são jovens que já não têm mais fé nos outros, buscam a paz neles mesmos, profunda e intimamente convencidos que não estão loucos não, que não inventaram nada, eles desejam escutar uma palavra justa que ressoe neles, que lhes dê segurança e confiança e os ajudem a se construir.

Porque a dor deles é real, profunda e às vezes intransponível.

Para os demais, felizmente a grande maioria, chega um momento em que eles entendem que é o único território a explorar para encontrar respostas que trarão paz apenas para eles. Nesse território que carrega a história deles e o inconsciente deles, a Psicogenealogia é um caminho de paz e compreensão para quem busca um sentido. Caminho para o desconhecido que muitas vezes nos traz o UM conhecido.

A Psicogenealogia tem o grande mérito, paradoxalmente, de nos ligar aos vivos, pois uma família é muito viva!

Ela nos dá as bases do ser. Eu sou Fulano, filho dele e dela.

Já é alguma coisa. É por isso que o maior crime que se pode cometer contra um ser humano é roubá-lo de suas origens.

Os PMA e outras FIV, para além dos problemas éticos, para os quais teremos de encontrar uma resposta, nos forçará a explorar minuciosamente o início da vida de cada pessoa.

Isso acontece no meu consultório de Osteopatia. Uma jovem mãe preocupada em não ver seu filho adolescente de 14 anos crescer vem pedir ajuda.

O trabalho foi então feito em osteopatia craniana. Na época, eu ainda praticava essa arte.

Em poucos segundos, no movimento respiratório primário desse crânio aparece um vasto campo branco, imóvel e silencioso. Penso num deserto, mas não é essa luz que as minhas mãos captam.

O que é isso?

Ah, sim, disse a mãe, esqueci de te contar. Essa criança é resultado de FIV e o embrião dele foi congelado por sete dias.

Aí é o trabalho sobre o Transgeracional que me traz a solução, porque esse mandato de não crescer por congelamento aos sete dias de idade, esse jovem o repetirá aos 14 anos.

Esta é uma das grandes leis da Psicogenealogia: a *Repetição*.

Bastou explicar essa lei verbalmente e sob minhas mãos, no mesmo instante, a expansão craniana passou a ser tal que eu soube imediatamente que o mecanismo de crescimento havia recomeçado, mas essa não é a única informação dessa história. As demais informações e tamanho são as ligações que temos a fazer entre a biologia e o Transgeracional — entre nossa biologia, nossas doenças e nossa história familiar.

Por que encontramos famílias com câncer, famílias com infarto do miocárdio, famílias com suicídios?

A doença é também uma porta de entrada no trabalho da Psicogenealogia porque uma patologia do sistema renal, por exemplo, não diz a mesma coisa que uma patologia cardíaca. Mas nós não poderemos explorar esse caminho nesse livro. Existem muitos dicionários que oferecem decodificações de nossas doenças. Apenas a reflexão e compreensão simbólica da doença pode fornecer respostas que nos permitam seguir em frente. A doença sempre vem nos falar para nos fazer entender alguma coisa. É assim que nos permite evoluir. Ela se alimenta de nossas crenças e desafia nossos limites psicológicos.

NO COMEÇO HÁ AMOR...

É então o amor, a união dos pais?

Na verdade, é uma pena, pois amor e união nem sempre estão ligados.

Antes de mais nada, vimos anteriormente, é fundamental divorciar-se bem de seus pais para ser um casal!

Pode parecer estranho dizer isso, mas realmente é a base de um casal feliz.

Viva o menos possível o que os pais viveram, procure não reproduzir, sem entrar em contra cenário. Case-se com um ser único, porque o amor existe.

Crie um espaço de convivência onde os pais não tenham acesso livre, onde eles não venham para cortar a grama ou passar e dobrar as roupas enquanto seus filhos trabalham.

Essa jovem lamentou que no início de seu casamento seus pais fizessem o que acabamos de dizer, e sua mãe se permitiu também dar palpites sobre a organização: "Você tem muitas bugigangas, você deveria remover um pouco... faria menos poeira".

Até que essa cliente, num segundo relacionamento em que a mãe recomeçou com essa atitude, lhe tirou as chaves, sob algum pretexto e esqueceu de devolvê-las...

Essa mãe ainda hoje não entende tal atitude.

Portanto, pais, deixem seus filhos viverem suas próprias vidas e fazerem suas próprias experiências e até mesmo erros. Vamos dar a eles o direito de viver, de serem buscadores do amor e do equilíbrio.

Responder apenas ao pedido. Às vezes saber dizer não...

Aceite que você não é mais essencial. Eles têm de dar sentido e vida a uma nova família, com suas escolhas, suas regras e seus caminhos.

Nessa nova família, somos "apenas" os avós. E já é uma tarefa linda... aquela que dá acesso ao amor.

Encontro dos nossos pais. Todos queremos saber sobre, pois eles são o nosso início. Então sejamos curiosos e façamos todas as perguntas: onde, quando, como?

Todos os cenários se encontram nessa busca de condições espaço-temporais e circunstanciais.

Pode ser com a família, amigos, lugar público, férias, local de estudo, trabalho, por acaso, arranjado por pais, amigos.

Esse encontro e suas circunstâncias podem dar o tom para o casal em formação, podemos entender que o encontro em uma festa não tem a mesma ressonância que o encontro no casamento da sua irmã ou do seu irmão, de um amigo, um encontro em um funeral, uma cerimônia de formatura etc. Sinta bem dentro de você, como ele emite diferentes vibrações.

Um jovem muito bonito, militar (prestígio da farda), conhece uma jovem garota no restaurante onde ele costumava almoçar. O dono do restaurante vê bem o olhar do fervoroso soldado, mas sua filha tem apenas 16 anos.

Ela vai pedir para ele esperar, para ela poder "sair"... como se dizia então.

Ele vai esperar. O jovem pertence a essa categoria de homem que sabe à primeira vista que será essa a pessoa da sua vida e não outra.

Um ano depois, ele se tornará mais pontual em sua presença no restaurante. E eles vão se casar, por uma vida de ternuras e dificuldades. Mas ela nunca poderá ter acesso à liberdade profissional.

Ficará sempre um pouco como a garçonete, sempre a serviço do seu marido, dos seus filhos, dos seus pais idosos.

Somente mais tarde, após a viuvez e a perda dos seus pais, ela pode acessar essa liberdade e realizar seu sonho.

Não espere! Pegue seus sonhos pela mão e dê a eles um lugar em sua vida. Como no exemplo dessa mulher. Nunca é tarde para entrar na sua própria história.

Como nossos pais se gostaram, como foi esse primeiro momento do encontro, aí também vamos nos mostrar bem curiosos e, se você ainda tem seus pais, é hora de ir e despertar a memória deles. Você pode ter a alegria de ver brilhar seus olhos.

Vamos rastrear todos os elementos de atração (cuidado com os mitos familiares, a Lealdade Familiar inconsciente), beleza, inteligência, dinheiro, classe social, personalidade, passatempos. O outro será percebido como acolhedor, protetor, engraçado, espirituoso, calmo, temperamental? Com que bases eles se casaram?

Todos nós temos a lista com as especificações do companheiro ou da parceira ideal de acordo com as relações que tivemos com pessoas do sexo oposto durante a nossa infância, começando com nosso pai e nossa mãe.

Nossa educação e nosso ambiente sociocultural determinam nossas escolhas (também fazemos cenário, contra cenário), mas tudo isso a gente capta no outro na hora do encontro. São respostas compensatórias que reativam nossas histórias familiares não resolvidas em relação às feridas emocionais dos nossos antepassados.

Encontraremos em nossa pesquisa todos os ataques narcísicos, a desvalorização decorrente quase sempre da falta de segurança básica (a forma como fomos alimentados, carregados, abraçados, embalados, cuidados etc. Tudo isso é obra de D. Winnicott, sobre a mãe suficientemente boa e o narcisismo do bebê).

A União

Quais são as razões para escolher um cônjuge? Na pior das hipóteses, perpetuar o sofrimento da árvore ou, na melhor das hipóteses, transformar a energia ancestral para curar, para completar o que ficou não resolvido na história da família.

É também por ações positivas, valores de coragem, adaptabilidade, criatividade, assertividade, aumento de habilidades?

Os elementos de escolha vão depender de uma lógica repetitiva ligada a situações familiares e à lealdade familiar inconsciente, que pode ser expressa por um sentimento de abandono, situação de viuvez precoce, de linhagens de infertilidade e mortes acidentais, um sentimento de exclusão, rejeição de uma ordem social, um problema relacionado com o dinheiro (perda de propriedades, falências, espoliação, herança, problemas de emprego etc.), ideais compartilhados, relacionamento com países estrangeiros.

Não devemos esquecer a identidade, os nomes, os sobrenomes, aqueles que nos lembram os velhos amores, sejam pessoas amadas ou desaparecidas, um pai ou um pai adorado, um irmão ou uma irmã amada.

Estes têm um bônus no início de um relacionamento em relação aos outros. Seremos mais sensíveis a um Michel, por exemplo, se for o nome do nosso primeiro namorado.

Carregamos então o desejo inconsciente de formar um casal com eles.

Isso às vezes pode levar a uma crise conjugal, então será preciso substituir esse relacionamento em seu contexto e entender quem realmente é o outro para nós, buscando as histórias afetivas na árvore, sair de nossa projeção sobre o outro para apreendê-lo em sua totalidade.

O status social também pode influenciar nessa escolha de parceiro. Vamos encontrar na árvore mudanças no status social. Resta saber se é no sentido de uma ascensão social, se estamos em busca de reparação de infelicidade ou injustiças, ou de mau casamento e, com certeza, nesse caso, saber o porquê fornecer informações sobre a vida na família de origem e as relações entre os membros dessa família. Se houver ruptura familiar, preste atenção aos descendentes: nós poderemos encontrar nas gerações seguintes problemas em ter filhos, escolhas da vida religiosa, migrações etc.

O lugar de vida dos ancestrais.

Procure histórias afetivas e migrações na árvore!

Uma garota de Lille se apaixona por um guia da montanha. Eles se casam e descobrem ancestrais comuns que deixaram a região de Chamonix ao norte porque o casamento deles não foi aceito.

Finalmente, as datas de nascimento, casamento e outros eventos importantes da árvore devem ser examinados de perto. Já vimos que essas sincronicidades de datas nos permitem pensar no vínculo que une dois seres da mesma família. Por exemplo, uma moça se casa com um rapaz nascido na mesma data que seu irmão. Então entendemos que existe uma relação intensa com esse irmão, um vínculo de "casal" entre irmão e irmã, ou ainda, se dentro do casal as datas estão ligadas, vamos procurar gêmeos desaparecidos ou gêmeos que morreram na infância, bem como outras ligações gemelares.

A forma como o casamento acontece também será investigada, aí também encontramos muitas informações das relações familiares, seja pais/filhos, seja na dimensão horizontal da família, irmão e irmã.

A leitura das cópias completas das certidões de casamento nos informa muitos detalhes que às vezes aparecem segredos de família, incidentes da vida, que permanecem em silêncio.

Podemos descobrir que um ou outro dos cônjuges já foi casado, casamento seguido de divórcio ou viuvez, as datas, os locais dessa união, os nomes das testemunhas, o que nos permite identificar irmãos quando estes têm o mesmo sobrenome, se um dos pais dos cônjuges for falecido ou ausente ou impedido, buscaremos saber por que motivos.

E todas as perguntas fluem: casar ou não por amor, por segurança, por obrigação, por fugir de pais muito presentes, repressores e poderosos.

Em cada caso, devemos entender as circunstâncias, às vezes imaginá-las, reinventá-las, reviver em nós as emoções dos mais velhos, alegrias, mágoas, pesos, tristezas, silêncios, mortificações ou a felicidade. São tantas emoções que ainda permanecem vivas em nós!

Um casamento misto (em relação a um país, uma religião, uma etnia) nos levará a outra pesquisa.

Devemos então perceber que um processo de adaptação terá de ser instituído, reinventar seu lugar, o do casal e o dos descendentes. Investigaremos em torno de uma migração, forçada ou não, bem sucedida ou não, assim como o desenraizamento, arrependimentos, nostalgia, um estrangeiro na árvore, a possível desvalorização de uma cultura de origem.

A descoberta de fotos antigas nos diz bem que tipo de festa aconteceu, com que esplendor. Saber se os noivos puderam ou não escolher sozinhos os procedimentos desse dia permite ter o perfil das principais figuras da família.

Dependendo da idade dos noivos, os pais estarão mais ou menos presentes.

Tenhamos em mente que, seja qual for a idade, este dia é deles e marca o início de uma vida independente da dos pais, seria preferível que este dia fosse o reflexo do casal, assim como está acontecendo cada vez mais nos dias de hoje.

A escolha de testemunhas: se são partes integrantes da família, da família, acentua a primazia desta família, mas pode ser no caso de famílias recompostas, para homenagear um sogro, ou uma sogra...

Se for a testemunha um amor antigo, neste caso, o passado e o futuro se misturam gerando confusão, qual papel é atribuído ao cônjuge neste caso?

Nelly se casa com Loïc. Ela escolherá como testemunha seu antigo e grande amor, Bertrand, para quem vai também confiar o apadrinhamento de seu primeiro filho, que terá o nome de Bertrand Loïc.

Quando Bertrand se casar, por sua vez, ele escolherá Nelly como testemunha, e sua companheira têm ambas como primeiro nome de Nelly.

Nós temos a certeza de que está tudo bem nesses dois casamentos?

O que acontece no ambiente emocional de um casamento, a morte de um antepassado ou de um dos pais nos meses anteriores...Nascimento?

Quando Natacha e Daniel se casaram, já viviam juntos há vários anos, mas para Natacha chegou a hora de trazer um filho ao mundo. É o seu maior desejo e isso só pode acontecer para ela na legitimidade do casamento.

A data do grande dia está marcada para o final de maio, mas no final de fevereiro Daniel perde o pai.

Toda a família será reunida primeiro ao redor do caixão do patriarca, depois ao redor do altar para o casamento, apenas três meses depois.

Nas mentes a confusão emocional está feita e Natacha vai relatar seu casamento como um dia de tristeza e silêncio.

Após alguns anos de espera, o casal fez inúmeras tentativas médicas, que não revelaram nenhuma impossibilidade biológica de se tornarem pais e mães, as tentativas permaneceram sem sucesso, e os jovens acabaram por iniciar um processo de adoção.

A morte repentina e inesperada de um dos pais pouco antes do casamento costuma ser a causa da infertilidade do casal. É necessário pensar em procurá-la nesse caso. O luto bloqueado de um pai ou de uma mãe, no momento em que se deseja ser ele mesmo, pai ou mãe, cria um sinal poderoso para permanecer na infância. Como ser pai sendo ainda filho? Como ser mãe quando ainda é uma menina? (Onde está meu pai?).

Novo casamento

Já conversamos sobre isso e tive muitos exemplos. O novo casamento costuma ser uma fonte de segredo da família: o primeiro casamento é esquecido assim como os filhos deste enlace. Será necessário, portanto, procurá-los e saber quem os criou. O que faz o viúvo na ausência da esposa para criar os filhos?

O que a viúva faz para sustentar os filhos? Essas são questões que devem ser sempre feitas aos mais velhos quando se encontram sozinhos e então anotaremos as ligações das datas, nomes ou mesmo profissões entre os dois cônjuges.

A partida de um dos cônjuges, abandono, novo casamento... escondemos a existência do primeiro ou da primeira se os filhos são criados pelo segundo cônjuge. O verdadeiro pai ou a verdadeira mãe pode ser escondido deles.

Existem ligações entre o primeiro e o segundo cônjuge porque, e por vezes, para desgosto do segundo, esses dois homens ou mulheres têm motivos para se casar com a mesma mulher, o mesmo homem. Na realidade faz sentido: não pode haver um segundo se não houver um primeiro. É preciso entender o que o segundo casamento persegue do primeiro.

Dois exemplos:

Em sua primeira união, Anatole terá quatro filhos, por ordem de nascimento, duas meninas, um menino e uma menina.

Sua esposa Aimée faleceu no ano seguinte ao do último filho. Anatole se casou novamente com Anaïs, a irmã mais nova de sua falecida esposa, tia dos quatro filhos, que não só assume a maternidade de maneira simples e natural, mas por sua vez torna-se mãe de quatro filhos, dois meninos, uma menina e um menino.

Que lealdade familiar inconsciente!!

Nathalie casou-se muito jovem, no que assim chamavam "uma situação interessante", (!!) com Louis-Marie, que acabou de terminar seus estudos como cirurgião-dentista; durante sua vida de casada, ela segue o mesmo percurso profissional e também termina seus estudos, e ao mesmo tempo dá à luz um menino. Depois que o casal se separou, Nathalie ficou sozinha por alguns anos e conheceu Pierre Louis, da mesma profissão e nascido com sete dias de diferença do primeiro marido.

Será que ela refaz um casal diferente ou o mesmo, como se ela tivesse "fracassado" o primeiro, se obrigando a ser bem sucedida no segundo? O que obviamente será analisado.

Do lado psicanalítico, o segundo cônjuge está simbolicamente na postura de filho do primeiro. Isso pode explicar certas rivalidades conscientes ou inconscientes. Não esqueçamos que, sem o primeiro casamento, não haveria um segundo. Cada um tem seu lugar e a história de vida estará completa.

Nota de alegria
Ninguém pode se instalar no meu lugar, somente eu, sou o único que pode ocupar todo o meu espaço.

Em famílias recompostas, também pode ser difícil para uma jovem encontrar seu lugar adequado e bom com um homem por quem está apaixonada, pai de uma menina.

Também aí percebi muitos campos de rivalidades, ciúmes inconscientes despertando dores da infância. Todo esse sofrimento pode ser aliviado colocando todos de volta nos seus devidos lugares.

No caso de um casamento tardio, é imperativo saber o que aconteceu antes e entender o porquê dessa espera. Mágoa, guerra, uma primeira união escondida. Nesse caso houve crianças?

Nota de alegria
Só o amor que une dois seres é um bom motivo de união.

Recentemente os casais se tornam pais mais tarde (depois dos 30 a 35 anos) mas nos casos em que trabalhamos, as jovens mães têm 21, 25 anos... ou podem ser até mais jovens.

Essa primeira união é muitas vezes uma situação em que os pais escondem aspectos essenciais das suas vidas afetivas, criando um segredo.

Lembre-se que devemos nos casar por bons motivos, o amor por aquele que nos casamos, seus pontos fortes e suas qualidades, bem como suas fraquezas e seus defeitos.

As outras razões, reveladas ou não, sempre serão, uma vez ou outra, um beco sem saída, uma fonte de dor e agitação.

O ideal é entender sobre que bases constituímos um casal. Como não pode haver acaso nessa circunstância, o melhor é saber a razão. Reconhecemo-nos no primeiro olhar, que é chamado de amor à primeira vista. Quando falamos sobre o círculo do tempo, vimos que existem circunstâncias para o amor à primeira vista com paixão!

Pessoalmente, acho que se nos re-conhecemos...é porque já nos conhecemos, então o que tem o outro que se parece comigo?

Não percamos de vista que o que primeiro amamos no outro é o que projetamos, depois o olhar que o outro tem sobre nós. Leva tempo para amar o outro em sua totalidade, até os seus defeitos.

Fazer um casal, ou formar um casal, é, sem dúvida, um modo de vida difícil e por vezes doloroso.

Manter o casal em harmonia e alegria requer energia, humor, ternura, entendimentos mútuos, diálogos, paciência e amor, claro, muito amor.

É um longo trabalho sobre si mesmo, porque é ilusório pensar que essa felicidade seja natural e fácil. Viver juntos por muito tempo em harmonia não é tão fácil.

O outro entra primeiro na nossa esfera afetiva porque ele traz dentro de si algo da nossa lista de desejos conscientes ou não... aparência física, nome, hobby, olhar, maneira de se mover, som da voz, manias, humor,

Vem o momento idílico da fusão, (três anos, segundo a literatura, mas também segundo a neurobiologia, nos diz Lucy Vincent: "Pequenos arranjos com amor"), em que vivenciamos o processo amoroso em sua mais forte expressão hormonal. Este processo nos leva a ficar juntos, numa forma de dependência do outro, de tal forma que sofremos por estar separados e somos totalmente cegos para seus defeitos.

Este tempo nos permite dar à luz a uma criança, que precisa de ambos os pais, durante pelo menos três anos.

Esse pesquisador nos diz: *"A programação genética do comportamento romântico modifica a atividade em certas áreas do cérebro. Essas áreas ficarão gradualmente insensíveis, mesmo se mecanismos hormonais, como os da ocitocina, moderarem o processo. Gradualmente, a atividade do cérebro retoma seu curso normal, livre da excitação do período amoroso.*

Essa dessensibilização ocorre quando a criança já consegue se virar sozinha, por volta dos três anos.

Este é o seu limite de viabilidade, onde pode começar a se levantar, perseguir algo que esteja ao seu alcance ou pegar uma fruta."

Muitas vezes, antes de o primeiro filho completar três anos, inicia-se uma segunda gravidez e o casal continua a trabalhar para garantir a sobrevivência de seus filhos.

Casamentos que duram são formados por casais que conversam, que trabalham em equipe e trabalham constantemente para entender seu vínculo e que se amam, lá, nas entranhas, não na cabeça, no coração ou na carteira!

A produção de ocitocina, que é o hormônio da segurança, fidelidade, conexão e também, em sua produção maciça durante o nascimento da criança, o hormônio do apego materno. Essa produção ocorre durante todas as trocas, relações sexuais, mas também carícias, trocas, trabalho em comum, falando, ouvindo.

Numa visão Transgeracional, seremos atraídos por aquele com quem reproduziremos o casal parental ou dos avós, se esses casais foram exemplos para nós.

Segundo Freud e seus seguidores, o pai continua sendo a primeira figura masculina para uma menina, a primeira abordagem para a capacidade de reconhecer o outro e sua diferença e o desejo de entrar na complementaridade dessa diferença.

Se voltarmos ao *"complexo de Édipo"*, descrito pela psicanálise, nossos pais em suas diferenças sexuadas serão aquelas que levarão gradualmente a criança a integrar o outro e seu complemento para criar o casal, seja qual for a especificidade relacional destes progenitores.

Assim teremos a escolha entre:

rejeitar o pai e sermos atraídos pela mãe,

rejeitar a mãe e ser atraído pelo pai,

rejeitar o pai e passar por um irmão ou uma irmã para chegar à mãe, ou vice-versa, e isso se adapta conforme você é menino ou menina.

Essa passagem é, para mim, uma forma de compreensão de um certo princípio da realidade:

"Eu, um garotinho de cinco ou seis anos, que adoro minha mãe, como poderia, sozinho, fazer toda a sua felicidade?

Então, veja bem, me alivia muito ouvir meu pai ou minha mãe me dizer:

"Esta mulher/ este homem, é sua mãe/ seu pai, e ela/ele sempre será sua mãe/pai, e você só terá apenas uma/um. Ela/ele também é minha esposa/meu marido e um dia você também conhecerá uma mulher ou um homem que vai lhe fazer feliz e que pode se tornar sua companheira/seu companheiro de vida".

É um discurso que tanto acalma as crianças, que também as autoriza a viver a sua idade, que já é uma exploração maravilhosa do mundo.

E, em sua faixa de idade, as crianças aprendem que, entre gerações, a troca não pode ocorrer verticalmente, evitando todas as posturas incestuosas.

Por meio desse vínculo de amor com nossos pais, desenvolvemos inconscientemente uma forma de *caderno de especificações* que permitirão ao adolescente, depois ao adulto, entrar em ressonância de maneira específica com aquele, ou aquela, preferencialmente que apresentará todos os critérios.

Assim, o homem ou a mulher da nossa vida estão ligados pelas datas, pelos primeiros nomes, pela profissão ou pelo passatempo com um ancestral importante para nós.

Veja você, nossos relacionamentos amorosos não são ao acaso!

É a história da cliente contada no início deste livro, que percebeu na sua história familiar na linhagem feminina que existiam muitos divórcios no primeiro ano de casamento.

Os casais se casavam porque se amavam. No começo era o que ela pensava e depois, no final do primeiro ano, eles se separavam. Divórcio!

Então ela se casou com um amigo, um companheiro que ela amava muito e, apesar de tudo ser mais agradável, ela o deixou depois de um ano para se casar com o homem de sua vida, aquele que se tornou o pai de suas crianças.

Ela assim afastou a má sorte, obedecendo ao que ela pensava ser uma regra familiar.

É uma lei de família poderosa. Não hesito em repeti-lo.

Nota de alegria
Libertar-se da fidelidade familiar não é
tornar-se infiel à família.

O que é interessante nesse caso é a consciência. Há na submissão a essa lei que acreditamos ser todo-poderoso o desejo de fugir a ponto de implementar tal estratégia.

Podemos pensar que essa consciência pode ser suficiente para desviar esta regra de família. É assim que podemos sair do "cenário/contra cenário".

Então vamos falar sobre histórias de amor:

Bonecas russas:

Daria, é uma jovem muito educada e culta (assim como indica seu nome) conta assim a história de seus avós: Sacha e Irina

Sacha é filho de Anton e Tatiana Irina é filha de Ivan e Marina

Anton e Marina estavam perdidamente apaixonados um pelo outro, mas os pais desses dois jovens tinham outros planos para eles.

Eles resistiram ao máximo que puderam, mas quando Marina cedeu ao pai brutal e concordou se casar com Dimitri, Sacha também se casou com Elena.

Dos dois casais, o de Irina e Dimitri foi o que mais sofreu, porque Dimitri era homem brutal, não suportava ver sua esposa grávida e nessa Rússia dos Mujiques, onde a esposa muitas vezes é menos do que nada, não conteve nem seus chutes, nem seus socos.

No entanto, as crianças vieram ao mundo e cresceram.

Dimitri e Irina tiveram três filhos e duas filhas, entre elas Galia, a primogênita desse casal sofrido.

Sacha e Elena se casaram um ano depois, a dor de Sacha era profunda, mas Elena era muito apaixonada por ele. O primeiro filho desse casal será Fiodor, aquele que vai proteger a história de amor de seu pai.

As circunstâncias econômicas afastaram o casal Sacha e Elena da aldeia natal, onde nasceu seu filho, Fiodor.

Outros filhos virão depois, a atividade profissional de Sacha lhe permitirá dar à sua família um padrão de vida menos miserável do que ele tinha conhecido em sua aldeia.

Por sua vez, o casal Dimitri e Irina será vítima de dramas ligados à pobreza e às revoltas sociais.

Seus filhos fugiram e procuraram outro lugar melhor para uma vida tranquila.

Fiodor e Galia vão se encontrar, pelo maior dos "acaso". Eles vão se apaixonar perdidamente no primeiro olhar e nunca mais se separarão.

Eles viverão o que seus avós não puderam viver, e será preciso muita paciência para sua filha Aliona lançar luz sobre essa história de amor impossível.

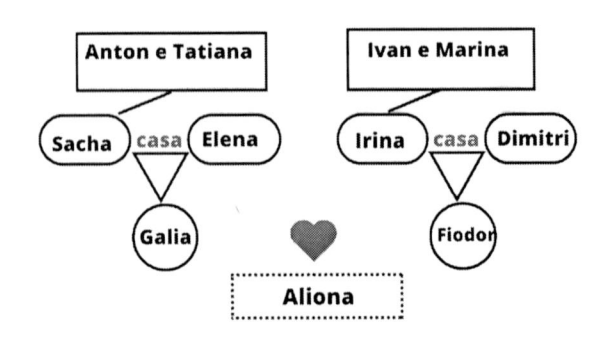

Em muitas famílias podemos encontrar este tipo de "dispersão" Transgeracional.

Foi o paciente e longo trabalho de pesquisa de Aliona que lhe permitiu entender por que ela levou tantos anos para encontrar o homem com quem iria formar um casal e ter filhos.

Outra história de amor

Antônio é italiano, filho mais velho de uma família de cinco filhos.

As circunstâncias econômicas o levam a deixar a Itália, deixando toda a família para vir para a França em busca de trabalho.

Ele deixa a noiva, Anna, de 23 anos. Antônio é um homem corajoso, que trabalha duro e é muito forte. Ele traz seus irmãos e irmãs, depois irá buscar sua velha mãe após a morte de seu pai.

Ele carrega todo o poder de sua família. Ele vai esquecer sua jovem noiva, que não o seguiu, não sabemos o porquê. Mas quando ele conhece uma jovem na França nomeada Marie Anne, ele se casa com ela, terá filhos, e depois duas meninas, que ficaram órfãs de pai, infelizmente, por volta dos 11 e 13 anos. A mais velha, Solange, terá uma vida simples, casar-se-á com um homem de origem italiana, sapateiro, com quem ela vai ter uma filha bem tarde.

A segunda, Maria, terá uma jornada mais caótica, será contratada como secretária por um homem que vai tentar abusar dela, ela vai encontrar outro emprego e mais um outro, viverá sozinha, porque ela não pode confiar nos homens. Quando se casar, terá três filhos, mas ela vai deixar o marido, que a está traindo, e ela vai preferir morar sozinha.

Nessa família a vida de casal é difícil. É como se o primeiro casal, na sua dor da vida, condenou todos os casais seguintes ao fracasso.

A história continua dramaticamente. Solange morreu de doença de Charcot aos 69 anos de idade.

Ela teve uma filha, Anna, que morreu aos 23 anos de parada cardíaca súbita.

A imagem do casal impossível "Anônio/Anna" ficará impressa no inconsciente familiar até a morte dramática dessa jovem Anna, com o primeiro nome da noiva esquecida. Precisou um longo trabalho de pesquisa para o descendente dessa família entender a sequência de fatos e voltar à origem, a jovem Anna abandonada. Quando a grande História se choca com a pequena história, a dos homens e mulheres, é preciso cavar muito para entender a origem dessas dificuldades.

Depois do casamento, vêm os filhos... Às vezes a ordem é perturbada, mas os filhos vêm.

OS FILHOS:
O MOMENTO DO SAGRADO

No começo há a concepção,

"É difícil testemunhar do dia que nos precede. Uma imagem falta na alma.
Nós chamamos essa imagem que falta de 'a origem'.
Nós o procuramos por trás de tudo o que vemos. E nós chamamos essa falta que perdura nos dias de "destino". Nós o procuramos por trás de tudo que vivemos.
É aqui que se perdem os gestos que fazemos sem perceber, as mesmas palavras descarriladas."
(Pascal Quignard – *A noite sexual*)

Já falamos dessa saudade que nos acompanha ao longo da vida. Fala-nos de exílio, esse exílio de um lugar de serenidade e ternura.

Seja uterino ou no espaço entre a vida e a morte, a melancolia que dela nos resta nos empurra para uma jornada de espiritualidade. Nesse sentido, a espiritualidade é benéfica e abençoada e nos torna buscadores do sentido, da nossa verdade como seres humanos vivos.

Quando você não tem conhecimento, você deve ter esperança.
Quando você tem conhecimento, não precisa mais de esperança.
São Paulo (L Corth).

Por que falar aqui de Embriologia?
Porque não podemos separar nossa biologia de nossa psique. As guerras entre psicossomáticos ou somato psíquicos não têm interesse.

Aqui está o que Eric Blechschmidt escreve em seu livro *Como começa a vida humana: "As habilidades do futuro adulto são preparadas desde o primeiro momento de vida pelas funções elementares do embrião"*.

Esse livro traz, entre outras coisas, conhecimentos de Embriologia, elementos de reflexão sobre a personalidade humana, a interação corpo/mente e sobre o valor que devemos dar à vida desde os primeiros momentos.

E devemos ter sempre na mente que aquilo que não pode ser expresso por palavras, será expresso pela Biologia. Outros dizem: *"o que não é expresso por palavras será expresso por males"*.

Jung, enquanto isso, testemunha: *"Não é você quem cura suas doenças. São suas doenças que vão curá-lo."*.

Sustento que o direito da criança é superior ao direito dos pais à criança e, para uma criança, pai desconhecido é uma causa subjacente de psicose.

Uma criança que não tem pai não tem futuro.

Uma criança que não tem mãe não tem passado. (existência, estrutura, casa), quantos terão sofrimento neste mundo para vir, onde, de boa-fé, o direito a um filho prevalece sobre o direito da criança.

Entremos por um breve momento em elementos embriológicos simples, mas fundamentais para entender como o sagrado se expressa em nossas células.

Para os homens, o hormônio básico é a **testosterona**, para as mulheres, **o estrogênio**. São dois puros hormônios do desejo, que não dependem de condições externas.

A progesterona continua sendo o hormônio do projeto.

Na primeira parte do crescimento do óvulo no ovário, apenas o estrogênio será secretado, sejam puros hormônios do desejo. Assim ocorre a fecundação em puro desejo.

Apenas secundariamente a casca do folículo será penetrada com vasos sanguíneos e a progesterona é então secretada. Projeto hormônio.

A trompa é um lugar onde o trabalho da vida pode ocorrer longe de qualquer forma de controle humano. A fertilização continua sendo um processo mágico e maravilhoso, fora das restrições e da consciência da futura mãe.

A criação do ser é o encontro do esperma do pai com o óvulo da mãe e, a partir daí, nasce o zigoto, a primeira célula.

Desde o início, o conceito de membrana e zona de troca é fundamental, bem como o movimento básico do desenvolvimento do embrião.

A membrana da primeira célula, a parede celular do zigoto, é a primeira pele do ser humano.

É por estar em contato com o líquido da trompa de falópio que o ser humano começa a se soltar, desenvolver. Esse contato desencadeia as primeiras trocas e modifica essa parede dobrando-a, aumentando a superfície de troca e, portanto, a evolução da vida. Esse engajamento carrega em si o projeto de toda a sua realização.

O princípio da evolução é iniciado, é feito por contato e trocas. Assim será toda nossa evolução, graças aos contatos, trocas, encontros que podemos evoluir

O ser humano não foi feito para ser e viver sozinho.

Ele precisa dos outros e de seu olhar para ser. Ao desenvolver essa noção, podemos entender que qualquer autoanálise muito rapidamente terá seus limites. Freud o confrontou e, assim, não conseguiu explorar toda uma seção de sua infância, a raiz de seu sofrimento.

Jean-Philippe Brebion baseou grande parte de seu trabalho nessa noção de encontro. Nenhuma coisa não existe sem a outra e o espaço entre os dois é o mais importante.

Façamos a nós mesmos a pergunta: sabemos perfeitamente que ruído, e vibração se produz quando ambas as mãos batem palmas, mas que barulho faz uma única mão batendo palmas? É, portanto, o encontro que produz a vibração e a vibração cria o movimento, que é a fonte da manifestação da vida.

Assim, o encontro entre o líquido da trompa de Falópio e a parede da primeira célula desencadeará o aumento desta e sua transformação em obediência às leis genéticas.

Imediatamente após a penetração do espermatozoide no óvulo, é acionado um campo metabólico que bloqueia qualquer penetração adicional.

Aí não acontece mais nada. É hora da fusão, 24 horas, é muito tempo mesmo assim.

A ciência acabará descobrindo o que esse período de fusão traz para o óvulo fertilizado. É preciso compreender que o masculino acaba de penetrar no feminino. Alguns pesquisadores acreditam que o óvulo escolhe o espermatozoide para se deixar penetrar.

Vamos levar dois segundos para imaginar isso. Que estranho pensar que o feminino acabou de deixar o masculino entrar; o masculino é tudo o que o feminino não é e, portanto, exatamente o que o feminino não pode imaginar.

O feminino é XX, o masculino é XY e esses 88 cromossomos diferentes são tudo o que o feminino não sabe. Com certeza demora um pouco para se adaptar!

Aprendemos com isso que na fusão não acontece nada de superficial (aparente).

Então os campos metabólicos de que abordamos anteriormente, forças internas de conservação e forças externas de evolução entram em contato e esse contato cria evolução e transformação.

Durante todo o tempo de sua jornada na trompa de Falópio, o óvulo se transforma, passa de uma para 32 células em três dias.

As células germinativas saem assim que são fertilizadas e retornam ao óvulo por volta de seis semanas. Então deixamos de lado o que nos permitirá dar à luz a próxima geração e evitar a corrupção. O DNA preservará toda a informação.

Nos homens, essas duas divisões ocorrem uma após a outra durante os três meses de produção do esperma.

Nas mulheres, as duas divisões ocupam muito mais tempo.

Quando uma mulher de 30 anos ovula, ela completa uma divisão celular que começou há 30 anos e 6 meses, no corpo de sua mãe. Uma divisão celular geralmente dura alguns minutos ou mesmo algumas horas, como uma foto é tirada em alguns breves momentos.

Aqui a divisão, a duplicação do patrimônio mantêm-se em jogo aberto há 30 anos. Como uma foto que se pausaria por dias e dias e que registraria os movimentos não visíveis de uma estrela. Enquanto isso, o campo de força, como a lente da câmera, permanece aberto e pode captar tudo o que a mulher viveu antes de transmiti-lo aos seus futuros filhos. (Jérôme Lejeune – *Embrião, meu amor*).

Há, portanto, uma sobreposição real de gerações. Cada feto feminino no ventre de sua mãe já está preparando seus futuros filhos. E para preparar ao mesmo tempo transmissões geracionais.

Cada gravidez, de fato, já começou na gravidez da geração anterior. Poderíamos dizer que toda criança começa parte de seu desenvolvimento no ventre de sua própria avó. E assim por diante, como dois espelhos frente a frente que mandam uma imagem ao infinito. Cada gravidez está de fato ligada às brumas do tempo. Então as mulheres fazem a experiência da eternidade?

Antes da implantação, protegida por uma membrana chamada pelúcida, a criança literalmente voa no líquido do tubo, como em um universo gigantesco. Essa fase corresponde ao que Stanislas Groff chama de primeira matriz perinatal.

Essa é a fase da visão oceânica, sensações de pairar, desenhar ou pairar sonhos, universos, música psicodélica. Corresponde ao que encontramos em certas estruturas de personalidade, criadores com universos incríveis de cores e movimentos.

É essa pele que a criança vai abandonar ao decidir implantar-se no útero.

É uma escolha que ela vai fazer, pois nessa fase da vida ela não tem mais reservas alimentares. Seu volume é muito grande, sua membrana transparente se abre e o expele como uma borboleta saindo do seu casulo.

Lá ela tem apenas duas opções: se estabelecer ou morrer.

É importante saber que metade das fertilizações não passam dessa etapa. Cada escolha implica uma renúncia. Essa será a primeira renúncia a uma paz lúcida.

No quinto dia, sai da membrana pelúcida e ocorre uma "eclosão" que é o primeiro nascimento do ser humano.

Estágio da Implantação na 2ª semana

Uma vez implantado, o óvulo continua essa mesma dinâmica de troca com o útero, que lhe traz nutrientes e oxigênio. Isso exerce sobre o embrião o que Eric Blechschmidt chama de "o campo biometabólico". As células reagem à ação desse campo e o corpo toma sua forma.

Estamos aí totalmente numa troca e numa influência que nos constitui.

A implantação é feita entre o sexto e o sétimo dia. A futura mãe não tem consciência do que está acontecendo. Na melhor das hipóteses, ela sabia, no momento do ato sexual, que uma criança estava chegando.

No momento da implantação, no sétimo dia, o ovo apresenta uma única cavidade.

A relação é entre ele e a parede do útero.

Então, rapidamente a partir do oitavo dia, aparece uma segunda cavidade e, entre essas duas cavidades, uma membrana basal de separação. Além do que continuará acontecendo com a mãe ao longo da gravidez, o diálogo começa a ocorrer internamente entre essas duas partes do ovo. É esse diálogo que realmente cria o que é a vida e a especificidade humana.

Existem, portanto, dois bolsos com duas bolas com uma superfície de contato entre eles.

Um se chama Amnios, também gosto de chamá-lo de "âme noos", fala da parte da alma em nós.

A outra se chama Vitellin, gosto de chamá-la de "vivê — tal — um", ela fala da parte animal que há em nós, mas também do nosso projeto de encarnação de cada um de nós, o de voltar ao UNO, ao único e viver esta encarnação como Cristo viveu a dele, até ao retorno ao Pai. Para que tudo seja realizado!

As forças fundamentais da vida aparecem nessa fase de forma elementar. A alma e o animal se reconhecem e entram em contato. As tradições nos falam de um ser humano com alma divina e corpo animal. Aqui esses elementos são visíveis.

A cavidade vitelina dará origem à endoderme, que corresponde às forças primárias, animais do ser humano. Essas são as funções de sobrevivência (respiração, digestão, reprodução etc.). Se temos que falar de uma parte animal do ser humano, ela está aí.

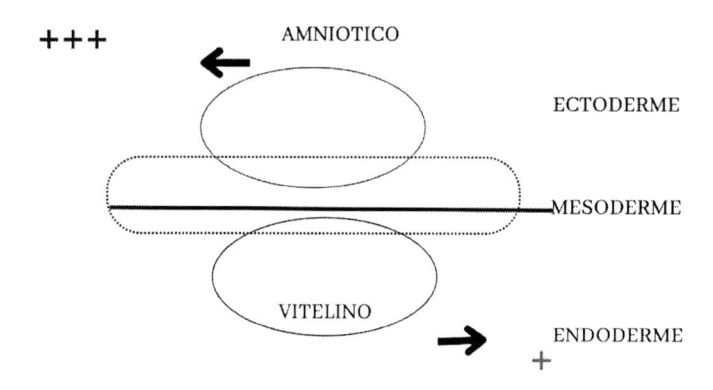

A cavidade amniótica dará origem ao ectoderma. Dá tudo o que faz o pensamento, a percepção e o contato com o mundo: o cérebro e o sistema nervoso, a pele, os órgãos dos sentidos, a gestão dos orifícios corporais.

Se queremos falar de uma parte da alma do ser humano, é aqui que devemos localizá-la.

A parte central, a do contato, é o tecido constituinte de tudo que permite colocar em ação: coração, glândulas ósseas musculares e essa parte central é criada a partir de "NADA" pela diferença de taxa de crescimento entre as duas primeiras cavidades, entre a parede inferior do âmnio e a parede superior do vitelino. Essa terceira membrana é criada pela energia empregada na diferença de crescimento das duas primeiras membranas.

Essas três camadas juntas levam o nome de disco embrionário, que é a origem do embrião.

O gerenciamento da implantação é favorecido pela produção de anandamida, um neurotransmissor canabinoide. Essa molécula sela o acordo secreto entre o corpo da mãe e o da criança. Uma forma de acordo de encarnação, pode-se dizer.

(o neurotransmissor canabinoide endógeno anandamida presente no corpo de animais como os humanos, especialmente no cérebro. Seu nome é a contração do sânscrito "ananda", que significa "alegria, êxtase ou felicidade" e "amida", sua função química).

A anandamida é a molécula negociadora desse contato, como se houvesse um acordo de regulação mãe/filho. Estamos na cibernética. Há sempre um equilíbrio entre os dois.

Esta é a primeira mensagem captada pelo Ovo.

Nota de alegria
Sem alegria, êxtase, felicidade, não há construção biológica.

Após esse breve lembrete embriológico, podemos pensar que a vida biológica começa no momento da penetração do esperma no óvulo, momento da fertilização.

Mas essa fertilização é o segundo passo.

Ainda temos que voltar um pouco mais ao momento do desejo de ter um filho, o desejo de fecundação.

Isso não tem necessariamente a ver com o momento e a qualidade dessa fertilização.

Vimos com Jean-Philippe Brebion, no registro do nascimento, que esse período desde o início a vida é extremamente complexo e simples ao mesmo tempo.

Após a concepção, precisamos de 9 meses de vida intrauterina para chegar a uma primeira maturidade biológica, aquela que nos levará à independência e maturidade respiratória. Esse período da vida dá à criança um elo de ressonância, um elo vibratório com o pai e a mãe. O período após o nascimento até os 9 meses será de um vínculo específico com a mãe, mesmo que seja apenas pelos anticorpos.

E os 9 meses anteriores à concepção serão um período ligado ao pai, à noção de princípio, como a decisão de construir uma casa antes mesmo de ter encontrado o terreno para edificá-la.

Esses três períodos de 9 meses são essenciais para o ser humano, pois a energia (ou ausência de energia) que reina no lar nesse momento terá influência na vida do filho que está para vir.

Pois é importante compreender que antes de se tornar um pequeno, essa criança é um projeto parental, uma projeção do desejo de um homem e/ou de uma mulher. E é fácil entender que, de acordo com circunstâncias, esse começo de vida será fácil ou não.

O projeto Sentido de cada pessoa deve, portanto, ser examinado a partir desse período entre 9 meses antes da concepção e 9 meses após o nascimento.

Para o autor de *O Registro do Nascimento*, esses 27 meses se repetirão infinitamente em sua energia específica, a do **Projeto**, para o primeiro período de – 9 até a concepção.

Realização para o segundo período desde a concepção até o nascimento.

Concretização, para o terceiro período desde o nascimento até o + 9.

E se o seu principal problema é não conseguir realizar um projeto de forma clara e bem abordada na sua cabeça... veja o que aconteceu na vida de seus pais que pode ter impactado esse período de concretização!

Da mesma forma, se você é capaz de realizar todos os projetos sonhados por outros, mas não pode traçar os planos para si mesmo, será então nesse último período que será necessário procurar o que deixou rastro na sua história.

Alguns sofrem por não saber realizar seus desejos de vida, então será o período de realização que deverá ser examinado.

-9 meses	Concepção	Nascimento	+9 meses
Período de Projeto	Período de Realização		Período de Concretização

Claro que essa concepção, momento fundamental, pode ser explorada em todas essas dimensões.

Procuraremos em conjunto as circunstâncias desse período, filho desejado ou não pelos dois progenitores, ou por apenas um e, nesse caso, qual.

Que posição essa criança terá entre os irmãos? Ela chega após um aborto espontâneo ou uma interrupção de gravidez, ou luto na família? Nesse caso qual é a sua posição exata entre os irmãos?

Os pais já eram casados, por quanto tempo o casamento ocorreu antes do nascimento do primeiro filho, de todos os filhos. Nesse caso, consulte os documentos do estado civil para saber em que nome essas crianças foram registradas.

O pai está presente no nascimento? Os pais moram juntos?

O nascimento da criança será o ponto de partida do casamento e os pais teriam se casado se a gravidez não tivesse ocorrido? Se o casal não estiver bem, a criança pode se sentir culpada ou ouvir reprovações de um dos pais.

"Eu me casei com seu pai porque você estava a caminho..."

"Se você não estivesse lá, eu poderia ter terminado meus estudos e hoje teria outra situação".

"Sem a sua chegada, eu teria me casado com fulano a quem eu amava secretamente". Os casos são múltiplos e o seu é único.

Se a concepção ocorrer fora do casamento, a mãe saberá ou poderá dizer quem é o pai?

A criança pode ter sido concebida voluntariamente para forçar um casamento, uma união de duas famílias. Haverá culpa no sentido religioso do termo e, nesse caso, caberá ao filho a responsabilidade? Terá posteriormente uma sexualidade duvidosa ou amarrada, dificuldade em encontrar o seu lugar, uma vida afetiva oscilando entre o amor e a obrigação.

Teremos que procurar na árvore um celibato forçado, a história de uma mãe solteira, um amor impossível, um abandono, uma dificuldade de relacionamento com o tempo.

O tempo nos conecta com o pai, pense em Chronos que comeu seus filhos para ficar mestre da passagem do tempo.

O espaço nos conecta com a mãe.

Podemos examinar vários casos como:

O futuro pai recusa o casamento, por qual motivo?

Ele já é casado e essa relação é adúltera para ele, os dois companheiros são de classes sociais diferentes e esse casamento constituiria um desentendimento para um ou para o outro?

Teremos então que procurar o papel do homem na árvore, assim como o papel da mulher (mãe sufocando, castrando) e se, no entanto, o casamento ocorrer: que contas são acertadas, com a história das mulheres-árvore?

Se a mãe permanece solteira e recusa o casamento, temos que entender o que essa situação significa para nós. Essa mulher só queria um filho e qual é o apego dela ao pai?

Ela quer que o filho mantenha o sobrenome (casal incesto simbólico avô/mãe), a mãe não pode deixar o sobrenome do pai, a menos que o sobrenome do futuro marido esteja em homofonia com o dele. Uma Demoiselle Dupuis vai se casar com um Monsieur Degris, ou em uma conexão significativa, por exemplo, uma Demoiselle Boulanger que se casará com um Monsieur Bongrain.

Nesse caso, teremos que explorar a relação da jovem mãe com o próprio pai e ver quem é simbolicamente o pai da criança.

Ou essa jovem se casa com um pai substituto, um estranho, viúvo ou de uma classe social inferior.

O que nos levará a procurar traumas na árvore em relação ao simbolismo da vida de casal, vida das mulheres, papel do homem, abandono, incesto, oposição à pressão social.

Robert ansiava por um filho, mas sua esposa deu à luz apenas a duas garotas. A mais velha era a que mais se parecia com ele, tinha o primeiro nome de Berthille e colocava nela todas as suas esperanças de sucesso.

Ela era uma boa menina, no sentido de que teve um sucesso brilhante nos estudos e entrou na carreira que ele havia escolhido para ela.

Berthille por sua vez, teve dois filhos. O primeiro era um menino, cujo segundo nome era o de seu avô. Robert se sentia mais feliz que tudo.

Ajudou o jovem casal a instalar-se perto de sua casa, arranjou emprego para o genro e a filha nas proximidades, custeou todos os gastos, pagou para o neto estudos brilhantes que a criança, em Fidelidade Familiar Inconsciente. Ficava ansiosa para ter um sucesso igualmente brilhante, porém, depois desse menino, nasceram duas meninas totalmente negligenciadas por Robert e que absolutamente não suportavam os estudos. Ele perdeu todo o interesse por elas e ambas cresceram com a sensação de que uma garota é inútil.

Nessa área de igualdade entre meninos e meninas, uma das minhas clientes me disse: "Na minha família, um menino é melhor que cinco meninas."

Se o filho for desejado por apenas um dos cônjuges, buscaremos rivalidades entre irmãos, sensação de abandono, ciúmes, desvalorização e o filho terá dificuldade em encontrar seu lugar, sentir-se-á mal-amado, desvalorizará a si próprio e experimentará uma culpa cuja origem não saberá.

Se a criança for concebida graças a um PMA, então será necessário estudar na árvore as mortes prematuras, os ancestrais que se recusam a desaparecer, uma pressão para continuar a linhagem, e nesse caso, por quê?

Por que também esse desejo absoluto de um filho? Quais são as pressões sociais e religiosas que estão em evidência? Uma fantasia de autocriação entre as mulheres da linhagem, sem dúvida também um fantasma de "qual é a utilidade de um homem?". Este é um fantasma bastante frequente, já que as mulheres foram prejudicadas em gerações anteriores pelos homens (Françoise Héritier – *La plus belle histoire de femmes*).

Vamos procurar na árvore por abandono de criança, morte prematura e luto infantil inacabado.

No caso da concepção por estupro, que também pode ser estupro conjugal, podemos supor, na árvore, submissão, abuso, violência, maus-tratos, desvalorização. Reconhecendo tudo isso, não devemos faltar em saudar a força do amor dessas mulheres que mantiveram a criança e muitas vezes a educaram sozinhas?

Concepção por incesto. É preciso falar sobre isso, pai/filha, tio/sobrinha, irmão/irmã, sogro/ nora, ou mãe/filho, irmã/irmão etc. Isso nos levará a buscar na árvore a condição da mulher, a imagem do pai na família, os segredos de família.

Devemos sempre olhar para a idade das filhas mais velhas, na altura do nascimento do último dos irmãos.

Essa é a história de Jack Nicholson, a mulher que ele sempre acreditou ser sua mãe era, na verdade, sua avó. E aquela que ele acreditava ser sua irmã mais velha era sua verdadeira mãe. Seu pai, que nunca conheceu, teve apenas um breve encontro com a sua verdadeira mãe.

Falamos anteriormente da idade ativa ou passiva dos acontecimentos de nossa vida, tornando-se tão marcantes para nossa história.

Jack Nicholson nasceu em 1937. Em 1974, quando soube da realidade de sua origem, tinha 37 anos de idade. Esta repetição não é ingênua. Sua mãe tinha 17 anos quando engravidou.

Nos casos de concepção tardia, buscaremos mistérios, segredos de família. Pode ser um acidente, uma tentativa de reconciliação, prolongamento da juventude do casal para provar aos outros que o pai ainda é jovem e está no poder. Também pode ser filho extraconjugal do amante!!

A missão específica dos mais novos é de unir-rejuvenescer-reunir mistérios, segredos de família.

Um filho único nascido tarde nos levará a ver qual é a carreira das mulheres, se tem problemas de concepção, questões financeiras, questões de aceitação de responsabilidades de adultos (casais de eternos adolescentes), o que há nessas famílias? As imagens da mãe interior, qual é o arquétipo materno? Pode ser uma garotinha criada pela avó e que incorporará a imagem de uma mãe idosa.

A bisavó desse cliente realizou nove abortos por si mesma, e deu à luz três filhos. Ela falou sobre isso com suas netas, talvez para alertar a linhagem feminina contra a violência no amor conjugal, que obviamente as gerações seguintes herdarão.

Essas netas, hoje mulheres, vão tentar várias vezes para terem sucesso em um relacionamento durável.

ALGUMAS PATOLOGIAS DA GRAVIDEZ E O TRANSGERACIONAL

Muitas patologias podem encontrar uma compreensão Transgeracional. Elas permanecem patologias de nossa biologia e, como tal, requerem cuidados médicos reais. Entender o local ou o modo de sua origem só pode ajudar na cura.

O útero é o lugar da gravidez humana, o lugar dos hábitos e costumes. No caso de gravidez extrauterina, podemos pensar que se manifesta um desejo de não obedecer a esses hábitos e costumes tradicionais e familiares. Para analisar isso, é necessário ir às vezes muito longe, buscar o que é estranho, fora dos hábitos familiares para entender o que não se quer repetir.

A placenta representa o pai adotivo do feto. Se nos deparamos com um descolamento placentário, surgirá a questão de conhecer melhor o pai da mãe dessa criança. Se já houve problema entre os dois, a jovem mãe o transfere para o marido.

Todas as ausências de ovulação são analisadas na relação mãe/filha, se essa mulher tem autorização para ter o seu lugar de mulher, qual é o papel da mãe e qual foi o seu lugar na sua história familiar. Enquanto a gente for filha, é complicado a gente ser mãe?

O feminino dá abundância generativa, o masculino dá nutrição e forma.

Na gravidez molar completa, os 46 cromossomos vêm do pai, há apenas placenta, o masculino que não deixa espaço para o feminino. Você entende bem as perguntas que podem se apresentar?

Abortos ou interrupção voluntária da gravidez levantam questões sobre nossos projetos em nossas vidas que não podem se tornar realidade. Além da procriação, qual é o projeto que não pode chegar a se realizar?

Em caso de ausência do pai, ou masculino introjetado, ou pai inseguro, eu farei um estoque, pois não tenho certeza se esse caçador vai me trazer amanhã o que preciso para me alimentar.

Ao mesmo tempo, se minha mãe está muito presente, até mesmo intrusiva, ela ocupa todo o espaço e não me deixa ser. Estarei na incapacidade de armazenar.

Aí pode estar a chave para o ganho de peso.

Existem muitos estados em nossa vida em que temos que nos distanciar de nossa infância e nos tornamos pais de nós mesmos. Que dificuldade para ir consolar em nós esse pequenino que espera novamente o olhar de ternura e amor de um pai, mãe/pai!

O NASCIMENTO

É então idealmente uma cooperação biológica do bebê e sua mãe. Os nascimentos que não podem tomar o caminho natural, e são chamados hoje de parto fisiológico. O nascimento ocorrerá por cesariana e a criança poderá posteriormente ter dificuldades em tomar decisões, esperar a ajuda de outros para resolver suas dificuldades, até mesmo se colocar em dificuldades para que outros venham ajudá-la, e assim experimentar o amor que temos por ela.

Todos os nascimentos com o cordão umbilical em volta do pescoço são acompanhados de sofrimento fetal. A criança sentiu que ia morrer, mas era mais forte que a morte, o que nos traz memórias de enforcamento na árvore ou a obrigação de abandonar para ser, deixar a vida se fazer em nós.

A esterilidade é muitas vezes contornada pela adoção.

Os adotantes costumam dizer: "Quero dar uma família a alguém que não tem uma". Mas, o oposto também existe, de fato. A criança dará uma família aos pais que não podem ser.

O casal diz para si mesmo "aqui está uma criança que vamos salvar" muitas vezes esquecendo que a criança leva a carga do problema do casal.

A questão da infertilidade é entender por que esse casal não pode ter filhos.

Essas situações de carência podem bloquear processos transgeracionais. Ou então existe um processo Transgeracional que cria um bloqueio e o casal é estéril porque um filho não pode vir nesse casal. Um casal adotante não é neutro, carrega uma carga que vem de gerações anteriores e a si mesmos, o que poderia criar uma disputa geracional.

O filho adotivo terá, portanto, de suportar o problema do casal, vivenciando um abandono cujas condições muitas vezes são desconhecidas (é bom ter o máximo de informações sobre a origem da família, geográfico, cultural e social da criança). Esse casal de adoção é a melhor maneira de reencenar o casal de seus pais.

Cada casal adotante sabe que deve assumir as condições de abandono por conta própria e quando você quer adotar vocês têm que se tornar pais abandonados!

Na verdade, esse casal também deve desistir da ideia do filho perfeito. O deles.

Um casal adotivo tem então um duplo fardo, o de sua esterilidade e o de abandonar a ideia da criança perfeita que responde ao abandono da criança.

Todas as circunstâncias desse grande ato que é o nascimento, e que Françoise Dolto descreveu como castração umbilical ou primeira castração, são importantes para investigação. Ela é marcada pela palavra dos atores atuais

> *"É a linguagem, portanto, que simboliza a castração do nascimento*
> *que chamamos de castração umbilical.*
> (Françoise Dolto – *A criança do espelho*)

Bernard Montaud, por sua vez, escreveu um livro sobre o assunto intitulado *Acompanhando o nascimento*, do qual recomendo a leitura.

A experiência da criança ao nascer é uma marca indelével e, inconscientemente, nós iremos repetir essa experiência constantemente.

Essa mulher de uns 50 anos, me diz que sua lembrança mais antiga é ter sido colocada em um local frio e branco e ela me conta que sua mãe teve uma crise de eclâmpsia no seu nascimento.

(Eclâmpsia é uma convulsão generalizada que ocorre em uma mulher grávida em um contexto de hipertensão induzida pela gravidez. Essa é uma emergência com risco de morte para a mulher e para o feto).

Para minha cliente, isso ocorre concomitantemente ao seu nascimento. Sua mãe está então em grande perigo de morte, e nós entendemos isso. Os médicos e parteiras viram que o bebê estava bem, e que a necessidade mais urgente era cuidar da mãe. Esse bebê foi, portanto, depositado, sem dúvida um pouco apressadamente, em um local branco para prestar socorro à mãe.

O poder vital desse bebê permitiu a salvação da mãe.

E essa mulher se lembra disso, em sua própria pele. Tendo se tornado esteticista, ela se especializará em doenças de pele e, aprofundando sua formação, se qualificará como ceratoterapeuta.

Conhecer as circunstâncias de nosso nascimento é essencial para analisar nossas reações frente a frente de cada nova passagem que teremos que enfrentar para poder transformá-las eventualmente.

Vamos ver rapidamente o que podemos dizer sobre isso.

Seria um parto prematuro, uma recusa em viver, um sentimento de não ser desejada ou mesmo o desejo de vínculo nessa data inesperada. O inverso poderia possivelmente também ser examinado.

Um nascimento tardio levanta questões sobre uma possível recusa de encarnação, ansiedade sobre a vida (transmitida durante a gravidez ou experiência materna), mas também o desejo de prolongar momentos de fusão entre mãe e filho, que o nascimento porá fim, ou outro estado que a mãe deseja prolongar por razões a serem compreendidas.

Um parto a termo, mas induzido, fala da força do vínculo entre mãe e seu bebê, porque estar grávida também é estar protegida, mais tranquila ou mais bem considerada. Ou a criança tem dificuldade em se separar da mãe. Essa configuração nos convida a procurar na árvore relacionamentos fusionais, uma ansiedade de abandono e essa criança terá mais tarde a tendência a se deixar levar pela vida.

Um parto pélvico: eu ando para trás ou "olha que sexo eu faço!!" Essa disposição chama a atenção imediatamente para o sexo da criança ou uma malformação a ser resolvida rapidamente.

Um nascimento rápido "como uma carta no correio", por que essa urgência? Não devemos criar complicações, tudo deve ser rápido.

Se o fórceps estiver em ordem, a tendência é esperar até o último momento para decidir. Diante de um problema, aguardar a ajuda profissional.

Em caso de cesariana, a vida age sobre nós. Reagimos mas mostramos pouca iniciativa. Podemos deixar que outros trabalhem para nós e esperar por ajuda externa, na maioria das vezes deixando os outros decidirem por nós. Isso pode ser uma pista em caso de hipótese de abuso sexual, compreendendo a noção de impureza dos caminhos naturais, o nascimento não pode então ocorrer a partir da forma fisiológica).

Se meu nascimento me coloca em perigo (estrangulamento pelo cordão, sofrimento fetal, pélvico), eu sei o que é sofrimento, porque eu mesmo sofri e vou querer ajudar os outros, tentar extraí-los de situações difíceis, o que muitas vezes leva à uma profissão de ajuda ao próximo (enfermeira, médico, assistente social etc.).

Uma criança que nasce com o cordão enrolado no pescoço sofre sufocamento e entende que quanto mais faz esforços para sair, mas ele coloca sua vida em perigo. Estamos enfrentando memórias de suicídios na árvore. A criança faz uma experiência intensa, deve parar de fazer esforços para expressar sua criatividade e conseguir nascer.

Em caso de separação de sua mãe no nascimento, isso pode se tornar uma norma comportamental: se afastar das pessoas que ama, apresentar tendência borderline ou o contrário. *"Não consigo mais deixar as pessoas que amo, sem viver um grande sofrimento de abandono"*.

Um nascimento inesperado, em que a criança pode se sentir indesejada (como um fio de cabelo na sopa) aprende e permite ser capaz viver o inesperado que para ele será fonte de evolução.

Se uma mãe é rasgada no parto, há um colapso da base. Isso pode ser pesado para a criança e fala da ruptura de uma família ou da sexualidade.

Tudo isso nos traz elementos de suposições, hipóteses mais ou menos sustentadas que precisarão ser declaradas ao cliente para serem reforçadas.

OS IRMÃOS

Existem muitas formas de irmãos hoje. Podemos ser filho único, ter irmãos e irmãs, ter meios-irmãos e meias-irmãs, ter irmãos adotados, ter uma família recomposta e crescer com crianças que não são biologicamente nossos irmãos ou nossas irmãs, com quem teremos vínculos tão fortes, às vezes até mais fortes do que numa família tradicional.

Irmãos ou irmandade (grupo composto por filhos — irmãos e irmãs — sororidade) é o campo de nossa horizontalidade. Vamos construir o nosso EU por diferenciação de nossos irmãos e, em caso de ausência, primos ou companheiros.

Nosso principal objetivo em nossa infância é sermos amados por nossos pais e nossa família.

Se nos sentirmos menos ou não amados, podemos nos tornar rebeldes ou insuportáveis, pois o pior para um filho não é se sentir amado ou não. O pior é ser ignorado em todos os casos de "encontro", pois enfrentar a indiferença do outro é, na maioria das vezes, fonte de conflito (imagine em casa!) Por isso, será sempre necessário perceber a qualidade da comunicação com os pais e irmãos numa árvore.

Nossa personalidade é modelada em dois eixos

Nós nos conformamos tanto quanto possível com as projeções dos pais e da família. O eixo vertical é Fidelidade Familiar Inconsciente ou Lealdade Familiar Inconsciente.

Entramos em comparação ou rivalidade com nossos irmãos e irmãs, desenvolvendo oposição ou competição de características físicas, afetivas e intelectuais que se tornam nossa identidade. Esse é o nosso eixo horizontal.

Podemos assim nos deformar para nos tornarmos objeto de amor esperado, senão objeto de atenção, em vez de sermos nós mesmos, construindo um falso eu.

Se tivermos sorte, às vezes, em tal contexto, desenvolvemos nossas potencialidades e dons que nos correspondem, mas na maioria das vezes essa falta nos bloqueia e nos amputa.

Quando crianças, acreditamos profundamente em todas essas identificações comparativas e não cessaremos de repetir, posteriormente, esses mecanismos em nossas relações com os outros.

São as nossas crenças e Lealdades Inconscientes Familiares que têm a particularidade de não serem conscientes.

Todas as nossas dificuldades relacionais na vida profissional são reflexos dos nossos relacionamentos com nossos pais e irmãos mais velhos (no nível superior, verticalização, hierarquia profissional).

Com nossos irmãos e irmãs mais novos (no nível inferior, horizontalização, colegas de trabalhos).

Herdamos verticalmente, recebendo de nossos ancestrais e dando a nossos descendentes.

Desenvolvemos a nossa personalidade na horizontal. É para nós, na nossa identidade, o único caminho para a riqueza e é importante equilibrar bem essas duas fontes de implantação, a fim de ocupar nosso lugar. É disso que se trata: encontrar o seu lugar de direito nessa árvore genealógica com múltiplas raízes e árvores e se o nosso lugar é único e singular, é o mesmo pelo papel que temos de desempenhar no inconsciente familiar.

Nota de alegria

Entre o vertical e o horizontal, você encontrará o seu lugar certo, seu, único e singular, que ninguém mais poderá ocupar, e você o ocupará simplesmente implantando entre seu eixo horizontal e seu eixo vertical.

Nosso lugar de direito....

Questão vasta que nos leva muito além das aparências.

Heitor consulta porque não sabe bem onde deveria estar.

A nível profissional, apesar dos brilhantes estudos que lhe deveriam dar acesso a cargos prestigiosos, só tem propostas de substituição. Está convencido de que, sejam quais forem as circunstâncias, só é escolhido à revelia.

Além disso, ele tem a sensação confusa de uma dor da qual não tem memória factual. Quem sofre em mim? Me pergunta ele.

Então ele diz:

Sou, portanto, o terceiro filho de seis irmãos, e nossa mãe nos chamava pelo número do nosso nascimento: "Aqui está o meu n.°3!".

Estranho mesmo assim e pergunto: por que não "aqui está o meu terceiro filho"?

Por que não dar esse nome que foi escolhido pelo casal, que individualiza, traz vida e fala sobre o desejo deles?

Por que preferir falar sobre ordem de nascimento e não sobre a criança?

Por que permanecer responsável por suas gestações?

E então a última pergunta que será a primeira pergunta feita a Heitor: Você é a criança n.°3 de seus irmãos?

É aqui que entra o nosso juiz de paz. Viva o Registo Civil e as leis a que está sujeito, porque então Hector vai descobrir exatamente o que aconteceu com seus pais! Graças ao estado civil, temos a certeza absoluta da data do casamento, a linhagem de cada um dos dois cônjuges, a chegada do primeiro filho e de seus irmãos e irmãs, a diferença de nascimento entre cada filho, a idade dos pais no nascimento de cada um deles.

E nosso cliente então fica sabendo que ele não é o n.°3, mas o n°4. Uma criança nasceu no início do casamento e morreu nas primeiras semanas de vida.

Esse é o lugar certo para esse n.°3: ser um n.°4, o que não é a mesma coisa.

O mais velho é aquele que forma o casal de pais. Essa criança carregará todas as esperanças e todas as projeções. Tradicionalmente, ele é o herdeiro do sobrenome, muitas vezes do primeiro nome do pai e da linhagem de homens, especialmente se for um menino, mas há Georgettes, Roberts, Pierrettes, Danielle 's... (nomes feminizados). E nos tempos antigos, que são os que estamos estudando, ele também será o herdeiro da herança e das responsabilidades familiares.

Imagine também o que essa criança carrega de acréscimo, se for o primeiro nascido de sua geração, aguardada com impaciência por pais e avós. Às vezes é pesado e os testemunhos dos anciãos podem ser edificantes.

Essa criança, única por um tempo, é um pequeno príncipe ou princesa, mas muitas vezes com a chegada do segundo, o centro das atenções da família muda e o mais velho pode experimentar uma sensação de rejeição e abandono.

Não é divertido ser o maior, e as emoções que passam por essa criança no nascimento de seu irmão caçula se tornaram numa grande tristeza. A criança tenta entender como, seus pais que lhe dizem amá-la todos os dias, como podem precisar de outro filho para ser felizes, ela atravessará passagens infinitas de ciúmes e de incompreensão.

Um dos meus clientes me disse: *na minha vida eu fui feliz por três anos... e então nasceu meu irmão.*

O mais velho experimentará uma regressão mais ou menos longa. Ele pega seus bichinhos de pelúcia, seu cheirinho, volta a fazer xixi na cama, pedir para mamar, regredir na linguagem, sente ciúmes, ódio, hostilidade e se for reprimido, pode haver passagem ao ato por violência sobre si mesmo ou sobre outrem, hiperatividade por exemplo ou outro sinal de desassossego.

O ideal seria deixar a criança expressar essa ambivalência entre amor e ódio. Ela vai entender que isso é normal e conseguir superar esses sentimentos que a incomodam e que a própria criança não entende.

Se a criança for enviada para outro lugar durante o período de parto sem explicação, ela experimentará uma sensação de abandono, traição, perda do lugar na volta, não reconhecerá mais sua casa, principalmente se os pais aproveitaram sua ausência para redecorar o quarto, dar sua caminha para o bebê e dar-lhe uma cama grande.

Para reinventar um lugar para si, o filho mais velho pode se tornar um pai substituto (no passado, o direito de primogenitura, papel de pai de família), a filha mais velha torna-se a mãe substituta. É ideal, se corresponde às expectativas dos pais. Assim, nos sentimos amados novamente, mas somos nós mesmos realmente?

Os mais velhos tratam os pequenos como eles próprios foram tratados pelos pais, se adaptar um comportamento de contra cenário, isso não deixará de nos questionar.

O rótulo que pode pegar na pele do primogênito é o do sábio, do herói, do perfeito, do herdeiro, do responsável. Ele frequentemente assume responsabilidades de adulto, substitui os pais com os menores. Ele construirá um superego poderoso feito de altas exigências. Ele é um pequeno adulto, o que não é isento de consequências.

Orgulhoso de ajudar os pais e de ser estimado por eles, mas incapaz de ver a ludicidade da vida, de divertir-se, de permitir não ser perfeito, muito controle, muita tensão interna, rigidez que encontraremos na sua vida adulta e na vida profissional.

Caso se trate de filho substituto após falecimento prematuro, não terá seu devido lugar, e ele pode se rebelar e jogar contra o cenário ou permanecer calmo e pacífico para agradar a papai e mamãe, para não aumentar a sua dor.

O segundo — abençoado — seja porque dá ao irmão ou irmã nascida antes dele a oportunidade de existir no mundo infantil e não mais em uma extensão do mundo adulto. Ele dá origem à dimensão horizontal da árvore, herdeira da verticalidade parental (avós, pais, filhos). Os irmãos abrem o segundo ramo horizontal da cruz da vida, que cada um de nós desenvolve o seu próprio ser. Os seus irmãos, sim, mas também os seus amigos, o seu desenvolvimento pessoal, profissional, criativo e social.

Provavelmente por isso, tradicionalmente, ele é descrito como uma criança que ativa o elo entre aqueles que ele ama.

Ele também é chamado de filho sanduíche (se forem pelo menos três filhos...) e muitas vezes é descrito como um moleque chato, uma cabeça ruim, rabugento, uma criança difícil, exceto no caso em que a relação com o mais velho é complexo, ele pode então ser, ao contrário, uma criança silenciosa que não quer dar ainda mais preocupação aos pais (principalmente à mãe!) com as consequências de viver um lugar difícil entre o mais velho e o seguinte, especialmente se o sexo não corresponder à expectativa.

Não podemos competir com o grande "perfeito" e o pequeno "fofo", somos facilmente esquecidos e para sermos notados fazemos tudo errado ou o contrário do que nos pedem. Esta criança dividida entre os dois lados de seus irmãos, direito e esquerdo, pode sofrer de uma rotação vertebral e escoliose.

A criança n.º 3, a mais nova, é uma criança que chega quando os pais estão tranquilos, eles sabem sobreviver a noites sem dormir, eles sabem que uma criança com boa saúde física e psíquico, em um ambiente natural e "equilibrado" não se deixa passar fome e sabem que o mais fácil de experimentar por conta própria. Como essa criança está menos sobrecarregada com as projeções dos pais, ela é mais livre, mais espontânea e muitas vezes ela será mais criativa, mais divertida e mais facilmente exploradora de novos caminhos do que seus irmãos mais velhos.

Será um camaleão, a criança fácil, porque muitas vezes se mistura ao todo para não ser alvo de conflitos e raiva dos mais velhos ou dos pais.

Essas crianças não se opõem, evitam conflitos, adaptam-se a todas as circunstâncias e estão atentas a tudo o que acontece ou, muito pelo contrário. Eu conheci casos em que, além das suas qualidades artísticas, elas também sofrem por serem os mais jovens e querem crescer rápido demais (muitas vezes no desespero dos pais que desejam manter os filhos mais novos por muito tempo), apresentam uma linda maturidade que lhes permite compreender rapidamente e libertar-se de constrangimentos a que os mais velhos foram submetidos.

Com as consequências de serem perspicazes, inteligentes e maduros, tornarem-se bons conselheiros e finos diplomatas.

A criança n.º 4 terá uma energia vital idêntica à do mais velho, com um nível adicional de exploração, n.º 5 idêntica à n.º 2 etc.

1	2	3
4	5	6
7	8	9

O mais novo, seja qual for o nosso número, o "Peter Pan", costuma ser mimado, estragado, todos nós levamos embora obstáculos, ele tem poucas responsabilidades, recebe muita ajuda e muitas vezes responde à mensagem inconsciente dos pais "Fique pequeno!", uma injunção à qual, ele obedece com facilidade. Terá dificuldades em se tornar adulto, autônomo; para ele a vida é divertida. Ele acha difícil tomar decisões sozinho, responsabilidades e precisa de proteção.

Quando há um grande intervalo entre o último e os demais, toda a atenção está voltada para ele, o que pode provocar uma regressão dos mais velhos (principalmente se estiverem na adolescência), ao nível da sua maturidade sexual, emocional e, às vezes, intelectual.

Por fim, vejamos o caso do filho único ou do filho tardio sozinho.

Os pais queriam apenas um filho. Ele deveria ser herdeiro, continuar a linhagem e não dispersar a herança, que nos enviará de volta no Transgeracional para procurar problemas de dinheiro na família. Nesse caso, os pais muitas vezes vêm de famílias grandes e agem contra o cenário.

Certifique-se de encontrar interrupções voluntárias da gravidez ou abortos espontâneos antes, depois de seu nascimento ou outros filhos, antes ou depois dele, que morreram na infância.

Esses filhos únicos muitas vezes têm o papel de herdeiro ou herdeira. Uma filha única muitas vezes será considerada como o filho esperado, então ela terá a obrigação de cumprir esse papel, incluindo transmitir o nome (carreira profissional privilegiada, sem casamento ou casamento tardio e, às vezes, ela terá um filho sem casamento para manter o nome do pai!).

O peso da árvore é pesado nessa configuração, pois a criança fica sozinha para assumir todas as projeções familiares.

Ela será então uma criança hiperinvestida e conseguirá atender à demanda?

Ela não viverá uma infância real porque está em contato demais com os adultos, assume muitas responsabilidades que às vezes trazem muita culpabilidade.

Concretamente: de que adianta saber que somos o n.º4 e não o n.º3?

Nesse caso, para meu cliente, isso permitiu que ele fizesse uma descoberta fundamental: a do nascimento do primeiro filho.

Por meio desse conhecimento, ele foi capaz de entender coisas importantes:

Ele não apenas tem a mesma patente que o mais velho, mas também tinha um primeiro nome com a mesma inicial:

Hector substitui Henri.

Henri nasceu em 25/07, Hector em 24/10: data de concepção do dia 1º.

A criança n.º 2 desse irmão, a filha Anne, é concebida durante o período fértil que vai após a morte de Henri.

A criança n.º 3, Sylvie Henriette, carrega o primeiro nome de seu irmão mais velho e o desejo inconsciente dos pais de vê-la viva por muito tempo (se ela viver).

Todos os filhos desse irmão levarão um sinal, uma ligação da criança desaparecida, primeiro nome, local, data.

Todos eles, sem exceção, serão para os pais a memória desse primogênito falecido.

Todos testemunharam a dor de seus pais e o colapso que essa mesma jovem vai viver com a morte de seu filho mais velho.

Saber ler todos esses sinais permite entrar no drama vivido pelos pais, compreendê-lo melhor, dar-lhe sentido e, sobretudo, deixá-lo no seu lugar, o dos pais.

E de se livrar dessas tristezas que não pertencem a Hector.

Era melhor saber. É a ignorância que nos afasta da realidade, o amor às vezes é tão desajeitado...

> *"Todo o caminho da vida é passar da ignorância ao conhecimento, das trevas à luz, do inacabado ao realizado, do medo ao amor."*
> (Frédéric Lenoir)

Falando dessa criança, nº 3, essa mãe, na verdade disse: "Essa é a minha 3ª criança viva!". Ela celebrava a vida ao mesmo tempo que dava memória à morte. Ela chorava e ria ao mesmo tempo. Ela deu a cada um de seus filhos uma mensagem bastante contraditória que desestabilizava a criança.

Françoise Dolto defendeu a ideia de falar aos filhos sobre todo o sofrimento dos pais e não esconder as causas de suas tristezas.

Uma criança muito pequena pode muito bem entender que outra criança entrou na família antes dela e que não ficou para explicar esses conceitos simples de vida aos quais são submetidos. São a única solução para crescer com a maior liberdade possível.

"Você tinha um irmão, que seria 2, 3, 4 anos mais velho que você. O nome dele era Henry, mas ele não podia ficar entre nós e ainda penso nele com frequência, o que às vezes me enche de tristeza". A criança sabe disso de qualquer forma. Ela sente que sua mãe está triste. Se ela souber que ele não é a causa da tristeza crescerá em liberdade e conhecimento de seus sentimentos.

Esse é o belo trabalho que Isabelle Filliozat oferece aos pais de hoje, o de entrar *"No coração das emoções da criança"* para permitir que ela as nomeie e para que ela saiba que está certa sentir isso: alegria, dor, tristeza, medo.

Expressar suas emoções coloca a criança em contato com sua humanidade que ela compartilha com todos, pequenos e grandes, é assim acolhida e reconhecida na sua própria humanidade.

Pode muito bem tornar as crianças mais felizes do que aquelas que foram criadas na paternidade encenada que Alice Miller nos descreve: "É para o seu bem".

E tanto melhor porque são os nossos filhos que carregam o nosso futuro.

Vamos ver vários cenários de irmãos:

1° caso: várias crianças nascidas em intervalos regulares. É muito interessante para nós, esta regularidade, porque graças a um "buraco" no ritmo, poderemos pensar que um aborto ocorreu ou uma interrupção da gravidez

Eliane e Gérard se casaram com 20 e 22 anos, respectivamente. Estamos em 1965. Ambos têm uma situação profissional satisfatória.

No ano seguinte ao casamento, nasceu o primeiro filho, depois três filhos se sucederam em ritmo de uma criança a cada dois anos e, de repente, buraco no calendário, apareceu o mais novo três ou quatro anos após o quarto filho. Para essa última criança, é importante saber duas coisas:

1. Ele é realmente a criança n.°5;

2. Se ele chegar depois de um aborto espontâneo, pode carregar a culpa do sobrevivente, então vamos imaginar o que acontece quando uma criança chega depois de vários abortos ou interrupção de gravidez;

3. O que aconteceu na vida dos pais nesses anos?

No caso de irmãos de vários outros, os últimos nascidos com grande diferença de idade com o primeiro, que costuma acontecer quando há vários casamentos, procuraremos rivalidades, filhos escondidos, filhos esquecidos (primeiro casamento), ciúmes e, dependendo da idade dos pais no momento da sua união, procuraremos um primeiro casamento que passe despercebido.

Há irmãos só de meninos ou só de meninas.

Estamos procurando um irmão ou uma irmã que não tivemos, ou um marido, uma esposa.

Também nos conecta com ansiedades e problemas na sexualidade. As mães morreram muito cedo ou morreram ao dar à luz a uma criança. Se forem irmãos de meninos e filhos mortos em guerras em caso de nascimento de filhas.

Questione a genealogia para saber por que um menino ou uma menina é proibido. Qual é o perigo? Que jovem morreu ao dar à luz? Qual culpa corre nos galhos da árvore carregada pelo jovem viúvo e, nesse caso também, teremos que lidar com o luto bloqueado.

Lembro-me desse homem que conheci por acaso (?), que se manifesta muito como quando está zangado, estufando o peito e ocupando muito espaço, dizendo: "falo alto, mas é sempre assim. Desde a morte da minha mãe. Eu tinha 12 anos, mas não tenho raiva".

Não, não há raiva nisso. Há apenas tristeza!

Vejamos o caso de um irmão de dois filhos, um casal de irmãos — a escolha do rei — como se diz. No ideal viverão uma relação franca com o sexo oposto, facilitando a vida a dois e, posteriormente, buscarão a mesma cumplicidade com o parceiro como irmão/irmã.

Em caso de relacionamento difícil com irmão/irmã, buscamos o contrário, mas sempre em relação a...

Meu neto, que tem quatro anos e meio, pensou nesse verão que sua irmãzinha, dois anos mais nova que ele, se casaria mais tarde com seu melhor amigo: "assim, disse ele, verei Joseph e minha irmãzinha ao mesmo tempo! Sim, sim, ela respondeu, eu realmente quero me casar com Joseph, para que possamos nos ver o tempo todo".

Quando alguém nasce logo após a morte de uma criança na infância, essa criança se torna a criança perfeita, o anjinho, e aqui estão muitas dificuldades para o(s) sobrevivente(s) em comparação. Por que ele e não eu?

O que seguirá será o filho de substituição e sempre se posicionará na desvalorização por relação ao filho falecido que será idealizado para ele. Às vezes, a dor dos pais é tanta que eles proferem palavras muito violentas para a criança viva. A mãe de Françoise Dolto o culpou após a morte de sua irmã, por não ter orado o suficiente por sua salvação.

Como resultado, para essas crianças, a crença que se instala é de que para ser amado precisamos estar mortos, mas queremos viver e a criança terá distúrbios psicológicos com várias consequências: uma morte profissional, acidentes, profissões de salvador por cuidados, médicos, parteiras, bombeiros etc. É assim que se refletem as duplas restrições ou duplo vínculo. Essas pressões contraditórias que tornam a criança prisioneira de situação, como também de mandatos paradoxais.

O que acontece no caso dos gêmeos biológicos, se um deles desaparece, o sobrevivente fica em uma situação dramática e busca, ao longo de sua vida, a fusão, sentida durante a vida intrauterina.

Em 2004 foi publicado um livro do Dr. Claude Imbert intitulado *Um único ser vos falta*. E se você teve um irmão gêmeo na prática, as gestações gemelares são menos comuns do que o autor nos anuncia, mas é justo levar em conta esse luto de ter perdido aquele que vive ao nosso lado e questionar sistematicamente nossos clientes a fim de estabelecer adequadamente a posição entre os irmãos.

Esse método de trabalhar no gêmeo não é necessariamente um método ruim. Imaginar seu gêmeo é quase dialogar com seu anjo da guarda. O número de gêmeos aumenta com a idade da mãe. Eles provavelmente falam do medo de não conseguir se reproduzir. A procriação in vitro promove gestações gemelares múltiplas, sabendo que hoje os médicos se limitam a três embriões.

Em caso de perda de um gêmeo no início da gravidez, essa presença permanece no inconsciente do sobrevivente, que pode até desenvolver um complexo de sobrevivência.

Adoção

O filho adotado é muitas vezes uma criança instrumento para salvar, consertar. Ele tem essa pesada tarefa e também deve ser perfeito (foi salvo, segundo a família adotiva. Uma situação delicada para encontrar seu lugar, porque os pais muitas vezes esquecem que ele foi abandonado e que deve se recuperar...). Às vezes chega um filho legítimo após a adoção, sinal de um bloqueio psicológico que terá que ser encontrada a origem na árvore por meio de temas de abandono, ansiedade pelos filhos mortos prematuramente, partos perigosos, estupro, esperma "sujo" etc.).

Essa criança adotada é também e, antes disso, uma criança que experimentou rejeição, abandono, incompreensão para aquelas crianças que pensam que são "abandonáveis" e, portanto, não amáveis.

Eles têm que conseguir aceitar, adotar sua adoção, superar esses sentimentos de traição e da dívida que os onera relativamente. Por um lado, os pais que entregaram seus filhos para adoção, oferecendo-lhes assim a possibilidade de uma vida melhor (devem, portanto, ser felizes) sentem-se com dívida para com a família adotiva que oferece um ninho de amor a essas crianças. Por pouco que o orfanato ou a creche eram espaços de dor e privação emocional. Seu desenvolvimento cognitivo será retardado. Com frequência eles precisam de muito apoio psicológico. Não percamos de vista que, no caso de adoção, a criança não está geneticamente ligada à sua família adotiva, mas também não há ligação epigenética, que são referências inconscientes da vida familiar e que geram ressonâncias no psiquismo da criança. Recordemos o testemunho visto anteriormente.

Todas essas dores podem criar um efeito "fantasma" nas gerações subsequentes, atravancando os espaços inconscientes?

OS FANTASMAS DO TRANSGERACIONAL

Esse tema é frequentemente abordado em resoluções de árvores. Bruno Clavier é um mestre absoluto e posso recomendar seu livro *Os fantasmas familiares*.

Aqui está o que ele nos diz:

Nicolas Abraham e Maria Török definiram o "fantasma" como o rastro de um descendente presente no nosso inconsciente. A presença do segredo inconfessável de um ou mais de seus ancestrais, manifestando-se em palavras e ações bizarras, em sintomas fóbicos e obsessivos, como se assombrado por algo pertencente às gerações que o precederam. Anne Ancelin Schützenberger e Didier Dumas, seguindo Abraham e Török, acrescentaram que uma repetição significativa em uma árvore genealógica atesta a presença de um "fantasma".

Nicolas Abraham insistira na questão do segredo entre os ancestrais.

Didier Dumas refinou a teoria colocando a noção do não-dito ancestral, em particular sobre a sexualidade e a morte. Essa noção engloba o segredo, mas não se limita a ele, pois estigmatiza mais a ausência de elaboração, de falar sobre um acontecimento vivenciado de forma traumática.

A partir do estudo da árvore genealógica, elaborada exaustivamente, constam os sobrenomes, nomes próprios, datas de nascimento, casamento, morte e traumas dos ancestrais que são todos vestígios desses terremotos originais capazes de causar, muito tempo depois, verdadeiros "tsunamis" à família. Identificando a repetição desses significantes ao longo de uma cadeia genealógica pode se tornar possível voltar, de um sintoma atual, à sua fonte do passado, às vezes cinco, seis ou mesmo sete gerações anteriores. Muitas vezes, é apenas à custa desse trabalho de pesquisa que um descendente pode finalmente metabolizar essa emoção residual que o parasita e que não pertence à sua experiência.

Portanto, é importante ser capaz de lidar com dois tipos de trauma:

Nossos "traumas" pessoais e os de nossos ancestrais que carregamos dentro de nós.

Porque, sem isso, a gente então percebe que o que reside em nós é, na verdade, o que não nos pertence: tarefa quase impossível de curar o outro em si mesmo sem saber o que é outro!

Se a Psicogenealogia teve o mérito de trazer uma luz fundamental sobre a importância da história de nossos ancestrais em nossa constituição psíquica, a Psicanálise Transgeracional lembra a dimensão inconsciente que compartilhamos com eles. Ela tenta entender como esses ancestrais viveram seus traumas e como seus descendentes dependem desse "como" em seu próprio inconsciente.

Trata-se, então, de levar em conta tanto um inconsciente familiar quanto um inconsciente individual: se os dois às vezes se sobrepõem ou se cruzam, ainda é importante não os confundir, correndo o risco de se cair em impasses terapêuticos.

Para Didier Dumas (*O Anjo e o Fantasma*), o fantasma é uma ausência de representação, um buraco nas palavras, uma omissão das palavras dos nossos pais sobre a sexualidade e a morte, como eles mesmos ou seus antepassados tiveram que assumi-las.

Essa falta de palavras é a expressão de um trauma psíquico ocorrido em nossa ancestralidade anteriormente à nossa chegada. Esse trauma cria um ataque à integridade do ser e tal ataque é transmitido de inconsciente para inconsciente. A criança se torna a guardiã final pois, para preencher essa ausência de palavras que herda, cria imagens que, mais tarde, na idade adulta, podem ressurgir em seus sonhos e fantasias sexuais. O não-dito funciona como um "residente" que, uma vez incorporado, poderia facilmente irromper em desordens psíquicas ou somatizações.

Essa estrutura emocional resulta de um trauma vivido por nossos ancestrais, de forma tão violenta e poderosa, que foi inconscientemente expulsa em forma de bolha psíquica, porque nosso ancestral não poderia metabolizá-lo, nem o transcender, nem o transformar.

Torna-se um "impensado genealógico". É assim que muitas vezes será associado ao segredo.

Nicolas Abraham – no seu livro: *l'Ecorce et le Noyau* (*A casca e o núcleo*) define o fantasma pelo "trabalho no inconsciente de um sujeito, de segredo inconfessável (bastardo, incesto, criminalidade) de outro (ascendente, mas também um objeto de amor, mesmo paciente ou terapeuta), importante objeto de amor, portador de um luto desfeito ou outro trauma não resolvido".

Colocado sob o selo do segredo, o fantasma provoca uma "ignorância", diz Claude Nachin, uma obrigação de não saber, para o sujeito que o carrega.

Resultante dos efeitos não resolvidos de traumas psíquicos dos pais ou avós, esse fantasma tem dupla relação com o trauma pessoal, pois o descendente estará mais fragilizado no plano psíquico.

C. Nachin, ainda no mesmo livro *Os Fantasmas da Alma*, faz uma distinção entre enlutados "portadores" de uma sepultura dentro de si e que podem, durante a sua melancolia ou depressão, deixar o objeto de amor perdido se manifestar por meio deles, como um "morto-vivo", enquanto os pacientes aparecem como "mortos-vivos" para que possamos senti-los "assombrados" ou habitados por "fantasmas" no sentido popular do termo.

O luto não feito torna-se um segredo com o tempo, na medida em que é difícil admitir um luto de mais de dez anos.

E o fantasma é, em particular, o destino dos filhos e descendentes dos enlutados que vêm, seja para objetivar o "retorno do túmulo dos pais", seja para organizar sua vida com o medo de seu retorno e, portanto, evitar qualquer atividade que possa "trazê-lo de volta".

Abraham escreve que *"o fantasma das crenças populares apenas objetiva uma metáfora que opera no inconsciente: o enterro do objeto de um fato inconfessável".*

Uma jovem de 36 anos consulta porque persiste nela, apesar de uma vida feliz, filhos e um marido que ela ama, uma dor permanente, uma dor cuja origem ela não entende. Ela acha que está deprimida e segue um tratamento que não lhe traz alívio. Nós retomamos, como um novelo que desenrolamos, as informações que ela fornece cronologicamente uma após a outra.

Faz, portanto, quatro anos, desde os 32 anos, que ela tenta por todos os meios encontrar uma solução para sua dor. Eu apenas pergunto o que aconteceu em sua vida aos 16 anos. A árvore não nos traz resposta, então procuramos no ambiente afetivo de seus 16 anos, e ela lembra da morte violenta e inesperada de seu professor de dança, que morreu aos 32 anos, uma morte que machucou violentamente a adolescente que era.

Aqui nos deparamos com um luto bloqueado.

Tocar na origem desse mal-estar permitiu a essa jovem retomar a sua vida, depois de um trabalho de consciência e um ritual.

Aqui estão alguns dos fantasmas mais clássicos, os mais encontrados nas árvores, como também descritos por Bruno Clavier.

O fantasma de uma criança morta, seja menina ou menino, principalmente o 1º filho, que envolve missões muito diferentes. Na maioria das vezes o fantasma de um menino morto, é necessário renascer para a família. Esse fantasma da 1ª criança morta, é muito poderoso, que pode conduzir às próximas três ou quatro gerações ao não poder dar à luz o primeiro filho.

O fantasma da perda precoce de um pai, pode criar uma fantasia autoengendramento nas linhagens femininas. A criança órfã passará por uma fantasia de engendramento, e assim poderemos ver percorrer várias gerações, de jovens mães, confrontadas com uma repetição da ausência de um pai na linhagem (de fato ou provocada inconscientemente).

Vamos ver outro caso comum, o que diz respeito ao fantasma do segredo da paternidade do 3º filho. Bem que as estatísticas precisam de ser esclarecidas, é particularmente o caso do 3º filho que nascer do adultério. Praticamente todos os segredos de família se abrem para segredos de paternidade. O 3º filho pode chegar num casal, um pouco cansado, esquecido de si mesmo, ou marcando uma pausa na força do relacionamento. E pensar num outro ou fantasiar sobre um outro, pode reavivar o desejo e a libido.

Outro caso é também o fantasma da culpa do sobrevivente. Consequência de guerra, genocídio, aborto provocado ou espontâneo, acidente. Por que estou vivo quando o outro, o melhor, já se foi?

O fantasma do assassinato de crianças, memórias de infanticídio, as nossas genealogias são cravejadas de aborto e infanticídio. As patologias da tireoide podem ser lembranças disso porque o modo operatório era muitas vezes sufocante. Estamos aqui, numa falta de respeito da lei da vida, matar uma criança nascida está fora da lei da natureza; para esses gestos, assim como os abortos, usaremos rituais para liberar a desordem psicológica resultante, porque muitas vezes um impensado emocional pode trazer consequências para a linhagem.

O Fantasma do Príncipe Encantado é exclusivamente feminino. Relata relacionamentos amorosos inacabados, um primeiro amor que leva tudo em seu rastro e pelo qual as jovens às vezes desistem de suas vidas em tentativas desesperadas de acabar com ela. O fantasma da Princesa Encantada é mais raro, mas encontrei em algumas árvores. Aguarde na mente que é a repetição que nos remete à noção de fantasma. Esse fantasma também é pesado e pode ser necessário contá-lo para as nossas filhas ou netas quando as virmos reviver o que já foi real. Nós mesmos experimentamos.

Os fantasmas femininos de confinamento têm repercussões significativas, aliás, a escravização de mulheres por milhões de anos cria grandes fantasmas atuais, e nosso mundo é confrontado com certas tradições, nas quais as jovens sofrem de uma condição social arcaica.

Uma jovem de origem norte-africana, impossibilitada de constituir família, na análise iremos encontrar uma mãe, avó e bisavó casadas aos 12 anos de idade para quem a noite de núpcias equivalia a um estupro, e mesmo que essas mulheres fortes e corajosas conseguissem sair de casa e refugiar-se com a mãe, muitas vezes eram escoltadas de volta para o marido por um irmão, exigindo respeito pela palavra dada e pela tradição.

O Fantasma de captação de herança, bem como apreensão de todas as propriedades, são venenos para linhagens inteiras, desequilibrando por várias gerações o grande livro das contas familiares, muitas vezes seguirão um fantasma de falências e peculato.

O Fantasma de Caim e Abel, ou irmãos inimigos, aparece quando os pais mostram preferências entre os irmãos.

O suicídio: um grande segredo. Um grande fantasma!

O fantasma de uma pessoa condenada por assassinato (e escondido), o próprio assassino, constitui uma passagem para o ato que assinala a presença do fantasma na árvore. O trabalho de investigação está por ser feito.

O fantasma do jogador, que não busca perder nem ganhar, mas experimentar o poder da adrenalina, desde o momento em que a roda gira, o cavalo corre, as cartas continuam invisíveis etc.

O fantasma da guerra de 14, a I Guerra Mundial, é um fantasma poderoso para uma grande parte da sociedade europeia, pois é a memória de um imenso trauma social. Manifesta-se por uma criança asmática, por exemplo. As repercussões dessa guerra, que causou 18,5 milhões de mortes, são de incrível magnitude para os descendentes. Ela é um grande fantasma coletivo, com a mesma energia da Revolução Francesa.

O fantasma dos genocídios tem a mesma violência nos descendentes que guardam em suas células memórias de abusos cometidos contra os antepassados.

O fantasma do incesto...

Temos que definir nosso próprio fantasma. Existem fantasmas mais patogênicos que outros e cepas mais patogênicas do que outras.

Insisto no fantasma do "para que serve um homem?" que encontramos nas linhagens de mulheres poderosas, nas quais os homens desaparecem pelo abandono, pelas guerras, pelas mortes prematuras, deixando as mulheres com o mínimo possível para sua sobrevivência, muitas vezes com filhos dependentes.

Essa sobrecarga emocional de uma geração, quando não pode ser representada para a geração seguinte, induz a espaços fechados, nos quais a incompreensão e o irrepresentável se instalam em criptas inconscientes e pesadas para os descendentes. Isso geralmente resulta na sensação de carregar sentimentos que não são nossos.

Em seguida, encontraremos encenações, suicídios, assassinatos, violência, vícios, doenças psíquicas, bem como obsessões, fobias, psicoses.

Na ponte do Garonne em Bordeaux caminham três mulheres, três gerações: avó, mãe e filha, elas encontram um homem que de repente agarra a avó e a empurra da ponte abaixo. Loucura, ação brutal para essas mulheres e para esse homem, que será julgado e condenado. Fantasma a ser encontrado nessas duas histórias de família!

Parte 2

Árvore Alquímica

Percorremos nossas árvores em seus contos e relatos alquímicos, decodificando-os. A compreensão traz paz e o que pesava sobre nossos ombros da ordem do desconhecido e do inacabado se transforma em poder e experiência pessoal incomparável, torna-se nosso ouro, a luz da nossa existência. Nesse sentido, estamos numa renovação da árvore e da sua alquimia.

Veremos agora, por meio de novas explorações de nossas histórias, como podemos usar essa alquimia para cuidar, pensar e curar certas feridas em nossa história.

Daí o título dessa segunda parte, quando praticamos a alquimia da árvore.

Capítulo 4

O Transgeracional em Todos os Seus Estados

RITUAIS E PSICOFANIAS

O trabalho Transgeracional geralmente leva ao apaziguamento dos sentimentos por meio da compreensão de nossas histórias de família.

Responde a esta pergunta essencial de onde venho, o que nos permite traçar o nosso caminho na vida, a fim de saber para onde iremos.

Já adiantamos, o amor acaba "crescendo" nos galhos da árvore. É o primeiro efeito desse trabalho, o chumbo se transforma em ouro, seja luz para o futuro.

Encontre o seu lugar de direito dentro da sua família, entre na compreensão da origem do seu trauma, investindo ponto a ponto na cadeia inevitável dos caminhos da vida dos nossos antepassados e nos sinais, nos rastros que eles nos deixaram para a nossa melhor compreensão.

Como vimos, a passagem do tempo não existe no Transgeracional.

Uma mágoa, uma dor, pode permanecer ativa por décadas.

Encontraremos então circunstâncias em que a necessidade de "consertar", "tratar" essas dores é essencial para liberar a energia vital que deve circular em nossas árvores.

Para isso, usamos muitos rituais que se adaptam às circunstâncias e diferentes necessidades de restauração dos nossos sentimentos.

O ritual que vamos ver agora é para ser praticado no caso de crianças mortas em condição de pouca idade, abortos espontâneos e interrupção da gravidez, médica ou voluntária.

Muitas de nós, mas também muitos de nós, porque também os pais estavam preocupados, esquecemos a data e as circunstâncias desses fatos que, por vezes, são tão trágicos que os enterramos o mais depressa possível e, no fundo, nas dobras das nossas memórias, muitas vezes nos calam, mas não dizer não é esquecer.

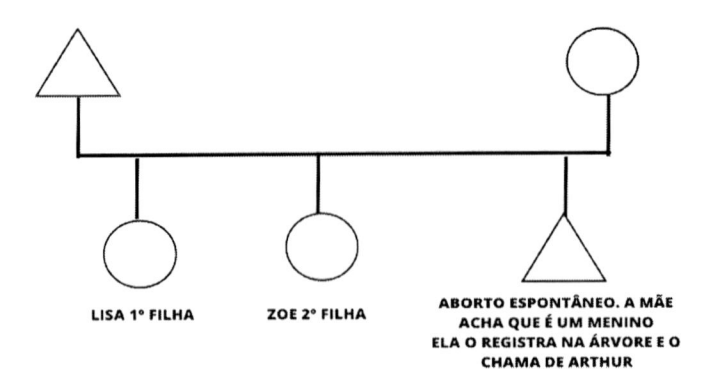

LISA 1° FILHA   ZOE 2° FILHA   ABORTO ESPONTÂNEO. A MÃE ACHA QUE É UM MENINO ELA O REGISTRA NA ÁRVORE E O CHAMA DE ARTHUR

A reativação das nossas memórias se faz com simplicidade, sem stress, evocando a estação, o curso de circunstâncias, hora do dia, manhã ou tarde.

O evento ocorreu quando você acordou, após um dia de trabalho, onde, como você estava vestida, quem te acompanhou, como chegou à consulta? Então ouça a emoção cuja expressão assim autorizamos.

Deixando a memória florescer dentro de nós, nos reconectaremos com as emoções daqueles momentos. Então ofereça conforto, luz. Vocês foram pais durante esse período de sua vida. É uma realidade.

Esta criança, independentemente de quanto tempo você a carregou, fez de vocês pais, ela tem seu lugar na linha de irmãos e este evento deve ser datado com a maior precisão possível. Então deixe vir até você conhecimentos encobertos a fim de determinar seu sexo e nome. Assim continuaremos na linha dos irmãos, inscrita no seu devido lugar na árvore genealógica essa criança em uma encarnação tão curta.

Tenho visto que, muitas vezes, a data em que colocamos essa criança dessa forma é uma data importante para ela. Por exemplo, corresponde à data da concepção ou à data teórica do nascimento. É bastante perturbador!

Agora que esse bebê está colocado na linha dos irmãos e na linha da Vida dos pais, agora que ele tem nome, podemos estabelecer esse ritual, que também é uma base para todos os rituais usados e descritos a seguir.

Ritual de luz

Para aborto voluntário ou aborto provocado, crianças que morreram muito jovens, ao nascer.

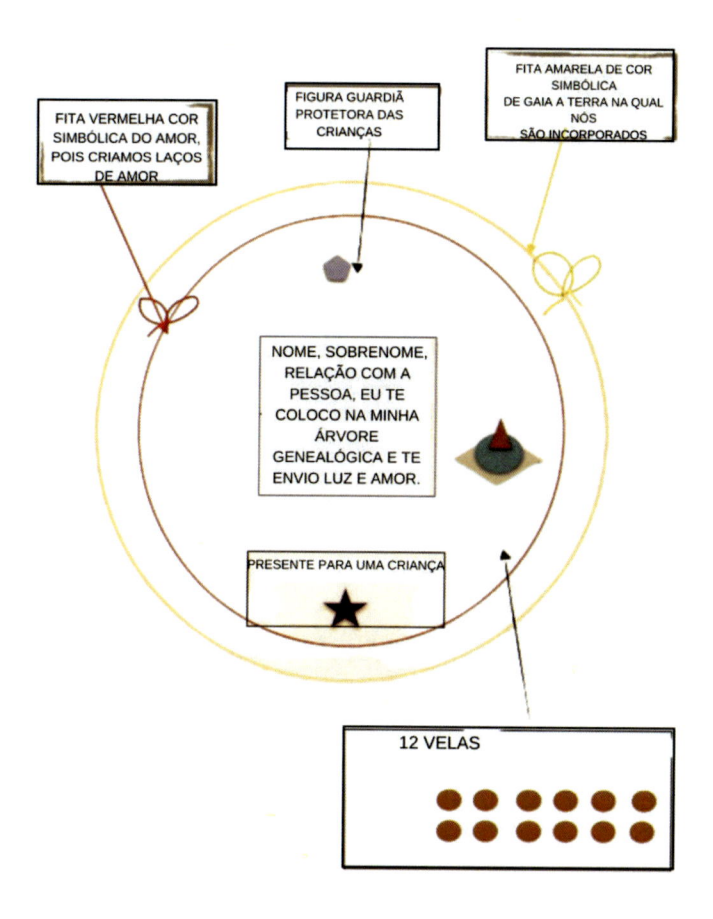

A duração é de nove a doze dias. Você vai sentir qual combina mais com você.

O ritual utiliza *nove a doze velas (tipo réchaud)* que acendemos no mesmo horário (diferença de 2 horas) todos os dias, dizendo em voz alta o que escrevemos no papel, colocado sob o castiçal que contém a vela. Então deixamos a vela queimar até o fim.

As fitas amarela e vermelha devem ser fechadas corretamente e todos os objetos devem ser depositados no círculo vermelho.

Não instale esse ritual em seu quarto, pois a energia liberada é poderosa e pode impedir que você durma, mas o coloque em um local onde você o veja com frequência durante o dia e onde você entrará em consciência com o que está acontecendo.

Esse trabalho é simbólico, então você pode usar fotos se você não tiver os objetos que imediatamente vêm à mente.

Se você tende a esquecer que algo especial está acontecendo em sua vida, mude a posição de um objeto em sua casa, mude o lugar de sua escova de dentes, por exemplo, para lembrar-se do que está acontecendo algo importante. É preciso que você se trate com muita gentileza, compaixão e ternura.

Você também pode iniciar esse ritual e deixar o ambiente por alguns dias, depois retornar ao lugar onde você estava. Por isso é bom preparar as velas. Elas servem como lembretes.

Esse ritual de luz pode ser feito sem entrar em contato com a memória da criança em nós, contrariamente aos rituais para adultos ou crianças maiores, como veremos agora, com Psicofanias, na qual devemos "questionar" em nós mesmos, na nossa memória, o que é necessário para uma certa cura dos nossos antepassados.

AS PSICOFANIAS
OU
COMUNICAÇÃO FACILITADA, COMUNICAÇÃO
PROFUNDA ACOMPANHADA
OU
ESCUTA SUTIL DO SER

A técnica

Essa técnica chegou até nós proveniente da Austrália, onde Rosemary Crossley, uma psicóloga dos anos 70, queria facilitar a comunicação de crianças com deficiências de comunicação e expressão oral, crianças ou adultos com paralisia cerebral, ou autismo.

É assim que se faz: o terapeuta segura a mão do cliente para que ele possa apontar para palavras, imagens ou letras em um teclado.

Esse tempo se faz na total liberdade, pois o terapeuta simplesmente deixa as coisas acontecerem.

Durante a sessão, entre os momentos de escrita, as duas partes podem se comunicar de forma bastante livre e espontânea.

O texto assim escrito é então entregue ao cliente.

Anne-Marguerite Vexiau, fonoaudióloga francesa, compartilhando os mesmos projetos profissionais, trouxe essa técnica de volta para a França e deu-lhe o nome de "Psychophanie" ou "Revelação de psique".

"Essa palavra é a única tradução mais próxima possível do significado em francês, em nenhum momento entra em jogo qualquer capacidade de mediunidade. É mais no sentido de uma revelação, uma manifestação do que está oculto em nossa psique no nível mais inconsciente."

Em sua prática, Anne-Marguerite Vexiau percebe que a técnica pode ser estendida a qualquer outra pessoa, mesmo sem dificuldade de expressão ou fala, permitindo assim trazer à tona pensamentos e emoções que não podem ser expressos. Encontramos então a base do método que, a partir de dificuldades de linguagem, se aplica tanto para bloqueios emocionais, em situações de incapacidade de linguagem, como derrames, comas, traumatismo craniano, fim de vida... ou ainda, expandindo para pessoas em situação de sofrimento emocional, com dificuldade de comunicação, às vezes também por transtornos comportamentais, dificuldades escolares, ansiedade.

A Psicofania dá assim acesso para todos, em todas essas áreas que são difíceis de se expressar por palavras, sentimentos bloqueados no plano afetivo, existencial ou emocional.

Numa relação do inconsciente (do terapeuta) para o inconsciente (do cliente), os sentimentos profundos emergem, mantidos em silêncio até então.

Essa liberação da linguagem permite remover obstáculos, nós inconscientes, que a terapia ajuda a resolver.

Ela tem um valor de diálogo consigo mesmo e permite apropriar-se da sua própria história, de um ponto vista completamente novo...

Os textos assim escritos vêm de um inconsciente completamente liberto da mente, e muito rapidamente o cliente pode obter respostas para suas questões fundamentais.

Em uma carta datada de 11/01/2007, dirigida ao Presidente da Assembleia Nacional e em resposta às acusações de aberrações sectárias,

Anne Marguerite Vexiau justifica: *"Essas abordagens são revolucionárias e podem surpreender como eu mesma fiquei surpresa quando descobri os seus recursos extraordinários... Eles são baseados em fatos observados por todos os terapeutas e que colocam em evidência as capacidades desconhecidas do cérebro".*

Ela cita Didier Dumas, que observou que *"essa descoberta foi tão importante na mente humana quanto a da psicanálise no século passado.*

A Psicofania é a linguagem que minha alma fala e não há meio-termo entre ela e minha consciência. Tenho acesso direto a ela graças à Psicofania.

Ela constitui uma leitura do meu inconsciente que ressoa completamente em mim. Consegui entender alguns dos meus bloqueios, sobre mal-entendidos e muito me ajudou a aceitar certas situações mas também certos sentimentos.

Esta sessão trouxe à tona sentimentos enterrados. Foi como uma 'tradução' do que estava dentro de mim, o inconsciente dos meus ancestrais falecidos e é precioso: posso assim desvendar bloqueios na minha árvore genealógica e reunir informações que eu não poderia obter de outra forma (abortos, mortes infantis)", testemunha Carole, no site da Psicofania.

Mas vamos falar de Anne Marguerite, essa pesquisadora de grande coração.

Mais uma vez o homem se revela infinitamente mais complexo, mais sutil e, ousamos escrever, mais "milagroso" do que os especialistas da psique nos deram um vislumbre, como um eco à definição de Santo Agostinho. "O milagre não ocorre em contradição com a natureza, mas em contradição com o que sabemos da natureza".

A Psicofania traz à tona sentimentos, muitas vezes feridas reprimidas, essas memórias familiares que atravancam o inconsciente e resultam em uma forma de mal-estar. Colocando em sofrimento, as palavras vindas das profundezas do ser facilitam a compreensão da origem dos problemas, traz alívio e dá autoconfiança.

A pessoa que sabe ler e escrever tem ideias conscientes e voluntárias se olhar para o teclado.

Na Psicofania, ela olha para outro lugar. Não mais do que a pessoa privada de fala. Ela não sabe de antemão o que vai escrever. Ela só descobre o que expressou quando alguém lê seu texto e pode, então, validar oralmente sua relevância.

Essa prática dá acesso à poesia, reflexões filosóficas (poemas e textos), bem como à Espiritualidade. Levando à transcendência, permite abordar os mistérios da vida e da morte e temas metafísicos que as palavras não permitem necessariamente expressar.

Assim, se trata muitas vezes da palavra da nossa alma. A Psicofania abre imensas possibilidades.

Da minha parte, fui formada nessa técnica em 2015 e, se hesitei muito em colocá-la em prática, foram de facto as minhas "facilidades". Foi o resultado dessa prática que me convenceu dos seus benefícios para o equilíbrio emocional das pessoas.

Claro, a pergunta que me atormentava e retinha meu gesto era: "quem fala quando 'isso' expressa?".

As respostas dos terapeutas mais velhos que eu recebi nessa prática foram claras e objetivas. É o inconsciente que fala e o inconsciente tem essa particularidade de não ser consciente.

Na Escuta Sutil do Ser, se expressa um elo que ri do tempo que passa ou que repassa. Nossa humanidade se expressa por esse peso do corpo que permite uma vibração à palavra do sagrado, esse grande mistério.

A melhor resposta foi da minha instrutora:

> *A ajuda que chega é o fato do divino que vem se encarnar e seguir por um ato de consciência ampliada.*
> (Victoria Pellé Reimers)
> *A voz que me ama.*

Eu o vejo como um caminho para o sagrado, como em qualquer trabalho em nossas profundezas, em qualquer processo psicoterapêutico no qual, mais cedo ou mais tarde, surge a questão do Divino, um foco em nossos valores espirituais fundamentais que vão além de nossas culturas ou determinismos pessoais.

Nossa experiência do sagrado é baseada em experiências pessoais internas. Para Jung, a alma é "naturalmente religiosa", o que lhe permite, na absoluta certeza de que a vida tem um sentido, elevar-se acima de sua dimensão puramente biológica e material.

É o caminho da pesquisa que essa saudade de que abordamos anteriormente que nos faz emprestar em um momento ou outro de nossa encarnação. O tempo não importa, em uma idade ou em outra essa questão surge para nós.

Já mencionamos como o sagrado se expressa em nós, por nossa biologia, antes de tudo, esse momento do big bang que é a fecundação, iniciando um caminho sagrado, único e singular de encarnação. Então em todo esse período da vida intrauterina, onde adquirimos todas as competências pelas quais passaram todos os reinos da Vida.

O reino mineral experimenta o ser e a gravidade na quietude.

O reino vegetal acrescenta um pouco a esse nível de expressão da Vida ao experimentar o movimento em direção à luz e sua transformação em clorofila pela fotossíntese, um grande obstáculo para a degradação da energia em nosso planeta. Além disso, a planta é o principal alimento do reino seguinte.

O reino animal, que é, então, vegetal mais alguma coisinha, expressa o movimento pelo mover no espaço em busca de comida.

O homem será do animal mais uma coisinha (às vezes gostaríamos de uma coisa maior!). Se no sono ou em qualquer forma de vida sem consciência encontramos o nível do vegetal, no deslocamento e na busca das satisfações de nossos desejos e necessidades, encontramos o nível animal.

Com a vivência dos comportamentos de mímica e semelhança, experimentamos do outro e de si mesmo, evidenciando assim a nossa consciência de ser diferente, uma pessoa diferente dos outros, pais, irmãos, amigos etc....o EU.

Em nosso reinado, a orientação vegetal para a luz tornou-se uma orientação para a consciência, o movimento animal se transformou em uma inteligência humana capaz de inovar diferenças e criar em vez de apenas reproduzir semelhanças.

Se os reinos anteriores inventaram o átomo, a célula e o órgão, ou seja, o espetáculo da natureza, o "eu" inventou o espectador.

Proveniente de todos esses reinos sucessivos (mineral, vegetal, animal) e rico na memória de todas as suas experiências, assim preparamos, nós humanos, logicamente, um reinado seguinte, que fará, sem dúvida, a parte mais bela ao Sagrado e à expressão divina no homem e da qual poderíamos ser cocriadores.

Na Psicofania, realizamos a experiência, como em todas as "técnicas" que afetam o inconsciente e também a intuição. Encontramos aqui, o mistério, isto requer da nossa parte uma qualidade de acolhimento, coloca-se então a questão da verdadeira escolha do ser humano, de tornar-se criador, com ou sem Deus.

Criar a partir de mim, meu ego, meus hábitos, meu condicionamento ou entrar numa criação que só pode expressar a verdade do meu ser, da minha fonte divina, na liberdade de criar um mundo onde se expresse a Vida e o Amor infinitos, o amor e a unidade do divino, que precisa da liberdade do espírito humano para se expressar. Essa Criatividade aí.

Minha formação ocorreu com um pequeno grupo de cinco pessoas, supervisionado por uma "duo" formidável, Victoria auxiliada por Marie, la Merveilleuse (Mère Veilleuse![4]), trazendo uma espécie de oásis de recursos.

As primeiras quatro reuniões foram divididas ao longo de um ano; depois de aprender a técnica de escuta, trabalhamos em grupos de dois a fim de experimentar um modo simples para começar essa entrada em perguntas/respostas.

A última reunião, um ano depois, nos permitiu testar onde estávamos em nossa prática e de responder a todas as situações que poderíamos ter encontrado em qualquer dificuldade. Foi uma reunião de avaliação e ajuda para superar qualquer restrição decorrente da prática.

Pude viver os dois lados da experimentação, cliente e terapeuta.

O primeiro é muito mais cômodo, embora... é bom ter preparado bem sua pergunta.

Aconselho-vos a conhecer o melhor possível a vida do antepassado do qual investigamos, dessa forma, os resíduos memoriais em nosso inconsciente e de pensar cuidadosamente sobre as perguntas feitas.

Tecnicamente, o inconsciente do cliente usa o inconsciente do terapeuta para fornecer informações das quais o consciente é excluído.

Como se em uma biblioteca eu pegasse emprestado um livro escrito por outro para conhecer um assunto qualquer.

O inconsciente do terapeuta é uma biblioteca para o cliente.

O terapeuta recebe palavras, sons, impressões, imagens.

Às vezes não há palavras, apenas imagens, cores, um rosto, sorrisos ou, pelo contrário, rostos rebaixados, corpos enterrados no cinzento.

Quando a Sr.ª Vexiau diz que *"abordamos certos mistérios da vida e da morte, temas metafísicos que as palavras não podem aprofundar"*, eu concordo com ela.

---

[4] *Maravilhosa (mãe Luminosa).*

Mas isso não tem nada a ver com mediunidade, nem clarividência, não há comunicação com os mortos, nem previsão do futuro.

No prefácio do livro de Anne-Marguerite Vexiau, *Um teclado para dizer tudo*, Didier Dumas especifica que esses processos mentais de "telepatia" são familiares aos psicanalistas que as chamam de comunicação "do ser ao ser" ou "*transpessoal*".

Foi durante a minha primeira experiência de terapeuta, sob o efeito do choque, que quis aprender essa técnica. Li toda a história dessa descoberta, desde da Austrália até sua chegada na França, e convencida da utilidade e méritos dessa obra, eu me lancei primeiro por uma formação e, garanto que a profundidade dos textos deixou todo o grupo bastante surpreso.

Depois, na prática, continuo cuidadosa e muito vigilante; mas quando não digo o que ouço ou vejo, eu me pego com uma vara de condão em movimentos rápidos: "Você dirá no final!!", ou então a frase se repete até que eu a escreva.

Por que esse cuidado? Para que não seja eu falando, para que não seja meu consciente que se expressa, aconselha ou exorta!

A única maneira de neutralizar o ego que poderia expressar-se ali é aceitar não se defender do desconforto desse imprevisto.

Então: quem fala quando a pessoa fala?

O que é expresso vem do inconsciente do cliente, de todas essas memórias, desses vestígios, desses conhecimentos dos quais não temos consciência e que alimenta nossa intuição. Estes são seus vestígios que nos permitem compreender a história, aqui estamos na postura de um arqueólogo

— O que você estava falando com eles? Sócrates pergunta a Hípias. Astronomia, matemática?

> *"Você não está lá", responde Hípias; essas pessoas sabem apenas contar. Na verdade, eu conversei com elas sobre arqueologia; isto quer dizer, da genealogia dos heróis e dos grandes homens, da origem das cidades e da maneira como elas foram fundadas nos primeiros tempos, e em geral de tudo o que tem a ver com a ciência do passado.*
> (Platão – *Diálogo do Hyppias*)

Ainda será necessário trabalhar nesse nível para compreender todo o poder dessa ferramenta.

O que se expressa toca ao infinito, e cada um de nós tem sede de infinito, e esse infinito precisa da simplicidade para ser.

Hoje, este bloqueio esvaneceu, e acolho com gratidão e simplicidade o que está acontecendo, a sessão se abre, assim eu me abro.

Nessa abertura, surge uma dimensão que nossos conscientes apagam.

Nessa abertura, é-nos dada uma dimensão de ser onde só temos que ser, estarmos receptivos, simplesmente receptivos.

Esse mistério é tão extraordinário e simples que pode se tornar embaraçoso.

Nesse espaço misterioso do ser é só observar o que se passa, na fluidez e na precisão, sem esperar, sem ideias pré-concebidas para acolher e deixar-se acolher pelo mistério dessa simplicidade.

Aqui está uma definição recebida na Escuta Sutil: O vínculo das almas. Assim é a Psicofania.

Qualquer coisa que possa ajudar o consciente de uma pessoa a enriquecer e eis que ela se organiza. Além das palavras, mesmo depois de várias leituras, ela faz todos crescer.

Tive a oportunidade de ser formada por Victoria Pellé Reimers, que está na origem dessa denominação: a escuta Sutil do Ser.

Ela é uma exploradora da sua vida, do seu inconsciente, da sua intuição, da sua alma e, numa das suas obras, *A voz que me ama* (p. 21), ela especifica sobre essa voz que fala no seu íntimo.

> *É uma prestação imediata que não tem expectativa, nem em relação a*
> *si mesmo, nem em relação a quaisquer resultados...*
> *Também não é particularmente mágico...*
> *Não é transcendental como a chuva que molha as calçadas e muda a*
> *natureza do ar...*
> *Também não é um pequeno truque de mágica...*
> *É logo ali*
> *Eu sou como você, você está lá e não é surpreendente...*
> *Eu não venho de uma fonte incongruente ou banal. Eu sou sua fonte,*
> *eu sou a ideia antes dela surgir em sua mente.*

Na página 162, Victoria cita o livro *Cartas a um jovem poeta*, de Rainer Maria Rilke:

Entrai em vós mesmos, sondai as profundezas,
onde sua vida se origina. É aqui que você encontrará a resposta para a
pergunta: deve você criar?
A partir dessa resposta, acolha o som, sem forçar seu significado.

Obrigada, Victoria, por esse período da vida em que os nossos caminhos se encontraram e se acompanharam.

De minha parte, o que me conforta nessa prática é a reação dos meus clientes:

"Sim, minha mãe falava assim."

"É verdade que ela sempre chamava os outros de 'Coco'."

"Eu também vejo o que você está descrevendo para mim."

Martine Garcin-Fradet especifica na página 28 de seu livro *E se nossos ancestrais falassem através de nós?*:

Na Comunicação Profunda Acompanhada (CPA), o objetivo é deixar emergir, na presença, no momento, o passado útil ao cliente no momento do encontro.
Esse texto, escrito em CPA, deixará emergir pedaços do passado úteis para viver o presente com maior consciência.
...
o objetivo é permitir que todos saiam de uma posição de vítima para se tornarem responsáveis por seu futuro e independentes".

Qual é o propósito deste trabalho?

Trazer para a consciência informações impossíveis serem obtidas de outra maneira, acolhendo-as de forma simples e aberta. Quantas gestações, possibilitando colocar as crianças no seu respectivo lugar entre os irmãos, detectar repetições, quando e onde aconteceu uma morte impossível encontrar, quais acontecimentos dramáticos dos quais os protagonistas falecidos não podem mais testemunhar e que explicam partidas, migrações, vidas paradas, mudanças.

O trabalho é feito em duas etapas:

A própria escuta. Nessa fase, o cliente recebe o texto que emana de seu inconsciente, depois um trabalho de compreensão, em dupla, terapeuta/cliente, por meio da história Transgeracional e os sentimentos do cliente, em sua capacidade de aceitar o que recebeu.

Esse trabalho de exegese pode por vezes ter vários encontros ou dar toda a sua dimensão um ou dois anos depois.

A partir dessa pandemia de coronavírus (2020-2021), aprendemos a **trabalhar à distância**, mesmo nesta técnica, e há agora terapeutas em todas as regiões.

Quando fazer uma Psicofania?

Esse trabalho é feito quando nos encontramos em um impasse, para remover um freio, uma forma de bloqueio na história do sujeito. Quando, apesar de todo o trabalho de compreensão e integração que foi feito, o cliente gira literalmente em círculos, repete, de novo e de novo, os mesmos bloqueios, as mesmas dores e mais uma vez levanta a mesma questão.

Surge então esse movimento que se instala entre terapeuta e cliente, uma linha emocional e põe em coerência a psique do cliente e sua compreensão intelectual.

Estamos nessa dimensão, nesse espaço aberto de que mencionamos anteriormente. Um espaço que se situaria entre o solo e o céu, ao nível do plexo solar "solo-ar", entre o peso do nosso corpo físico e seus sentimentos e a profusa leveza de nossos pensamentos que, como pássaros, constantemente passam por nossas mentes.

Entre essas duas zonas que para a maioria de nós são as únicas conhecidas, existe um espaço onde só temos que nos acolher.

O espaço da simplicidade e do encontro.

Em seguida, vem uma segunda etapa em que muitas vezes é necessário dar o máximo de significado possível ao texto.

Podemos, após esse segundo tempo, criar um ritual em resposta ao pedido das memórias ouvidas:

Juntar dois seres separados pela morte, um muito antes do outro;

tirar uma avó muito presente com seus netos para deixá-los viver sua própria vida,

cortar laços de apego muito fortes a fim de desapegar os mortos dos vivos.

Aqui estão alguns exemplos dos textos e trocas obtidos por esse trabalho:

1. **Carina**:

Uma garotinha para o avô, suspeito de incesto com as filhas e netas.

Vovô, sou sua neta. Tenho algo muito íntimo para te perguntar. Gostaria de saber se você tem abusado das crianças em sua família e em outros lugares, talvez...

— Isso é o que se chama ir direto ao ponto e me surpreende que você tenha coragem de fazer essas perguntas.

Não existem tais respostas diretas, não, mas...

Por que eu correria o risco de dizer a você o que eu nunca disse? Apresentar-me sob esse rosto que, de repente, me faz aparecer em seu mundo como um monstro, quando sou outra coisa?

A raiva aumenta... isso ressoa...

— Não quero saber como você pode pensar tal coisa de mim, não quero saber quem na nossa família pode ter deixado você pensar essas coisas e eu não quero responder a essa pergunta: ou dizer sim, ou não, nem tentando o que seria desajeitado, justificar-me de uma forma ou de outra.

Eu era um homem jovem, louco e poderoso antes de ser o avô que você conheceu e eu, sem dúvida, vivi vidas que você não tem que saber.

Eu sinto seu medo e pavor de me machucar e ouvir coisas que você acha que pode ouvir; mas não é tão simples e levará tempo para que possamos encarar tal história.

Diga-me: que marido você era, por que toda essa infidelidade?

— Isso também é direto. Você quer acertar as contas e acredito ser sua saída. Afinal, se é você quem está fazendo essas perguntas, pode estar certa e parecer um salto para um mundo mais luminoso e verdadeiro.

— Mas, é fácil para mim reconhecer que eu era um homem bonito, o que agradava essas senhoras é que eu bem aproveitei, outros diriam "abusei"... mas o que isso importa para você, minha netinha?

O ritual:

Num papel branco, colado no nome desse bisavô, essa cliente escreveu: "Aqui jaz um monstro, que seja esquecido para sempre". Por meio desse rompimento do vínculo, Carine se sentiu muito apaziguada e ela foi capaz de implementar técnicas de liberação emocional mais produtivas.

Isso não impedirá, mais tarde, quando vierem as palavras de arrependimento, fazer um ritual para reconciliar esse homem com sua história e sua família.

2. **Françoise para Marie Augustine, uma tia-avó que morreu de sífilis, segundo a lenda familiar.**

Conte-me sobre o seu casamento.

— Foi o alívio da minha mãe o meu casamento que já me comoveu.

Na verdade, esse casamento foi uma formalidade administrativa para aliviar o peso do medo e da preocupação da minha mãe.

Pessoalmente, esse homem era desconhecido para mim, no sentido de que eu não sabia o que fazer com ele.

Eu sabia administrar uma casa e tudo nela... nada mais. De resto, eu adivinhei, eu era desastrada e desajeitada, incapaz de achar agradável a vida de um casal e, acima de tudo, eu tinha certeza de que um marido morre mais cedo, vai embora e deixa a mulher sozinha. Era assim na nossa família.

Como não me investia no casal, não foi assim tão curioso que esse homem tenha ido buscar em outro lugar. Ele também não era particularmente apegado a mim e quando a vida me deixou eu quase não o via mais.

— Ele me transmitiu essa doença, quem mais? Ele foi o único homem que meu corpo conheceu. E eu tive ignorância na pele. Eu não sabia o que me deixava tão doente, perdi a cabeça e o final foi sombrio e cruel, pois a solidão e a ignorância me acompanhavam.

— Quando era criança, eu já atrapalhava minha mãe no trabalho dela. Nasci tarde demais, fiquei órfã. São histórias que eu não conhecia porque meu pai morreu cedo demais. Havia vergonha ao meu redor.

— Minha ignorância também das coisas desta vida.. Eu era um pouco simples, agora sei.

— Por duas vezes, pensei que ia dar à luz uma criança e isso não aconteceu. Rapidamente fiquei fisicamente incapaz de ficar grávida.

— Mas uma vida passa tão rápido... crescer e tentar entender esse mundo demorou, e depois ser a mulher do senhor, é uma função, mesmo se eu fui mais ridicularizada do que apoiada. Ainda tinha um papel neste mundo, e não foi fácil apenas atender aos pedidos de cada um.

O ritual:

Instituiu-se um ritual de apaziguamento, com o objetivo de conciliar essa vida com a de seus contemporâneos, bem como uma visita ao cemitério onde a tia está sepultada e a reunificação simbólica dos túmulos que foram espalhados por lá.

Porque nessa família, por acaso, as sepulturas não unem ninguém. Os filhos de um casal estão enterrados com os avós ou com os tios e tias, os casais são separados, a jovem esposa que morreu cedo é enterrada com uma tia-avó, mas na época da morte do marido, ninguém pensava em reunir o casal, em fazer um túmulo familiar que reunisse na morte aqueles que foram separados em vida.

3. Isabelle para sua irmã.

Minha irmã, minha querida irmã!

Como você pôde partir tão cedo? Eu estava sempre tentando te fazer entender que você tinha que continuar e que você teve uma filha, mas eu sei que as consequências dessa maldita droga te desgastaram até o fim. Eu me senti impotente, queria tanto te ajudar que fiz o que pude, mas não era o suficiente.

Ela ri às gargalhadas... É porque era o momento para mim... ela ri, ela ri..

— Tudo o que você diz está certo e verdadeiro, exceto que você tinha que ter essa experiência e, para fazê-la, tive que fugir dessa vida rapidinho, bem rápido sem pesar nem para mim, e aí foi a sua generosidade que me permitiu fazê-lo, porque sim, eu sabia que estava deixando uma filha sem mãe.

Mas também sabia que ela não ficaria sem mãe.

Sim, eu sabia bem que tinha que ir rapidamente.

Minha experiência foi deixar você aprender e eu ir embora o mais cedo possível para que minha filha pudesse viver uma vida com você como mãe.

— Você pode ter esquecido, mas isso já havia acontecido entre nós, justamente o contrário e eu tinha que resolver o mais rápido possível essa dívida com você..

— Dívida liquidada.

— Você está livre de suas escolhas e eu fico livre das minhas.

— Na próxima vez, podemos envelhecer juntas, com certeza. E o que não podemos medir hoje é o vínculo que nossas filhas tecem, graças a essa vida.

Não há ritual a fazer nesse caso. Essa jovem não pede nada e a atenção que é dada por sua irmã é um gesto de amor que lhe basta, tanto mais que aqui, justamente, é um gesto repetido. O ritual, se podemos usar essa palavra aqui, foi mais o presente que a irmã de Isabelle lhe deu, a compreensão do incrível, do incompreensível.

Os seres se encontram e têm experiências de vida comuns e complementares. Nós precisamos uns dos outros para fazer isso.

4. Uma jovem para seu companheiro falecido.

Você está precisando de alguma coisa, diga-me, porque entre nós foi uma linda história que me acrescentou muito em todos os aspectos.

— Gostaria de estar tão em paz quanto você e levar no coração a qualidade do amor que sinto neste momento da nossa conversa. Mas eu vivi uma vida boba, sem sentido e sem rumo, alinhando os dias uns após os outros, sem me perguntar o sentido.

Inocente!

— Culpado de ter sido inocente e de não ter procurado assim me fazer útil, mesmo na minha paternidade, eu perdi muitos momentos.

— Também, no final da minha vida, não aproveitei para compensar a nossa filha por todas as minhas ausências, minhas deficiências.

— Uma vida estúpida,

— Teria prazer em pedir perdão a ela se ela estivesse aqui. Passe para ela..

Nesse caso, também fizemos um ritual de apaziguamento, luz e ternura.

Essa cliente ainda estava emocionalmente ligada ao seu companheiro e grata pelo tempo de vida compartilhado entre eles.

5. Laura para Louise, meia-irmã de um tetravô

Por que você se foi tão cedo?

— Não foi com alegria no coração e precisei de muita coragem para deixar essa mennininha tão pequena e tão frágil nas grandes mãos de seu pai, que teve que aguentar o luto da pequenina.

— Senti-me deslizar para uma sombra de suavidade e não me contive, aliás nem sabia que eu poderia me conter. Dentro de mim as luzes se apagaram uma após a outra e a escuridão veio.

— Não é escuridão. É primeiro uma luz de sombra, como posso te dizer, é escuridão como veludo, quente, luminoso, terno, macio e reconfortante.

— Eu estava feliz por estar ali. Nunca tinha sentido isso antes.

Por que você me chamou?

— Você saberá dizer e tomar as providências necessárias. Você está tão longe na minha linhagem, mesmo distante, saiba que não vou te machucar. E então, você tem dentro de si mesmo as palavras para os outros.

O que você quer me dizer, então?

— Você já entendeu e conseguiu por quedas. Amor e tristeza se tornaram conhecidos por você e agora você pode trazer o que for necessário para os meus descendentes.

Quer que cuidemos de sua filha e dos filhos dela?

— Sim, e agora também de todos os seus... Mas você já conseguiu a pesquisa para isso e eu te agradeço.

Você não sabe, mas graças às suas primeiras abordagens já estou livre de um peso e da cinza.

Onde você está enterrada?

— Na minha aldeia. Onde ficou meu corpo não é o mais importante. E o amor pelo qual estive cercada simplificou minha partida.

— Eu vi meu neto crescer com seu pai, vi suas tristezas e suas alegrias e segui todos os seus passos.

O corpo não seguia... sem interesse, o corpo limitado e imóvel... e depois tão degradado.

Para Laura foi importante encontrar o túmulo dessa antepassada e homenageá-la e isso foi feito.

Depois de um sonho em que a cliente vê sua avó falecida e se sente libertada.

Gostaria de saber: Por que sonhei com você em outubro? Por que esse sonho de sua morte me libertou e me fez sentir um grande alívio?

— Minha morte não foi natural. Eu deveria ter vivido mais, eu queria, não, eu não queria partir tão rápido... e não vi que iria morrer.

— Estou agora trabalhando para entender o que aconteceu, e há pouco tempo que sei que passei para um outro nível. Eu fiquei muito tempo sem saber que a morte me havia levado.

— Minha vida de mulher foi uma vida de trabalho e filhos, não uma vida de amor e alegria.

— Quando meu marido morreu, fiquei com as crianças. Eles eram muitos e foi pesado tudo isso — todos esses filhos — e depois havia a terra. Eu não sabia o que fazer com ela. Procurei apoio e ajuda em todos os lugares, mas leva tempo para trabalhar, para ter os filhos e como fazer para arranjar outro homem.

— Isso não me interessava.

O que você achou do relacionamento de Juliette com Paul e do nascimento de Marie Thérèse?

— Eu gostaria que eles se casassem, não me importava. Fiquei com pena da minha filha, de vê-la também numa situação difícil. Os homens da nossa família parecem não querer ficar. Eu amei ver essa menininha chegando. Mas tivemos que trabalhar de novo e de novo, até ao fim. Juliette era para mim um grande apoio, mas os dias foram longos e difíceis.

— Meu bebê Roger não foi o primeiro filho a partir, mas eu o vi definhando e não pude evitar esse fim. Tínhamos muitas carências em nossa casa.

6. **Christine para seu bisavô.**

Eu sou sua bisneta, gostaria que você me contasse o que você viveu em sua pequena infância.

— *Então você quer que eu te conte sobre as pancadas, os tapas, o frio e a dor... você quer me fazer reviver as dores e as mágoas e também o ódio que crescia em mim, dia após dia, nesse período em que me dependia de essas duas fúrias, ligada infelizmente às vezes ao sentido literal?*

Quem são essas duas fúrias?

— *Uma mãe e uma irmã.*

Qual é a conexão com meu filho e sua deficiência?

— *Depende de você, mas a vida dele também é uma série de violências, que você só pode ajudá-lo a administrar, mas você tem certeza de imaginar realmente toda a violência que essa criança vive nele? Nesse mundo que o torna inadequado!*

Ele se adapta, constantemente, mas não tenho certeza se ele está feliz.

Você sabia sobre o abuso de seus filhos por sua esposa?

— *E as minhas... vergonhas* — cabeça baixa, lábios franzidos, ele tem vergonha —, *era uma vida de restrição, de lágrimas, de sofrimento, de tristeza, de medos. Ela era como minha mãe.*

E eu e eu!!

— *Casa de gritos, ódio, choques, objetos voadores, cortes, pancadas, queimaduras, noites sem sono, de refúgio no fundo de um buraco para finalmente ouvir o silêncio.*

— *Não, não tem amor aí dentro... e eu não queria ver. Acredita, eu me salvei no álcool, na ausência, meu refúgio, um buraco no campo. Uma caverna onde me escondi como um coelho medroso... e como eu estava com medo!*

Eu entendo tudo isso. Você precisa de algo que eu possa trazer para o seu bem?

— *Você poderia colocar doçura nas feridas, luz na minha toca, alegria nas minhas tristezas e canções sobre minhas lágrimas. Se você puder, então, sim, (suspiro) sim, faça isso, finalmente! E eu coloco minha maldita bolsa de velho medroso e eu que possa me refazer melhor.*

Sim! Encontraremos um ritual para você e voltarei para vê-lo.

O ritual introduziu um farol aceso como luz, para que a luz chegasse ao fundo da sua toca, e que todo o seu caminho fosse iluminado. Então utilizou algo macio e música... segundo a inspiração da cliente.

7. Corina

Muitas vezes vejo sua foto no quarto do meu pai, vejo seus olhos negros. Vovó quis abrir seu coração, Vovó me contou, eu preciso saber de onde venho, preciso ir mais longe, conhecer a história das minhas mães e tenho uma chave com você. Estou pronta. Você quer me ajudar, você quer me esclarecer?

— *Talvez seja mesmo a hora de se dizer coisas.*

Você pode me contar?

— *O que aconteceu não vai mudar, e ainda não sei se isso me deixa feliz ou triste. É muito triste compartilhar o que eu vivi, ninguém além de mim pode falar sobre isso e você vê, o que você pede está ao meu alcance... Se eu quiser... e não é tão simples.*

— Como te dizer, o que nunca disse, como abrir essa porta que demorei tantos anos para manter fechada... E veja como ainda dói...

— Não há palavras para descrever o que aconteceu... e não quero fazer esse esforço para lhe dar essas informações que, no momento, não podem passar por mim...

Mas saibam mesmo assim que paguei caro, que sofri a vida inteira e mais ainda com esse gesto aí...que ninguém deve fazer.

— Eu não admito, mas sim, reconheço que aconteceram coisas que não deveriam ter acontecido.

— Eu não admito porque realmente não sei bem por que aconteceu... Da minha parte, no que sou atualmente, existe essa sombra poderosa que esconde qualquer futuro, qualquer possibilidade de caminho...isso eu posso te dizer, porque é isso que eu vivo.

E alguns meses depois, numa outra escuta.

— Desde que conversamos sobre isso, esse caminho se abriu em mim. Quero falar de mim, da minha loucura e dos meus erros, mas não vou falar dela. Não seria justo, do meu ponto de vista.

Eu ainda não posso pedir seu perdão, porque não mereço perdão e esse trabalho (de perdão) é meu, diz respeito à minha evolução e o caminho que sigo e que aqui traço.

Quando chegar a hora certa, saberei e poderei me desculpar com ela, essa garota da qual traí a confiança do pai e que não fui capaz de liderar com minha vida de uma mulher de verdade.

Sim, é a ela que darei minha fúria e meu perdão porque ela é a única que pode colocar na minha cabeça uma mão gentil.

Estou cheia de raiva... (contra você).

Eu penso muito na minha mãe, na sua neta, na sua filha... e você pensa nisso?

— Não, prefiro não pensar nisso. Não é problema meu. Tenho muito para fazer por mim... como queres que possa cuidar "dessas vítimas"?

8. **Françoise para sua avó Pauline.**

Quantas vezes você engravidou?

— 12, 13, não importa, casei magra, jovem e linda. Depois fui uma esposa... quatro ficaram ao meu lado.

Os quatro que ficam ao seu lado, quem são?

— *O primeiro que ficou comigo me acompanhou ao longo da vida dos outros filhos, depois veio um segundo, que também não partiu e eles eram dois!*

Um dia, mais tarde, e mesmo agora, eles são quatro!

Você precisa de ajuda para si mesmo?

— *Esses quatro aí, eles precisaram, não sei o que estão esperando, mas não deveriam estar mais aqui. E eu também gostaria que eles encontrassem o ar para voar. É justo que quatro filhos fiquem assim com a mãe? Diga-me!!*

Você estava feliz?

— *Sim, linda, jovem e feliz. Antes, ...foi aquele primeiro bebê que projetou escuridão e dor em mim! Eu não consegui mais encontrar a leveza, a liberdade para ser eu mesmo, mas. Você vai me ajudar. Seus nomes: Henrik, Joseph, Piotr... Kadech.*

Farei um ritual para todos e também para você. Muitas vezes penso em você.

— *Gostaria de encontrar essa liberdade que tinha antes desse primogênito... E gostaria até de ficar velhinha e ter netos. Gostaria que essa vida que ainda está em mim fluísse e me deixasse enxergar outra coisa, porque eu sofro de ficar presa. Eu gostaria de ser uma avó com um coque de cabelos brancos e cheiros de panquecas e açúcar na minha casa.*

Como se chama esse primeiro?

— *Henrik*

Quem é ele?

— É a ruptura com a ternura e traz tantas preocupações, rigor, obrigação. Ele cola todas as penas das asas. Ninguém mais pode virar pássaro.

— *Porque ele está aflito, está com uma dor ainda maior que a minha e quer tudo para ele. Tudo! Ele pega tudo...*

— É isso. É uma história de amor terrível, possessiva, *ciumenta, violenta e assassina. Tão violenta que ela ainda está aí nessa vida.*

Eles se mataram em um acidente de carruagem. Ela morre primeiro e ele, no tempo antes de morrer, se agita, grita e fica louco...

Você teve muitas vidas...

— Mas você também....

E às vezes se misturam assim, quando é muito forte.

Idade Média! Nesse país... neve, classe social rica e culta. Na vida de Pauline, ela é psicologicamente frágil... Possessão, peregrinação...

A "decodificação" dessa Psicofania exigia imaginação.

Os quatro que ficaram ao lado de Pauline exigiram de Françoise muita reflexão, pois parecia que Pauline falou de seus filhos mortos, cujas almas permaneceram próximas a ela, o que Françoise sentiu muito bem.

9. **Uma jovem que entra em contato com a memória de seu irmão bebê morto.**

Meu irmão, eu não te conheço. Você preencheu nossas vidas desde que todos nós nascemos, os cinco que seguimos sua partida, aliás, uma partida que ninguém jamais entendeu. Você aceita me esclarecer?

— *Vou chorar de novo se eu voltar a esse tempo e não tenho mais vontade de chorar. Chorei demais; com um final ruim quando eu nem sequer tinha começado a existir simplesmente. Temos que reabrir as feridas?*

— *E eu não vejo como você pode me ajudar, não vejo como alguém pode me ajudar, ninguém pode me ajudar e muito menos me salvar, se é isso que você está pensando*

Não, não penso em salvar. Gostaria de entender. Talvez eu pudesse dizer as palavras que são tão difíceis para você... ainda tem tanta raiva.

— *Então diga essas palavras, eu não posso.*

Mãe?

— *Uma mãe, isso?*

A que todos nós tivemos, sim, provavelmente uma esposa muito jovem; ela foi amorosa com você?

— Acho que teria sido mais amado se fosse um bichinho de pelúcia, imóvel, sem vida; não, eu não deveria ter tido a mesma mãe que você.

— *Nosso pai não estava apto a ocupar um cargo de responsabilidade e então olhou para mim pelos olhos da minha mãe e distorceu tudo. Então eu morri de descuido, de tristeza. De tristeza de viver. De tristeza que a vida é.*

O que posso fazer para você?

— *Se eu fosse cínico, pediria para minha mãe vir me levar de volta, mas não estou esperando nada, na verdade. É que quando você teve tanta dor, um pequeno momento de glória deve ser bom, mas nem isso; é tarde demais.*

Mando flores para você, ternura, luz e as brincadeiras dos meninos que foram seus irmãos e irmãs e que você não conviveu.

Então, para sua mãe...

Mãe, onde você está, o que você está fazendo? O que você fez com seu filho?

— *Fazer é o assunto. Eu não fiz nada, não fiz nada por ele, não fiz nada no meu papel de mãe, não fiz nada, exceto vê-lo cair para trás e com uma terrível sensação de impotência quando bastaria que eu o pegasse em meus braços, mas eu não podia. Ele veio roubar minha juventude. Era impossível para mim assumi-lo.*

— *Eu fiquei ali, olhando para ele e que também estava olhando para mim e eu nunca esqueci o seu olhar. Ele me assombra.*

Mas para as outras crianças, como você foi?

— *Fui como "deveria ser", com o sentimento de expiação através de vocês todos, mas fiz o que tinha que fazer como mãe.*

E com ele, hoje você procurou o perdão?

— *Eu carrego essa cruz e não me pergunto se me perdoo porque eu sou imperdoável; é impossível me perdoar por isso.*

Posso te ajudar?

— É impossível, teríamos que apagar tudo e recomeçar esse ciclo, nos unirmos. Nada poderia se *repetir como antes*.

Estamos aqui em uma situação de impasse. Todos estão acampados em posições bastante definidas e a dor de um lado, a culpa do outro ainda são tão fortes que vamos precisar estabelecer uma separação para que todos encontrem silêncio e paz.

Mas em uma escuta seguinte, a mãe surge de forma diferente, levanta a cabeça e segue seu caminho.

O ritual:

Claro que começamos com o ritual de luz para os menores. Essa cliente era uma artista plástica, esculpiu para essa criança uma peça que representa as brincadeiras, as alegrias das crianças entre si, uma relação entre irmão e irmã, resultante de sua criatividade e de seu inconsciente.

Alguns meses depois.

Meu irmão, como você está?

— *Deixei meus brinquedos e estou crescendo a todo vapor.*

Você está em paz agora?

— *Suficiente para não ter mais medo.*

Então você fez bem. Ainda precisa de algo?

— Poderei me virar com todos esses professores próximos e poderei escolher sozinho o que será meu lugar no meu espaço de desenvolvimento.

10. **Fanny, alguns anos depois de um aborto.**

Marie, minha filha do aborto, como você está?

— Ainda estou apertando os dentes que tiveram problemas para crescer.

Você aceita minha ajuda?

— Se vier me ver com gentileza e não apenas para agradar a si mesmo.

Não é só benevolência e sim um pedido de perdão.

— Estou indecisa em perdoar e não esperei você para voar longe.

É muito bom e essa experiência que você quis viver certamente te trouxe alguma coisa.

Silêncio, beicinho, cabeça para o lado, queixo no ombro.

Apesar disso, ainda pensamos em você. Veja, nós te amamos. Você faz parte da nossa família, apesar de tudo.

— Isso é o que é bom para mim hoje.

Está ótimo. Você está livre. Agora te dou um beijo de adeus e bons ventos, bebê que eu não tive.

— Você ainda me tem. Bem, e isso é bom.

11. **A mesma cliente Fanny, explorando sua árvore genealógica, encontra um bisavô, Paul, que ficou viúvo de Marie muito cedo, depois casou-se novamente com Angèle. Por meio da Psicofania, descobrimos uma história de amor comovente entre Paul e sua primeira esposa, Marie.**

Marie, primeira esposa do meu bisavô, você quer se comunicar comigo?

— Mas estou perdida, estou numa pausa tão curta da vida.

O que aconteceu?

— Esse homem se casou comigo e sabia da minha fragilidade pulmonar.

Esse homem te amou profundamente.

— E a recíproca esteve presente dia após dia, esses dias que continuamos juntos para aproveitá-los ao máximo.

Você tinha o mesmo nome?

— *Os pais eram em comum. (na verdade, eles são de primos direitos).*

Você teve filhos?

— *Não foi aconselhado, nem previsto. Éramos apenas um para o outro.*

O que você precisa?

— *Encontrar o homem que amo.*

Ele se casou novamente, mas sempre amou você e sua segunda esposa nunca a substituiu em seu coração.

— *Tremo com essa notícia, que é tão maravilhosa para mim e meu desejo pode se tornar realidade. O lugar da primeira esposa será bom.*

Vou trabalhar para realizar o seu desejo. Agradeço suas respostas.

E eu confio na sua força. Obrigada e adeus.

Nesse pedido um pouco particular, o de reencontrar um antigo amor, foi aconselhado perguntar a Paul se ele concorda com um ritual de reunião.

Paul, meu bisavô,

Olá, acabei de me comunicar com Marie, sua primeira esposa, que se sente perdida sem você. Ela gostaria de encontrar você, seu grande amor!

— *Que alívio! Claro. Estou pronto para voar até ela. Além disso, nesta nova vida celestial, não conheci outras belezas.*

Você já teve duas esposas e o que fez com Angèle?

— *Nunca a vi, nunca a procurei. Mas com Marie, não ouso esperar tal realização porque meu coração já lhe está consagrado.*

Você tem outro desejo?

— *Eu te dou meu poder para ajudar Marie.*

Adeus e obrigado.

Esse amor, além do tempo da vida e da morte humana, é tão comovente que Fanny, a cliente, queria ir o mais longe que pudesse pelos seus antepassados.

O ritual:

Para reencontrar esses dois amantes, nossa cliente foi ao cemitério para trazer luz acendendo velas nas duas sepulturas: a de seu bisavô e a de sua primeira esposa. Ela conectou os dois locais com velas e flores idênticas, então ela desenrolou uma lã vermelha entre as duas sepulturas, no chão, para que nem o vento, nem a falta de jeito rasgasse esse elo e amarrou os dois fios de lã.

Ao mesmo tempo, em casa, ela organizou o ritual da luz e instalou uma novena.

Angèle, a segunda esposa, também teve a visita de sua bisneta, pois é essa segunda esposa que é a portadora da linha de Fanny.

Você é minha bisavó e eu conheço sua história. Podemos conversar sobre isso? Onde você está agora?

— *Continuo cuidando do sofrimento das mulheres em grupos de apoio e muitas vezes são questões de violência doméstica, mas eu não nunca sofri com a violência do meu marido, como a maioria delas.*

Eu sofri durante o meu casamento por ser a segunda esposa, mas aceitei esse papel desde o início. Não fui enganada, porém, senti falta de ser a mulher de um homem e um pouco do perfume de mulher me faria bem. O que você escolher para mim será bem-vindo.

Ok, é uma tarefa agradável e eu me sinto bem em estar em contato com você. Por muito tempo tenho procurado pela data e local de sua morte.

— Isso não é mais relevante, mas saiba que parti com 61 anos e morava com meu filho.

Nesse caso de trabalho na árvore, após acordo das três "partes", juntamos esses dois apaixonados e, acima de tudo, devolveu à segunda esposa uma dimensão feminina que lhe faltava; é assim que Fanny, cujo pedido no início do nosso trabalho era encontrar seu lado feminino e amá-lo, também encontrou o prazer de se cuidar como mulher, de entrar na compreensão de sua libido e expressar seu feminino interior tão bem amarrado por meio dessa experiência Transgeracional. Entre outras coisas, porque essa experiência feminina amordaçada se repetiu ao longo de sua vida em várias circunstâncias:

Era a terceira de seus irmãos, depois de duas filhas. Era esperada como um menino, o que gerará um nascimento particular. Sua mãe com o medo de não satisfazer o desejo do marido por um menino, se conteve e adiou esse nascimento tanto quanto foi possível.

Após um casamento rápido, Fanny se torna empresária, se divorcia e cria o filho sozinha por muitos anos.

Se sua sexualidade às vezes é desenfreada, ela sofre de anorgasmia e não entende a origem.

Ela vai precisar de um segundo casamento, com um homem respeitoso e amoroso para ousar trazer a si mesma todas as questões de sua origem, e ela mostrou grande coragem em enfrentar todos os seus sofrimentos e ousar explorar sua origem.

12. Contato com um companheiro muitos anos após seu suicídio.

— *Essa experiência não se deseja a ninguém. Se todos soubessem quanto custa desrespeitar as forças da vida, seríamos mais cuidadosos e seríamos mais respeitosos... mas foi essa lição de terror e susto que me ensinou isso.*

Então, desde que sobrevivi a mim mesmo, cuido dos outros o mais possível do que eles precisam.

De certa forma, troquei o meu terror pelo apoio e ajuda a todos aqueles que, no seu desespero, são os mais violentos contra a VIDA. Eu os acompanho na compreensão de que a Vida é única e que para cada um de nós assume uma forma muito particular, ligada a cada um de nós.

Podemos dizer que você se tornou um guia?

— *Um guia sabe onde e como orientar.*

Não alcancei esta graça e o que sei fazer é identificar as desgraças e sustentá-las.

É um trabalho muito grande. É por isso que à noite eu não ando por aí nos seus sonhos!! Eu não tenho conselho, mas o que eu sei é que ninguém pode ter o direito de influenciar ninguém e que a coisa mais difícil de implementar é a própria liberdade de escolha.

13. Olá, mamãe, tudo bem aí em cima?

— *Estou, não é bem o que pensei, mas estou fazendo a coisa certa e de fato acho minha conta.*

O que tudo isso significa...

— *Significa que acreditamos que a morte é o grande descanso, e não é assim. Também há trabalho para todos aqueles que querem trabalhar. E você me conhece: eu sou incapaz de ficar inativa.*

Então eu ajudo e também trabalho nessa vida que acabou de acontecer e no que preciso fazer para aprender.

Isso significa que você está infeliz?

— *Mas não, não estou infeliz, nem chateada, nem preocupada. Na verdade,* não tenho tempo para pensar nisso, e eu tento fazer o bem e me preocupar com isso.

Você está com meu irmão e meu pai?

— *Ah, esses dois estão muito além de mim, mas a comunicação é rápida e fácil e, às vezes, difícil (difícil dizer de vez em quando, mas é o que vem à mente na sua língua). As imagens vêm a mim e são eles que me enviam ternura.*

O que significa: eles estão muito acima de você?

— *Não é uma questão de hierarquia, nem uma questão de arquitetura, mas eles não perderam tempo e trabalharam assim que chegaram e, de fato, não é necessário que eu tente alcançá-los porque o limite entre nós não é bem um... E para entrar numa intimidade, aqui é apenas consigo mesmo. Encontre uma portinha, de resto o contato é feito do coração com todos.*

— É o que se chama purgatório?

Na vida, quando se estava vivo, era preciso dar nomes ao que se sabia. Apenas algumas coisas, aqui, além da compreensão e do conhecimento, há uma forma de fusão, que permite compreender sem saber; então purgatório... eu diria que não, é completamente diferente, depende inteiramente do que cada um de nós aqui quer viver... É engraçado falar isso!!!

Ainda há uma sensação de paz? Será que minhas orações têm um impacto para você? Isso significa alguma coisa?

— *Tenho certeza de que sim, que são suas orações e seus pensamentos em relação a mim que me dão esse poder e essa capacidade de não dormir. Tantos aqui ainda estão na cinza e no sono, olhos abertos e mente nublada.*

Essa mesma filha que pedia com demasiada frequência as suas notícias, a mãe pedia-lhe para que não viesse mais a questionar e que ela vivesse sua própria vida... foi um momento de ternura entre essas duas mulheres.

14. Marie

Uma filha zangada com a mãe, que não conseguia acender uma vela para ela. Conseguiu finalmente fazer este gesto uma semana antes da consulta.

Por algum tempo, pensei em minha mãe com tristeza e saudades. Antes de sua morte eu tinha raiva porque ela podia ser má.

O que você está fazendo?

— *Eu passo o tempo, observo quem chega, dou o caminho. Na verdade ajudo um pouco, eu acho, embora eu realmente não queira fazer isso; gostaria que acontecesse por conta própria.*

Não tenho certeza se entendi você.

— *Não importa, hoje eu vagueio, me distraio e mesmo sabendo que é necessário avançar, não tenho pressa.*

Estou melhor, me sinto muito livre, até pra faltar na escola, porque eu tenho que fazer por minha mãe e não estou pronta para isso.

O que você deve fazer por sua mãe?

— *Tenho que aceitar que ela nem sempre esteve presente para mim, tenho que devolver-lhe o direito de ter sua própria história e o que parece fácil é na verdade muita sabedoria para aprender e hoje eu ainda não quero crescer.*

No entanto, você seria mais serena e seguiria em frente.

— *Sim, você está certa, eu sei bem, mas há coisas, histórias e emoções que ainda não vieram e que preciso ver. Eu me dou esse tempo, é nesse sentido que sou melhor. Eu me dou tempo para entender tudo antes de passar para outra coisa.*

Estou muito surpresa com esse tipo de reação. Não parece nada com você.

— Eu preciso disso, desse tempo, dessa leveza, e não quero ser mais uma mulher de responsabilidade, de trabalho, de sempre fazer tudo, de fazer os outros felizes entre aspas. Com certeza eles sabem fazer tudo isso por conta própria. E quem faz o quê para mim? A partir de agora eu faço por mim. E eu levo o tempo que preciso.

Pense em você também, minha filha. Faça por você. Leveza e alegrias só para você.

Estou lhe falando francamente. Ainda estou triste e com raiva porque você realmente me irritou. Ouvir isso agora realmente me irrita.

— *Eu também fui criada assim, tive que morrer pra saber que não é o essencial. A leveza, a alegria, a ternura, isso é o essencial, e também o direito que você se dá de viver para si, apenas para você.*

Eu entendo sua raiva, e é bem-vinda, bem pensada. Você tem direito a essa raiva. Cultive a alegria, não é tarde demais. Isso é sabedoria.

Você pode pegar todos os conselhos que me mandou e reciclá-los lá em cima.

Ela sorri, e é indulgente.

— Seja gentil com você, me perdoe por não ser gentil. Eu não posso fazer melhor, não posso voltar sobre o que foi feito, apenas aprenda que você pode ser leve.

Como parte da Escuta Sutil do Ser, conforme descrito anteriormente, aqui estão textos para a vida de agora e para o cliente. Textos que não são contatos com nossas memórias do passado, mas talvez comunicações de nosso presente, expressões de nossas memórias do futuro.

15. Uma dor de garganta?

Isso não é um problema, mas uma pergunta que nunca foi feita e permanecerá sem resposta.

Você pode encontrar as palavras nessa criança que chora e faz tanto barulho e há palavras que não são ditas. As palavras da morte desejada; as palavras de morte esperada. Esse grande fracasso na minha cabeça que não pode parar. Eu vou morrer, com certeza. Você vai calar a boca no final. A criança quer pão, leite, ternura que a gente não pode dar e o horror se instala sem fim. O grito continua bloqueado.

Eu grito. Não estou com raiva, apenas grito. Eu grito pelos estragos e minha voz está morrendo. E a criança também.

Sobre isso não há mais nada a dizer, nada a dizer. O silêncio deve recair sobre a criança morta.

E as brincadeiras e risadas também serão caladas. Família que odeio e que quero deixar. Dá à luz e tempo e passagem para a dor.

Inconsciente do papai, o que você está me dizendo?

Eu te digo para continuar tentando encontrar descanso para essa dificuldade de vida.

Eu te digo para segurar a mão daquele que tanto sofreu e o ajudar.

Eu te digo para respirar com ele o perfume das flores e encontrar o sabor dos frutos.

16. Que alegria está crescendo em seu coração nesse momento?

E você tem a sabedoria de deixá-la guiar você e você a deixa crescer em você para criar espaço em si. Não pense que você está no fim do seu caminho. Ainda há espaços para explorar, há cantos que você ainda não explorou e que você está pronto para abrir hoje. Você pode estar surpreendido. Porque você não tinha pensado no que ainda resta para fazer. Tome força, tome fôlego e coragem, porque é aí de fato que o essencial começa. O que resta para fazer e também para pensar. Dar, retribuir e recomeçar. Você não esquece e encontra o que é necessário para essa busca. Nas palmas de suas mãos e também em seu coração. Recolha e ria, aliviado e sorria.

Nunca vai acabar na verdade, então ria de novo.

17. **Estou aqui para viver o que há em mim e não acabei de dar,** nem de regar, de permitir que seja ótimo. Estou na minha vida. E nas minhas costas, está a maneira de proteger os homens de si mesmos. Eu me preparo para nossas mortes, ou seja, para a dele e para a minha. Mas a minha é uma passagem colorida, cheia de celebração, de generosidade e sei que essa forma de preparar é o oposto de uma atitude mórbida, pois percebo tudo o que está vivo dentro de mim, por tudo o que transmito, tudo o que me anima e me torna presente nesse mundo, nesse espaço e nesse tempo. Estou indo para a festa da minha vida e é maravilhoso. É muito doloroso ver os buracos na vida dos outros, os buracos que só podem ser preenchidos por aqueles que os acrescentam, os acrescentam à força de se sentar neles. A diferença de postura é quase pior que um luto, que uma viuvez, porque eu vejo a morte, sim, eu a vejo como uma ausência de presença ao que é esse momento na vida.

18. **Agradeço ao céu,** à terra que me carregam e me mantêm viva, e presente a esse mundo, no momento certo para o meu trabalho. Agradeço à minha época, agradeço também a todos os colaboradores, os profissionais que abrem seus olhos e seus lugares para o meu trabalho. Vejo também o sorriso das minhas duas bisavós.

Eu não sou a vingança por suas mordaças.

Sou única no mundo, vivo minha vida que me pertence e saúdo a todas essas mulheres que vieram encarnar antes de mim, em um momento diferente para as mulheres, para o sexo, para as imagens, para as viagens. Eu sou a viajante do meu tempo, eu sou a autora que recebe a inspiração para dar essas imagens ao mundo. Eu deixo ir a ideia de que alguém está tomando conta da minha mente, aquele que inventa que sou eu quem controla tudo. Porque tudo me escapa ao contrário. Posso dizer sim, agora posso sorrir e trabalhar. Vou largar os porquês e os engates. Estou aqui e agora e é isso que me distingue de todas essas mulheres que vieram antes de mim.

Estou viva e para mim viver é trabalhar.

19. Estamos ao serviço e na confiança de um princípio que nos é dado.

Então, por vezes, as pessoas bem inspiradas podem se tornar guias para os outros. Acredito que foi isso que aconteceu comigo. Se tornar um guia para os outros, sem precisar de passar por um olhar de autoridade. E de alguma forma, o livro que foi escrito por mim e para mim está acabado. E eu não posso aceitar que uma pessoa de autoridade sobre a publicação decida até onde entrego o que há em mim. Eu não escrevi um livro para torná-lo interessante. Não sei por que escrevi esse livro, e se, no entanto, as coisas vieram a ser escritas mais a fundo nas páginas, nos parágrafos que os compõem, então virá do mesmo princípio daquele, que literalmente me empurrou para produzi-lo num ficheiro, para trazê-lo ao mundo.

Eu nasci inocente, minhas avós foram e permanecerão, por toda a eternidade, perfeitamente inocentes, meu pai nasceu inocente e meus filhos nasceram inocentes. Estamos juntos aqui para o maior mistério. Estou ao serviço desse mistério, e agradeço a quem me acompanha pelos belos caminhos dessa paisagem que perdemos de vista quando acreditamos na ficção de que tudo vem de nós.

Na verdade, o próximo ciclo é um ciclo da inocência redescoberta, porque mergulho nos braços da vida para descansar lá.

Nota de alegria
Quanto mais simples, mais justo é

Capítulo 5

A Alquimia da Árvore: O Genograma ou Genossociograma

A DANÇA DA ÁRVORE

O trabalho da árvore genealógica é feito em sessões individuais, face a face com o/a terapeuta, e o cliente desenha sua árvore na forma de um genograma.

Do grego genos, que significa "nascimento, origem", e gramma, "escrita", o genograma significa, etimologicamente, "a escrita da origem".

Para entrar no que chamo de *"a dança da árvore"*, colocamos em uma parede, verticalmente, para começar, duas folhas de cartolina e, conforme necessário, adicionamos mais algumas para expandir a família; o cliente começa a desenhar sua árvore, partindo do que ele deseja, seja ele ou seus filhos, ou uma avó muito amada, um pai, e progressivamente, ao longo de encontros e acréscimos, a árvore se desdobra.

A escrita vertical, sobre um formato inusitado, permite expressões do inconsciente que o corpo marca bem durante o desenho. Tudo então faz sentido e dá pistas ao terapeuta atento. A forma, o lugar que ocupam os símbolos na escrita reta ou tracejada e as conexões que terminam ou que permanecem abertas. E tantos sinais ainda por ler, o corpo que se esmaga, recua, desdobra, que ri ou que chora segundo o antepassado mencionado.

Essa ferramenta reúne todos os membros de uma mesma família, guardando os códigos genealógicos. As mulheres são representadas por círculos e os homens por quadrados ou triângulos. Os elos que unem os casais são transcritos conforme o caso em linhas retas sólidas (se forem casados) ou pontilhadas (se forem concubinos). A seguir, de uma união, aparecem as crianças (todas as crianças), assim como todos os projetos de crianças tal como os abortos espontâneos, as gestações interrompidas... Tanto quanto possível em ordem cronológica, a fim de que a ordem certa de nascimentos apareça na fraternidade.

Então cada um é caracterizado, segundo os sentimentos do cliente, em tudo o que deixa sua marca no mundo, suas datas, seus lugares de vida, seus estudos, profissões, qualidades, defeitos, hobbies, amores, prazeres, o papel na família, a postura relacional com o cônjuge, filhos, netos, amigos. Todas as informações demográficas, culturais, profissionais, médicas, comportamentais, históricas, sociais, associativas são úteis para nós e são colocadas à medida que as entrevistas progridem.

Segundo os nomes que se estabelecem, e de acordo com a maneira como são desenhados e colocados no papel, surgem as relações afetivas que tecem os seus laços entre os membros dessa família e o cliente, que permite fazer suposições que verificaremos de acordo com as informações que receberemos. Esse genograma ou geno-sociograma é para o terapeuta uma ferramenta de interpretação subjetiva, deixando um lugar importante para a leitura intuitiva, ou que outros denominam leitura transpessoal ou contratransferencial.

Dependendo das cores usadas, veremos aparecer os amores e desgostos de uma família, as doenças, os aspectos positivos e as dificuldades, as mortes prematuras... A flexibilidade da ferramenta permite redescobrir coisas que você sabia ou descobrir outras que você não sabia sobre a sua própria família *"Ah, sim, não tinha visto dessa forma!"* para ver imediatamente os laços invisíveis até então e avançar no próprio ritmo do cliente. Alguns colocam muito rapidamente tudo o que sabem sobre a genealogia de sua família, e em seguida fazem uma leitura do psique familiar; outros demoram mais, pedem para voltar em um ou outro, escutam e entram no esforço de compreensão à medida que avançam.

Quando a árvore ocupa todo o espaço da parede, aparece toda a família. É possível meditar então sobre toda essa construção para tirar o desejo de recriar vínculos ou, pelo contrário, abrigar-se de um galho muito pesado, ou mesmo colocar a árvore de cabeça para baixo para não sentir mais o peso desses ancestrais, mas, ao contrário, para dominar essa história de onde viemos e subimos ao céu. Não carregar mais, mas ser carregado!

De fato, a árvore tradicionalmente representa a família de cima para baixo, as gerações mais antigas no topo e as mais recentes, ou seja, as vivas, embaixo.

Já aconteceu algumas vezes de o cliente inverter essa forma e espontaneamente desejar ocupar o lugar mais alto.

Tudo pode ser feito: recortar, colar, esconder, descobrir, ampliar pelo meio traçando uma linha de corte e colocar uma folha em branco no centro, ou embaixo, para dar um assento de cima para trazer ar. Esses pequenos centímetros quadrados de papel falam poderosamente.

O GRUPO NO TRABALHO

Essa abordagem da árvore genealógica é a mesma nas consultas individuais e em grupo, e pode desenrolar-se de várias maneiras.

Entre um grupo de trabalho prático, um grupo de aprendizagem no qual a teoria ocupa um lugar igual ao da prática, ou um grupo de supervisão em que os casos são partilhados, explorados, definidos e abertos a outras formas de resolução. A abordagem é a mesma.

A dança da árvore.

A leitura das informações nela contidas e suas interpretações.

Os elos em todas as suas qualidades, dores, e traumas.

As hipóteses que podem ser feitas e as pistas que os apoiam.

Em grupos de supervisão é importante ajudar o profissional a compartilhar a história do seu cliente e a sua própria, porque naturalmente a pedra no sapato de um será a dificuldade não resolvida do outro.

O trabalho em grupo, poderíamos dizer também trabalho DO grupo porque, mesmo que no início todos estejam um pouco contidos, muito rapidamente uma identidade particular toma forma e o hábito faz com que cada grupo seja construído em uma ordem e direção bem definidas, que ao começo, conhecidas apenas por ele.

É normal, afeta tanto a intimidade, a família! É o lugar de tantas tristezas, sofrimentos, lágrimas, brigas, disputas e também, conforme as histórias de cada um, o lugar do aconchego e do amor!
Uma família é tão paradoxal!
Josiana.

Então, forma-se um grupo de cinco ou seis pessoas que desembarcam e das quais não sabemos nada e, em particular, nem suas intenções, nem como eles se situam no relacionamento.

Porém, ao longo dos encontros, rapidamente percebemos que a mesma dor, a mesma doçura, a mesma contenção, às vezes as mesmas decepções nos prendem, como em uma família!

Além da energia do grupo, a gemelaridade simbólica que encontramos nas datas, nos nomes, nas afinidades profissionais, às vezes as mesmas chaves de nascimento, além de tudo isso, temos tanta sede do outro, tanta necessidade desse lugar excepcional que, no grupo, sem que ninguém perceba, as palavras correm lentamente com as lágrimas, ao mesmo tempo que se toma consciência, se instala progressivamente a paz, a gentileza, a ternura, o amor e o respeito pelos outros e por si mesmo, assim como a absoluta certeza de ser único e singular e de ocupar um lugar nesse mundo que ninguém mais pode ocupar.

Esse lugar do grupo, onde a palavra de cada um é livre para dizer, na medida de cada um, sem julgamentos, sem restrições, rapidamente se torna um lugar excepcional para se estar.

Em primeiro lugar, praticamos o acolhimento e a total ausência de julgamento, e, para muitos de nós, esse lugar continua a ser o de uma palavra originária e original, permitindo-nos explorar, por vezes pela primeira vez, o começo de nossos traumas.

Nesse lugar de trabalho incessante e de vontade constante, mesmo que cada grupo seja diferente, todos vivem uma aventura emocionante!

O grupo é um espaço de acolhimento e respeito com uma função de segurança afetiva que permite um trabalho frutífero!

Nesse espaço de acolho, às vezes podem se manifestar explosões de raiva, de mágoa, violência em cada um de acordo com sua história. Como numa família, na qual a base é tanto nossa dor e trauma quanto nosso desejo de encontrar ou gerar espaços de paz!

Todos têm a mesma estrutura e, no entanto, ninguém é igual. Todos falam de dores, traumas e ainda assim sua identidade é marcada muito rapidamente e, como os filhos de uma mesma família, eles não se desenvolvem todos nas mesmas dimensões, nem da mesma maneira.

Eles recebem as mesmas informações, as mesmas instruções, as mesmas referências e, ainda, cada um explora uma criatividade única e, em cada grupo, cada um é livre de explorar o mundo que lhe é oferecido com esse trabalho. O tempo que passa é, sem dúvida, o único limite a essa exploração que o grupo faz em cada uma de suas dores carregadas pelos integrantes individualmente.

Mas não esqueço o efeito posterior, quando cada participante sai do grupo, e volta para seus hábitos, sua rotina, durante esse tempo entre dois encontros.

Nesse momento específico, é feito um trabalho de sedimentação que desenha novas paisagens, na maioria das vezes em silêncio. Cada um sentindo as raízes de sua história.

Nesse tempo, os sonhos, os incidentes, as sincronicidades, assim como todo o trabalho do inconsciente recolocam cada aquisição em perspectiva, fornecendo informações adicionais e compreensão, possibilitando abrir novos caminhos.

A maior conquista do grupo será sair de todo condicionamento egoísta, familiar e social para acolher com uma simplicidade semelhante à sabedoria do que vem de cada um deles "de mim, para mim, quando expressa a verdade do meu ser".

O trabalho do Antepassado Guia ajuda a atingir esse objetivo, a concretizá-lo e esse tempo de autointrospecção, tempo consciente, marca um antes e um depois para todos aqueles que se entregaram a ele porque é uma expressão pura e simples do nosso inconsciente.

ANTEPASSADO GUIA

A construção do Antepassado Guia é um dos propósitos da exploração da árvore genealógica.

Dá um lugar de destaque à expressão do nosso inconsciente e ouvir essa expressão é rico em significados e descobertas.

Pascale Reynaud fala sobre isso em um trabalho conjunto com Elizabeth Horovitz intitulado "Libertando-se do tempo genealógico", em forma de entrevista no final do seu livro.

O Antepassado Guia é uma construção mental resultante do trabalho do inconsciente e só pode ser feito depois de entender sua história genealógica.

O inconsciente familiar e o inconsciente pessoal trabalham juntos nessa elaboração para dar uma forma precisa ao "ancestral" e estabelecer um diálogo com ele.

Jung o chamou de Amigo Interior.

Esse Antepassado Guia não é um dos nossos pais, pois isso o limitaria à nossa história genealógica. Ele surge do trabalho compartilhado no grupo, da compreensão do cliente sobre sua história e nos leva a um mundo imaginário, até simbólico, e constitui uma ponte entre a realidade e o imaginário.

Como no conto da serpente verde de Goethe, é uma entidade composta, com suas fragilidades, porque ele só existe e é funcional sob a poderosa energia de seu criador.

Graças a ele, em um tempo imaginário, não orientado, podemos agir sobre nosso futuro usando nosso passado, mas também agir sobre o nosso passado, sem constrangimento. Contando com a imaginação, nós trabalhamos em um nível simbólico do sujeito.

A ambição do Antepassado Guia é elaborar algo que irá criar.

Essa construção pode ser feita individualmente ou em grupo. Eu experimentei mais o grupo, seja nas oficinas que visam especificamente essa construção ou em seminários de estudo que exploram mais profundamente todas as facetas do Transgeracional, das quais essa descoberta será o ponto alto.

A elaboração do Antepassado Guia é o tema do nosso último seminário de estudo. Na maioria das vezes em imersão, porque sonhos e sincronicidades são fortemente expressos, trazendo a essa obra uma dimensão muitas vezes inesperada.

Essa construção é uma continuação lógica do trabalho que nos uniu por muitos meses e é feito com suavidade e fluidez, ou seja, sem constrangimento, sem medo, sem dificuldade para cada participante que deve então se sentir muito confortável.

Além disso, o grupo é extremamente dinâmico e a pluralidade de inconscientes que o constitui traz uma grande riqueza de pontos de vista e compreensão para cada um. Falamos sobre isso um pouco antes.

O Antepassado Guia é desenvolvido em três etapas:

1. A mandala psíquica e a descoberta do Antepassado Guia;

2. A construção do quadrado mágico e as associações resultantes;

3. O ato da passagem.

A 1ª etapa do desenvolvimento do Antepassado Guia: A Mandala Psíquica

Partimos da História da nossa família e vamos eleger dois antepassados tão diferentes quanto possível, os mais diferentes na árvore, a fim de mudar a percepção do sujeito e permitir, assim, que ele esteja em contato direto com seu inconsciente e para dar à nossa construção uma ampla gama de possibilidades, seja de gêneros diferentes, de diferentes ramos/linhagens (paterno e materno) e de diferentes gerações.

Essas diferenças criarão um composto de nossas duas famílias e, assim, combinarão essas duas linhagens paternas e maternas, fusão no sentido da liga de mercúrio e outro metal. Vamos criar um objeto baseado em substâncias heterogêneas que acabaram se misturando, unindo e criando algo novo. Um verdadeiro trabalho alquímico!

Então, vamos construir, escrever, inventar, deixar vir dois textos de cada um dos dois ancestrais escolhidos, pelo que sabemos sobre eles, mas também pelo que nosso inconsciente sabe sobre eles.

"Criar um personagem que vai emergir da nossa vida é uma experiência estranha que nos tira de uma história que achávamos que conhecíamos, que fizemos uma crença familiar e de onde vão extrair um simbolismo para avançar para uma síntese unificadora dos dois ramos da família."

O Antepassado Guia deve estar ancorado em uma realidade tangível pois, mesmo que seja uma figura histórica, torna-se uma pura criação de nossa parte; é apenas um suporte, criado na ligação da nossa história e que animamos com nossa própria energia criativa.

As duas histórias

Combinam dimensões reais e imaginárias a partir do que sabemos: um nome de cidade, uma idade, uma profissão, um determinado ano, uma anedota de vida e dar substância a partir desses elementos simples, para escrever uma história por ancestral. Falamos em seu nome seguindo nossa inspiração, fazemos com que digam *"eu"*. Essas são cartas que eles nos enviam.

A árvore genealógica é uma ferramenta de projeção e a história dos participantes é uma ferramenta de apropriação.

Nessas cartas podemos pegar nossa história nas mãos, deixar a escrita nos surpreender e nos ensinar. Esse é o momento de deixar ir completamente e colocar total confiança em nosso inconsciente, sem limites ou julgamentos. Isso não é literatura e nenhum julgamento vai atrapalhar esse processo.

Aí a gente lê as histórias para o grupo uma vez, às vezes duas, três vezes.

Cada um anota o que o toca, mais particularmente as palavras-chave das duas histórias, as imagens fortes, todos os significantes, como datas, idades, lugares.

Nós vamos partir de um exemplo, o do trabalho de Agathe, que seguiremos ponto a ponto.

Aqui vai o primeiro texto de uma avó.

Meu pai era marceneiro. Minha mãe veio da aldeia vizinha onde o pai dela era jardineiro. Tinham quatro filhos. Conheci minhas duas avós.

Antes de nascermos, nossos pais tiveram um filho, Louis, mas ele não viveu muito. Morreu aos dois anos e meio.

Depois crescemos. Minha irmã e eu éramos duas meninas despreocupadas. Joana se casou primeiro e eu, depois, com Jules.

Mas a vida não nos poupou.

Enquanto eu trabalhava no açougue de cavalos, com Jules, perdi minha pequena Odette que tinha ficado com minha mãe. Ela morreu durante a noite com a idade de 1 ano. Jules e eu choramos muito com o desaparecimento de nossa garotinha. O Alberto já tinha nascido e vivia conosco. E então eu engravidei de novo e uma menininha nasceu e que também chamamos de Colette.

A guerra de 14 foi declarada. Jules foi convocado e fiquei muitos anos sem vê-lo.

Quando nos encontramos novamente, após sua liberação, ele estava doente, porque foi intoxicado com gás. Felizes de nos reencontramos, eu logo fiquei grávida de novo e nosso pequeno Philibert nasceu. Oito meses depois, Jules partiu no dia aniversário da morte da nossa pequena Odette.

Fiquei sozinha com meus três filhos, Albert, Colette e Philibert, o qual tinha apenas oito meses. Os dois mais velhos experimentaram minha dor e me apoiaram na criação de Philibert. Eugene também, o irmão mais novo de Jules.

Ele me apoiou nesse infortúnio, mas eu nunca mais fui a mesma. Minha mãe também se aproximou de mim e nós enfrentamos essa dor juntos.

Eu tinha apenas 32 anos quando Jules morreu, mas minha vida foi destruída. Eu não queria impor outro homem aos meus filhos e, de qualquer maneira, minha mãe teria me impedido.

Eu vivi tristemente, nunca muito longe de onde nasci, numa extrema solidão. Eu tinha muito ressentimento. Eu não fui legal com os meus amigos; eu estava fechada numa carapaça de tristeza. Como adulta, eu era como uma criança perdida nesse mundo. Eu tive dificuldade em viver. Às vezes eu era muito desagradável.

Nesse primeiro texto, o elemento natural que surge é a madeira, mas também o sangue, proveniente do açougue de cavalo e então teremos que sublinhar a morte das crianças.

Aqui está o segundo texto de Agathe: um bisavô

Aos 15 anos, tive que lidar com a perda da minha mãe, de quem era muito próximo. Ao mesmo tempo, experimentei com Elise uma vida feita de amor. Assim que a vi, eu a amei e fui amado de volta. Sua presença me ajudou a superar a perda de minha mãe. Nós nos casamos e nos estabelecemos onde seus pais moravam.

O pai dela era ferreiro e eu também. Aprendi esse ofício e me estabeleci como tal. Meu pai permaneceu na aldeia desde a minha infância e continuou sua atividade de fabricação de tamancos com meu irmão Filipe.

Nós nos apaixonamos e tivemos três filhas.

Um dia, quando Elise veio me ver em minha oficina. Um feixe de ferramentas pendurado no teto se soltou e caiu sobre minha esposa, que morreu diante de meus olhos. A partir daí sofri muito. Além de ter perdido o amor da minha vida, me senti tão culpado! Eu deveria ter amarrado aquelas ferramentas de volta há muito tempo. Eu queria me deixar morrer. Foram minhas pequenas que me trouxeram de volta à vida. Aos poucos, eu voltei ao trabalho, mas minha dor ainda era muito forte. Eu fiz o meu melhor para as pequenas...

Alguns anos depois, disse a mim mesmo que ter uma mulher ao meu lado me ajudaria a superar essa mágoa. Casei-me de novo com Babette que fez tudo o que pôde, até me deu uma nova pequena.

Mas, novamente, fui confrontado com a perda de um ente querido. Uma das minhas pequeninas, que também ficou entristecida pela perda de sua mãe, entrou na água para se juntar a ela. Meu coração não conseguiu se recuperar da perda de minha adorada esposa que me dera tudo e, aos poucos, fui afundando, a tal ponto que Babette partiu com a nossa criança. Eu me entreguei ainda mais à tristeza...

Nesse segundo texto encontramos novamente a madeira, depois o fogo e o metal, os elementos naturais e, novamente, a perda, a dor, o luto, a brutalidade da morte de crianças e a dificuldade dos adultos de se levantarem desses dramas.

Segundo os participantes, as imagens materiais que serão apresentadas serão diferentes, mas todas terão o mesmo papel: dar suporte à imaginação e entrar no simbolismo íntimo do sujeito.

Exemplos de imagens:

Um vestido de algodão, o peso das mágoas do mundo, o peso dos tamancos, a partilha do amor, madeira dourada de suas mãos, a asa da borboleta, a força do ursinho de pelúcia, o brilho da sua profunda gentileza e tantos outros. Para Agathe era: *"ascensão social e dor incurável"* e também *"entrou na água para se juntar à sua mãe"*.

A Mandala Psíquica

A construção da mandala psíquica nos permitirá sair da realidade e entrar no simbólico do participante e para cada um deles apoiar se nessas imagens.

A mandala é desenhada a partir das histórias, das quais vamos extrair as palavras-chave, as imagens materiais e os elementos naturais que serão o ponto de partida.

Qualidades naturais: são elementos naturais em jogo e localização geográfica, água, fogo etc.

Qualidades sociais: em toda família há uma falha (fraqueza, ponto de ruptura) e um poder (compensando a falha).

Qualidades culturais: Como transformamos essas dificuldades (as ferramentas, o que põe em movimento) e o contexto (que vai englobar do ponto de vista cultural o que encontramos anteriormente), a capacidade de adaptação e o que resulta para a família.

Qualidades históricas evocam o tempo dos acontecimentos e o percurso percorrido pelas personagens.

Na primeira rodada, qualificamos as áreas de acordo com sua distribuição e a história dos nossos ancestrais escrita nas cartas.

Tudo será requalificado na segunda volta e, novamente, na terceira volta, entrando cada vez mais profundamente na simbologia do sujeito.

Aparece então esse personagem que constitui o Antepassado Guia. Você pode ouvir um nome, ver uma imagem imediatamente ou um pouco mais tarde, durante um sonho ou por acaso...

É um objeto que deve funcionar por si próprio, podendo intervir até no nível dos sonhos. É uma construção animada, portadora de alma, de anima (*alma*), daí o grande número de sincronicidades vividas nesses momentos. É assim que a mandala psíquica é desenhada:

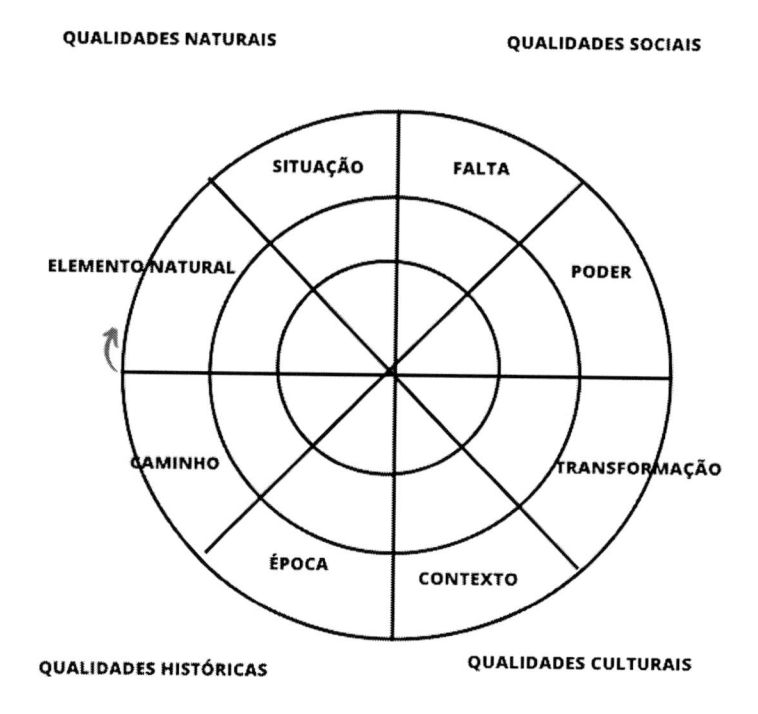

Essa mandala é desenhada em três círculos concêntricos, da periferia para o centro, símbolo do caminho para as profundezas do inconsciente do participante.

As primeiras qualidades exploradas serão as qualidades naturais, a partir do elemento natural resultante dos textos que acabamos de ver. Nesse caso, madeira e fogo. Então colocamos a situação, ou seja, o local onde está localizado o elemento natural.

No segundo eixo, definiremos as qualidades sociais e indicaremos o que acontece nesses lugares, definidos no primeiro eixo e essas qualidades diminuirão uma falha, um ponto fraco e um poder, ou seja, como podemos compensar a falha.

No terceiro eixo, o das qualidades culturais, tocaremos na ferramenta de transformação usada por nossos ancestrais e em que contexto ele será desenvolvido.

No último eixo, o das qualidades históricas, definimos a época e depois o caminho usado por esses ancestrais.

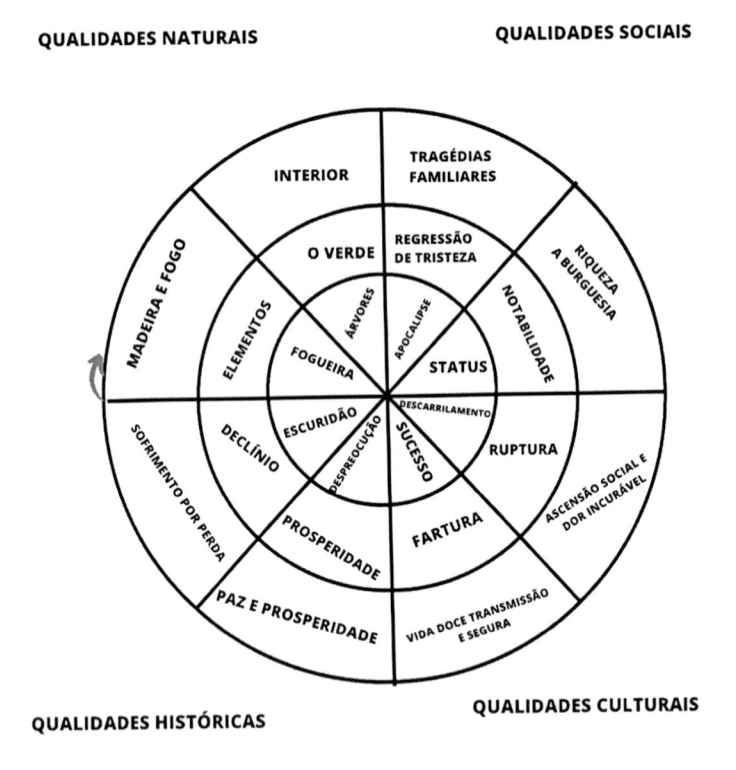

Para Agathe, aqui está a mandala que toma forma por meio das palavras que vêm naturalmente e depois vêm as associações de ideias.

Num segundo momento, essa mandala é relida na simbologia que evoca o inconsciente da participante.

Os nomes que vieram à mente de um e de outro participante no grupo são:

Émile Zola

Victor Hugo

São João Batista

Ezequiel

Gustavo Eiffel

Melusina

Tudo tão diferente, mas não esqueçamos que é a energia e a personalidade dos personagens mencionados aqui. É por isso que você pode ver tantos indivíduos diferentes aparecerem e ainda assim todos eles terão um ou mais pontos em comum.

Na maioria das vezes é um personagem conhecido, mas às vezes surge apenas uma imagem global, um lugar, uma música, uma cor.

O importante é nomear esse Antepassado Guia, seja ele um personagem real, histórico ou de romance, um ator, um artista, um escritor, um político ou uma mulher. É claro, isso nos permite entender que esse personagem simboliza para nós uma energia de criatividade, uma coloração específica do nosso estado, nossa necessidade de evolução pessoal e nossa identidade profunda.

Quer esse ser histórico tenha deixado ou não vestígios identificáveis no plano da História, isso nos permite torná-lo tão real quanto possível para nós. Ele pode ser bem conhecido ou menos; ele é simplesmente um suporte, a maneira como a sentimos é nossa criação. O Antepassado Guia foi criado em relação a nós.

> *"Criar um personagem que vai emergir de nossas vidas é uma experiência estranha, incrível, que nos leva de uma história que pensávamos que sabíamos e que de qualquer maneira não sabemos desde que foi relatado, que foi distorcido e que o entendemos com nosso discernimento que não é a dos personagens em jogo."*
> (Pascale Reynaud)

Esse trabalho específico nos permitirá extrair um simbolismo que nos levará à síntese unificadora dos dois ramos da nossa família.

Em um seminário de estudo, uma participante optou por Johnny Hallyday. Ao sair, ela me disse: *"Não, não concordo muito com isso, pensei, não é possível esse homem aí!"*.

Bem, proponho falar sobre isso um pouco mais tarde. Ela entra no carro, liga o rádio até chegar em casa e ouve *"Que eu te amo, que eu te amo⁵."*.

Não precisa inventar... A realidade é mais forte que a ficção!

Agathe escolheu Émile Zola, que encena o épico familiar do Rougon Macquart; ele cria um poderoso mundo ficcional, habitado por questões angustiadas sobre o corpo humano e o corpo social.

Temos os Rougons, uma família legítima, de pequenos comerciantes e da burguesia da província. E os Macquarts, um ramo bastardo, de camponeses, caçadores furtivos e contrabandistas, que enfrentam um problema geral de alcoolismo.

Os Rougon-Macquarts dão origem a descendentes com cinco gerações. Alguns membros dessa família alcançarão as alturas da sociedade do Império, enquanto outros irão afundar, vítimas de fracassos sociais e de sua hereditariedade. Portanto, é um negócio de revelação do corpo social, mas também do corpo humano em seus recessos mais sombrios. Zola quer mostrar como se transmite e transforma, na mesma família, um defeito genético, o que implica a utilização de uma genealogia que o romancista não deixará de aperfeiçoar ao longo da elaboração do seu trabalho.

Iremos então conhecer o Antepassado Guia por meio de uma sessão de sofrologia, que induz uma mudança de consciência ou de tipo sonho acordado. O objeto dessa pesquisa em si é então entender quem é esse Antepassado Guia, qual é a sua busca, quais são os obstáculos e como ele pode nos ajudar.

No exercício do contato com o Antepassado Guia, Agathe receberá óculos, (pode ser bifocal) e será banhada por uma linda luz azul.

A beleza desse trabalho é que o Antepassado Guia surge da pesquisa compartilhada no grupo, ou individualmente com o terapeuta. Isso nos leva para o mundo do imaginário e constitui uma ponte entre realidade, imaginação e simbolismo.

> *"A atitude simbólica resulta de uma certa concepção da vida que atribui um significado a qualquer evento, grande ou pequeno, e dá a esse significado mais valor do que o próprio fato".*
> (Jung, *o homem e seus símbolos*)

---

⁵ *Música conhecida e cantada por Johnny Hallyday.*

Na ação sobre o imaginário, todos os eixos do tempo, tanto do passado quanto do futuro, são postos em ação. É isso que esse trabalho nos faz entender.

A via simbólica nos conecta a todos os tempos da humanidade em uma expressão plural carregada por um significante simples.

O tempo orientado, aquele que chamamos de tempo histórico, parte do passado para ir em direção a um futuro. O sujeito está em algum lugar nessa linha de acordo com sua idade. Os ancestrais são registrados nessa linha do tempo antes de você.

Enquanto o tempo imaginário permanece sem orientação, sem direção definida para antes ou depois e, a partir de um ponto, podemos agir, sonhar, imaginar ao longo da linha.

Graças a essa abordagem, a imaginação nos permite sair da árvore genealógica.

E o que diferencia a descoberta do Antepassado Guia de outras abordagens de desenvolvimento pessoal que trabalham essas questões e desvendam histórias é permitir que algo seja criado. A ambição do Antepassado Guia é ainda maior: ela elabora alguma coisa que vai criar.

É estabelecer algo que terá seu caminho e estabelecer vínculos.

A dimensão criativa é central aqui. E como vimos anteriormente, ela é uma das aquisições de uma obra psicológica.

Propomos *"criar sobre o objeto psíquico a partir do psiquismo do sujeito. Essa é a originalidade do Antepassado Guia. Ele é um objeto criado.*

O grupo é importante, permite a cocriação em duas dimensões: uma pessoal, a do sujeito que conta sua história e outra, específica da criação do grupo."

Essa ferramenta mental nos ajuda com cada um de nossos pedidos.

Esse Antepassado Guia é um objeto biológico, ou seja, tem uma lógica de vida e, se não é bem construído, ele não funcionará.

Ele é um talismã psíquico que deve trabalhar sozinho. Esse é um dos alicerces desse trabalho, uma vez que trata de criar coisas que funcionem por conta própria depois.

Uma vez essa criação feita, não precisamos lembrar-nos, no sentido tradicional do termo. Ela toma presença e age de forma autônoma, alimentando nossa intuição e trazendo para nossa aproximação do mundo uma dimensão natural, simples e fácil.

Esse trabalho só pode ser feito após um mínimo *de elaboração em grupo ou com um terapeuta.*

É fundamental que haja uma aliança suficiente entre as pessoas do grupo para que o que vai se produzir, construir e ajudar, ao invés de destruir.

Ao iniciar o caminho para um ancestral, nosso objetivo é permitir um foco de consciência.

Esse trabalho da mandala é um trabalho de dimensão alquímica porque funciona a partir de um amálgama, uma composição do que sabemos e do que nos chega espontaneamente. Graças a esse trabalho, entramos numa criação total, pois vamos criar um objeto psíquico que não teríamos nunca pensado em criar e este é um objeto que por ele mesmo vai criar.

Outro exemplo:

Josiane: escolheu a bisavó materna e o avô paterno.

Trechos da carta N.°1:

Em primeiro lugar, estou tocada por você ter dado meu primeiro nome à sua 1ª filha; dessa forma você me convidou para sua vida. Minha caçula, sua avó materna, tinha um vínculo especial com você.

Sua irmã mais velha morreu prematuramente, de câncer. Seu filho mais velho, meu neto, também morreu muito cedo, então seu marido, meu genro, cometeu suicídio. Essas histórias são dignas de Barba Azul. Você tremeria de medo.

Sua avó cantava e você gostava de cantar com ela; a morte das minhas duas filhas foram duas tristezas, tristeza demais para uma única família...

Trechos da carta n° 2: *O avô:*

Não tenho uma opinião muito elevada de mim mesmo. Não a roubei, fui durão, autoritário, brutal e sofri com os efeitos colaterais do gás da guerra de trincheiras.

Tive que voltar da Argélia para ajudar minha tia na sua sobrevivência. É doloroso para mim. ... eu bebo e os filhos refilam. O relacionamento com seu pai se torna cada vez mais conflituoso e seu pai vai para a clandestinidade. Ele se casa no final da guerra e vai ficar na fazenda do tio Noel.

A mandala, de acordo com o mesmo diagrama, nos guiará por:

1º círculo: a terra dos construtores, o álcool e a energia da combatividade, um êxodo que permite recuperar-se em períodos de guerra, no qual o caminho leva à Vida do mesmo jeito.

2º círculo: esplendor, perseverança ao ponto da combatividade, situações que o obrigam constantemente a recomeçar, um turbilhão de coisas a fazer e sempre ir mais longe, até a morte, até ressuscitar.

3º círculo: criação em uma grande obra de catedral, se é difícil dizer, vivemos, dançamos além de lágrimas e canções.

O ancestral escolhido foi Etty Hillesum. Entre o coro de anjos, Cristóvão Colombo e Ulisses.

Como escolher esse Antepassado Guia?

O participante irá espontaneamente para um nome. Desde já, todos os participantes são convidados, desde o início do trabalho, para não funcionar com a mente e ouvir imediatamente a pequena voz interior. Essa ressonância psíquica é sempre acompanhada por um pequeno movimento do corpo, uma ressonância física, uma vibração, um espaço de paz interior que dá uma forma de assentimento.

Quando está certo, todo mundo sente.

Agathe, em nosso exemplo anterior, escolheu Émile Zola, inicialmente de forma muito espontânea, mas, então enquanto pensava, ela hesitou. Então ela lembrou de ter recortado um artigo, há alguns anos, sobre a mãe dos filhos de Émile Zola, Jeanne Rozerot, enterrada em uma pequena aldeia na Borgonha. Alexandrine, esposa de Émile, doente, não podia ter filhos. Jeanne veio trabalhar para o casal e a própria Alexandrine encorajou Émile e Jeanne a se aproximarem.

Então, quando as crianças chegaram, depois de uma reação um pouco difícil, Alexandrine aceitou e até ajudou Jacques e Denise, financeiramente após a morte do seu pai, apoiando-os em seus esforços para que pudessem continuar a chamar-se do sobrenome Émile-Zola.

Jeanne nasceu em 14/04/1867 e morreu em 22/05/1914. Agathe nasceu em janeiro na ponta de Gisant de Jeanne, mas, por meio do jogo do círculo temporal, todos vocês viram que o ponto de concepção de Agathe é o ponto de nascimento de Jeanne. Sincronicidade!

Além disso, os irmãos Goncourt, amigos de Émile Zola, vêm de uma pequena aldeia onde o marido de Agathe passou as férias de sua infância. Sincronicidade!

São essas sincronicidades que levaram Agathe a não mudar sua primeira escolha. Elas nos guiam e nos ajudam a trilhar o caminho certo. Elas servem como uma espécie de farol, iluminando nossos passos de uma forma mais ou menos desconhecida para nós. É difícil sair da mente.

Esse Antepassado Guia nos ajuda em todas as áreas nas quais estamos sofrendo de amor, e cada vez que pedimos, especialmente no início. Então, gradualmente, quando o instalamos bem, ele se manifesta como uma autoridade psiquicamente justa e relevante que nos é favorável e que determina o caminho.

A conexão com o Antepassado Guia se faz por meio dos sonhos, das sincronicidades, do relaxamento que mencionamos anteriormente e que nos ensina a nos conectar diretamente com ele.

Nós fazemos desse modo conhecimento "concretamente" com ele durante essa sessão de sofrologia. Ele conta sua história, nos dá um objeto e nos manda uma mensagem, uma frase-chave, uma palavra-chave, a fim de entrar em contato com ele mais facilmente depois.

Após a construção da mandala, as várias palavras colocadas formam um texto que será lido em voz alta. Dessa leitura surgem os nomes dos personagens Antepassados Guias.

Aqui estão alguns exemplos de leitura de mandalas e o personagem que vem delas:

1. A terra generosa e fértil, na alternância das estações, permite uma vida serena e paciente, com solidariedade humana, no ancorar à terra de uma feliz ruralidade.

A experiência da colheita familiar passa também pela vida e pela morte, contando com a fraternidade, a sabedoria e poder, em leveza, luz e generosidade.

O objeto era uma pena, depois uma caneta.

A mensagem: uma semente precisa de sol, água e tempo. Cuide da sua semente e das que estão perto de você.

O personagem: Louis de Funès.

2. De natureza selvagem, mas carinhosa, apesar da pobreza. Ajuda mútua e conhecimento apoiados no saber popular permitem a transmissão oral desse caminho de descoberta. Plantas, floresta, a solidariedade e a frugalidade são a essência da doação, na verdade, e na pesquisa.

O objetivo é curar, o oxigênio básico do amor é a energia da terra, a quintessência.

O item recebido foi samambaias e sementes em uma jarra.

A personagem: Hildegard de Bingen.

3. Para essa família, o passado é diretivo, orientador. Caminha-mos por ele graças aos conselhos e à experiência, à união, à memória. A ordem coloca as barreiras. O futuro está na ajuda, na vida, cujo desfecho é o acordo, a abertura ao céu e o nascimento numa espiritualidade.

O objeto: um chapéu.

Personagem: Magritte.

4. O elemento é o ar entre o mar e o campo. A submissão dá sufocamento, mas o amor é infinito e as raízes permitem a sua realização. A vida na natureza e a intemporalidade são o caminho para a espiritualidade. Vento, espaço, bura-cos negros, amor pela árvore, onde a escada de Jacob nos leva ao céu.

O pai celeste acotovela-se com as águas e com o vento num belo esplendor de luz que forma uma ascensão.

O objeto: uma cruz de amor vermelho de sangue.

Personagem: Jesus.

5. O elemento é o amor, a ingenuidade fica no meio, a culpa e a dor criam desenraizamento e a família é um guia.

A ternura, a compaixão, a escada entre a felicidade e o sofrimento conectam o coração com os anjos.

A compaixão, o altruísmo, o escuro e em momentos comparti-lhados, ao perdão, núcleo do céu.

O objeto: asas para voar.

O personagem: o coro de anjos.

Após o contato com nosso Antepassado Guia, e a partir das palavras e objetos recebidos nas sessões de sofrologia, chega a hora da

Construção do quadrado mágico

É a dimensão alquímica do Antepassado Guia.

Jung definiu a alquimia como a criação da unidade em um nível psicológico dentro da personalidade.

"A realização integral é uma realização do centro, pois é do centro que se irradia" – Jung.

Se podemos definir quatro estágios alquímicos, também podemos descrever quatro níveis de trabalho no Transgeracional e Antepassado Guia.

1. O trabalho em preto é o trabalho na árvore genealógica;

2. O trabalho em branco define o contexto histórico e seu peso sobre nossa família e nossa história;

3. O trabalho em amarelo corresponde ao surgimento da alma do mundo graças à descoberta do Antepassado Guia;

4. O trabalho em vermelho é a Manifestação tangível dela em nossa vida pelo ato de passagem que é o último passo. Vamos ancorar esse Antepassado Guia em nossa vida diária.

Esse ato abre um novo destino para nós que permite que nosso corpo seja conectado de forma mais justa para nossa encarnação. Não sofremos mais do peso do destino. A descoberta dos três outros Antepassados Guia permite que esse destino crie seu próprio perfil.

Por que quatro Antepassados Guia?

Porque Jung colocou quatro funções descritas em "tipos psicológicos": Sentimento, Sensação, Pensamento, Intuição, que se apresentarão de maneira diferente de acordo com duas orientações específicas de energia, introversão e extroversão, que são outras tantas maneiras de se carregar de energia.

Jung observou que os indivíduos tendem a encontrar sua energia e ser energizados:

- seja pelo ambiente externo, atividades e experiências. Isso é extroversão.

- seja pelo universo interior de ideias, memórias e emoções. É a introversão.

Essas duas noções não devem ser entendidas inteiramente no sentido em que esses termos entraram na linguagem fluente. De fato, o extrovertido tira sua energia principalmente do mundo, enquanto o introvertido tira sua energia principalmente de si mesmo. Isso resulta em uma tendência para o introvertido ser bastante retraído, indiferente e cauteloso e uma tendência para o extrovertido ser expansivo, sociável e, às vezes, superficial.

Observe, no entanto, que com bastante frequência há extrovertidos contrariados agindo como introvertidos. E, introvertidos, contrariados tentando agir como extrovertidos.

Introversão e extroversão são os dois principais tipos psicológicos.

Cada pessoa tem uma inclinação mais ou menos pronunciada para uma ou outra dessas instruções. De fato, não se pode ser dos dois tipos ao mesmo tempo, mesmo que certas pessoas se mostram, por ocasião dos testes psicológicos, relativamente equilibradas no que diz respeito aos tipos (dominante muito leve para um dos dois tipos). Costuma-se simbolizar o introvertido por um "I" enquanto o extrovertido é simbolizado por um "E".

E - Extroversão	I - Introversão
*Estou mais à vontade com as pessoas e com o ambiente	*Estou mais à vontade com as ideias e os conceitos
*Estou confortável no meio de uma multidão	*Estou confortável sozinho
*Sou mais voltado para a ação	*Sou mais voltado para a reflexão
*Opa! - Não parei para pensar	*Ops! não dei tempo para verificar
*Aproveito meu tempo livre para me movimentar	*Aproveito meu tempo livre para descansar
* Preciso de contatos para recarregar minhas baterias	* Preciso de solidão para rejuvenescer
* Tenho muitos e variados relacionamentos	*Tenho relacionamentos raros mas minucioso
* Primeiro aja, depois pense se possível	Primeiro pense, depois aja se possível
* Prefiro estar em grupo para discutir	* Prefiro ficar sozinho para pensar
* Prefiro me expressar falando	* Prefiro me expressar escrevendo

Equilibrar as quatro funções, que vamos desenvolver em seguida, nos permite perceber a unidade de nossa personalidade.

Aqui está, para Jung, nossos diferentes níveis de investimento em nossas vidas.

Nível 1

Participação passiva na vida: nada é posto em causa, é mais ou menos impessoal e não nos damos conta dos processos no seu próprio interior. Vivemos em relativa inconsciência, muitas vezes reagindo de maneira primitiva e extrema, no tudo ou nada. Começar a trabalhar nesse nível permite chegar ao nível 2.

Nível 2

Nível de crítica em que emergem percepções negativas, consciência de dificuldades internas e externas. Luta contra si mesmo e contra os outros, crítica dos outros e de si mesmo. É uma fase projetiva em que dominam o medo, o tédio e a dúvida.

Nível 3

Esse é o nível em que o Antepassado Guia trabalha permitindo um renascimento em uma unificação relativa, o nível espiritual aparece e podemos descobrir nosso mestre interior, que pode ser personificado pelo Antepassado Guia. Começamos a nos recriar. É o começo de um renascimento e a abertura do conhecimento.

Nível 4

Unificação da personalidade. Tudo pode então mudar e a programação familiar pode desaparecer. Ignoramos o que abre essa mudança. É o universo que se expressa por meio de si mesmo. Não há mais dúvida, a confiança é absoluta. A programação familiar pode desaparecer, a dúvida desaparece.

Unificar essas quatro funções é o essencial dessa etapa.

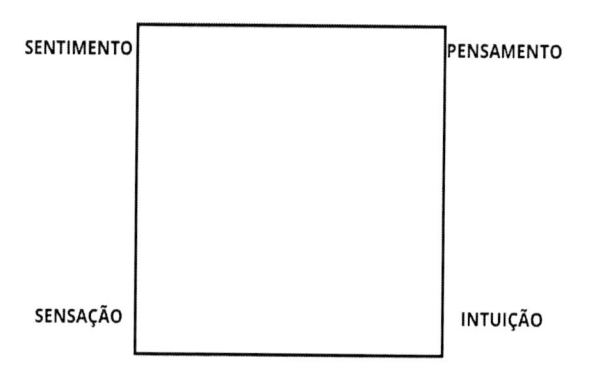

AS 4 FUNÇÕES PSICOLÓGICAS SEGUNDO JUNG

As funções psicológicas ou processos mentais são, para Jung, ao número de quatro:

- a sensação, ou seja, nossa capacidade de nos colocar e perceber o presente;
- o pensamento ou intelecto;
- o sentimento ou avaliação afetiva;
- a intuição ou avaliação global.

Essas quatro funções funcionam em pares.

Jung distingue, dentro da atividade da mente humana, dois tipos principais de atividade:

- Coletar informações ou **Percepção** de duas maneiras opostas, por intuição e sensação;
- Tratar essas informações para chegar a conclusões ou **julgamentos** de duas maneiras opostas também, por pensamento e sentimento.

Os termos usados para designar esses processos não correspondem ao significado usual. Os processos devem ser compreendidos a partir de suas relações uns com os outros.

A sensação se opõe à intuição, na medida em que o sujeito, orientado para a sensação, está espontaneamente interessado nas características (detalhadas e práticas) dos elementos que povoam seu ambiente, então aquele baseado na intuição está interessado no significado (global e sintético) desses elementos.

> *"A sensação ou o sentimento de percepção diz a você que algo existe; a reflexão lhe diz o que é; o sentimento lhe diz se é agradável ou não; e a intuição lhe diz de onde vem e para onde vai."*
> (C. G. Jung)

Cada ser humano tem faculdades mais ou menos desenvolvidas nas quatro funções psicológicas necessárias ao seu funcionamento diário. No entanto, alguns dominam em certos domínios acompanhados de menor uso das outras funções, exibindo assim os pares funcionais: pensamento/sentimento e sensação/intuição.

Se uma pessoa tem uma tendência natural de abordar as coisas por meio do seu intelecto, o lado sentimental muitas vezes fica mecanicamente em segundo plano e vice-versa

Da mesma forma, as pessoas "intuitivas" muitas vezes tendem a abordar problemas de vida tentando encontrar uma solução de longo prazo quando elas acham difícil ver o problema imediato.

Por outro lado, os "perceptivos" (aqueles cuja apreensão do mundo é mais baseada na sensação) acharão mais difícil considerar soluções que não respondam a um problema que surge no presente.

Quem é você?
Sua percepção é dominante.

Se a sua apreensão do mundo é perceptiva, a sensação e a intuição são as funções mais importantes usadas.

A sensação consiste simplesmente em perceber o seu ambiente a partir dos sentidos. É uma função cerebral que nota o que existe ao nosso redor.

Em contraste, **a intuição** é muito mais difícil de apreender em uma cultura racional.

É uma percepção que nos chega por meio das camadas subliminares do nosso ser, *"uma de suas peculiaridades, sendo que não se pode especificar onde e como surge"*. A intuição se manifesta de forma privilegiada quando nos encontramos diante de condições novas e desconhecidas para as quais não temos valores e conceitos estabelecidos racional e conscientemente. Pode se manifestar em diferentes níveis: físico (sente-se um perigo); emocional (a primeira impressão que muitas vezes é a certa); intelectual (tudo fica claro e a solução aparece).

Para Jung, a Intuição é definida como uma percepção adquirida sobretudo por meio do inconsciente.

A intuição é uma função cerebral que estabelece uma conexão com as camadas mais profundas do inconsciente, ou seja, sobretudo do inconsciente coletivo, por meio de arquétipos e símbolos.

A intuição liga a situação a um arquétipo, identificando seus traços essenciais e destacando uma coesão subjacente.

Sensação	Intuição
Estou interessado principalmente em fatos Prefiro ter os pés no chão	Estou interessado principalmente em significado Prefiro ter a cabeça nas estrelas
Eu tendo a me lembrar de fatos	Eu tendo a me lembrar de questões, sequências e eventos
Estou interessado no presente e o acontecer	Estou interessado no futuro e no que pode acontecer
Distingo espontaneamente os detalhes	Vejo espontaneamente as implicações
Estou mais confortável com os procedimentos	Vejo novas maneiras de fazer as coisas habituais
Eu gosto que as coisas sejam claras	Eu entendo meias palavras
Eu aprendo as coisas em seus detalhes	Eu aprendo as coisas como um todo
Não gosto de ter que adivinhar	Não gosto de me afogar nos detalhes
Meu bom senso sugere novas soluções práticas	Minha imaginação sugere novas soluções
Eu confio na minha experiência para encontrar uma solução	Confio no meu entendimento para encontrar uma solução

Seu julgamento é dominante.

Se nossa apreensão do mundo é intelectual, mental, pensamento e sentimento são as funções mais utilizadas.

Pensamento e **Sentimento** são duas funções psicológicas que consistem em julgar o objeto do qual se tem conhecimento.

O pensamento é um julgamento sobre sua natureza e o **sentimento** é um julgamento sobre seu valor. "A razão" de um julgamento é objetiva e consciente para o Pensador. É inconsciente e subjetiva para o sentimental.

O pensamento visa a determinar se a ideia que temos está certa. É uma função intelectual, analítica, organizacional e objetiva.

Essa função depende naturalmente da compreensão lógica do mundo e de categorias e sistemas de pensamentos compartilhados, mas o tipo "pensador" não deve ser confundido com alto grau de inteligência ou cultura.

O sentimento, ao contrário, visa a determinar se a pessoa aprecia ou não esse objeto, se adere a ele ou se nós o rejeitamos. Essa função puramente subjetiva opera independentemente de qualquer consideração lógica, classificatória ou analítica. É afetiva, instintiva e seletiva. Na psicologia de Jung, o tipo "sentimental" não deve ser confundido com o senso comum do termo (aquele que se deixa dominar por sentimentos de amor ou amizade). É uma função de julgamento do mundo, o juízo de valor, simplesmente gosto ou não gosto.

Pensar	Sentir
Acho que sou imparcial em minhas decisões	Sinto-me responsável por minhas decisões
Eu considero o efeito desejado	Eu me pergunto se é bom ou ruim
Eu vejo como podemos fazer isso	Eu vejo bem o que precisamos
Prefiro me perguntar por que não funciona	Estou mais chateado por não funcionar
Uma boa discussão ajuda a compreender	Uma Boa discussão ajuda para se entender melhor
Eu escolho principalmente o que é lógico	Eu escolho principalmente o que sinto melhor
A decisão certa é factual e lógica	A decisão certa deve acima de tudo ter consenso
A incoerência me irrita	Uma discussão me irrita

Pensar	Sentir
Acho que sou imparcial em minhas decisões	Sinto-me responsável por minhas decisões
Eu considero o efeito desejado	Eu me pergunto se é bom ou ruim
Eu vejo como podemos fazer isso	Eu vejo bem o que precisamos
Prefiro me perguntar por que não funciona	Estou mais chateado por não funcionar
Eu me pergunto especialmente se é realmente verdade	Eu me pergunto especialmente se é bem importante
O mundo não pode viver sem razão	O mundo não pode viver sem amor

A teoria dinâmica

Desenvolvimento gradual das funções.

Jung e Isabel Myers identificaram as oito funções cognitivas, mas também observaram que um indivíduo, além de ter uma função cognitiva dominante, usa as outras funções em uma determinada ordem.

A facilidade em executar uma função se desenvolve com o tempo. Um indivíduo tem assim:

1. **Uma função dominante**, desenvolvida na infância, que é a função de coleção favorita da informação (Intuição ou Sensação) ou julgamento (Pensamento ou Sentimento) aplicável ao mundo favorito do sujeito (Introvertido ou Extrovertido). Essa é a primeira das funções para aparência, prioridade de uso e domínio consciente. Ela aparece na infância.

2. **Uma função auxiliar**, desenvolvida na adolescência. Vem equilibrar a função dominante, aparece no eixo oposto ao da função dominante (Intuição ou Sensação se a primeira função é Pensamento ou Sentimento e vice-versa) e sua energia vem do mundo complementar (duas possibilidades para cada função dominante, portanto).

3. **Uma função terciária**, desenvolvida em adultos jovens, que complementa a função auxiliar.

4. **Uma função inferior**, a menos desenvolvida, é o complemento da dominante. Ela é a fonte dos nossos erros e nossas suscetibilidades, mas também o reservatório do inconsciente criativo e o potencial para o nosso desenvolvimento.

"A observação" mostra, de fato, que as condições gerais do meio tornam quase impossíveis que todas as funções psicológicas se desenvolvam simultaneamente.

As exigências do meio social, fazem com que o indivíduo sempre, diferencie em primeiro lugar, a função que melhor corresponde às suas habilidades naturais ou que lhe ofereça o caminho mais certo para o sucesso. Na maioria das vezes, ele se identifica mais ou menos com essa função privilegiada, na qual ele também se desenvolve mais perfeitamente.

Essa é a origem dos tipos psicológicos.

> *"A unilateralidade desse processo de desenvolvimento necessariamente retarda o amadurecimento das outras funções.*
> *Estaremos, portanto, corretos em chamá-los de "inferiores" psicologicamente falando e não em uma aceitação psicopatológica do termo porque a função inferior não é de forma alguma mórbida, simplesmente vem depois da função mais favorecida.*
> *Na maioria das vezes, ou seja, em casos normais, a função inferior permanece consciente; na neurose, ao contrário, cai mais ou menos inteiramente no inconsciente."*
> (C.G. Jung – *Tipos Psicológicos*)

Para Jung, a individuação[6] leva a identificar o lugar de cada uma das funções na psique e a facilitar seu acesso.

Função dominante

Para saber qual função (percepção ou julgamento) é mais forte, Isabel B. Myers concebeu, em 1980, a polaridade Julgamento-Percepção a partir da distinção feita por Jung entre **tipos irracionais (percepção)** e **tipos racionais (julgamento).**

---

[6] *Esse termo é de Jung.*

Para os tipos irracionais, segundo Jung, é a percepção (sensação ou intuição) que é extrovertida, enquanto que para tipos racionais é o julgamento (pensamento ou sentimento) que o é.

O teste dessa quarta preferência permite, assim, determinar qual das duas funções é a principal do sujeito.

Organização / Julgamento	Adaptabilidade
Meu escritório está geralmente bem-arrumado	Minha mesa está um pouco bagunçada
A exatidão é a educação dos reis	Ao impossível ninguém é obrigado
Minha vida é bastante organizada e planejada	Minha vida é bastante espontânea
Tudo no seu tempo	Sempre com vários ferros na fogueira
Prefiro situações controladas	Prefiro situações suaves e flexíveis
Gosto de manter as coisas estruturadas	Gosto de me adaptar às experiências e imprevistos para ser eficaz é preciso estar disponíveis e criativos
Para ser eficaz é preciso esclarecer os objetivos e procedimentos	O importante é entender bem o problema
O importante é resolver bem o problema	

Oito tipos de psiques no modelo junguiano.

Ao aplicar as duas orientações de energia (Extrovertida, Introvertida) aos quatro processos mentais Intuição, Sensação, Pensamento, Sentimento, Jung identificou e descreveu oito funções cognitivas:

quatro extrovertidas e quatro introvertidas:

1. Sensação Extrovertido

Consciência do ambiente sensual.

Gosta de ver, ouvir, saborear, tocar e cheirar o mundo que o rodeia. Ele atua em dados concretos, aqui e agora. Confia no presente e deixa as coisas acontecerem. Ele sente o contexto imediato; detecta mudanças e oportunidades de ação. É levado a agir no mundo físico, acumula experiências, procura rapidamente por reações visíveis e dados relevantes. Reconhece "o que é".

2. Intuição Extrovertida

Consciência do significado mais profundo do meio ambiente.

Constantemente descobre novas possibilidades no mundo externo. Baseia-se em flashes de consciência, que podem ser compartilhados com os outros. Ele interpreta situações e relacionamentos, identifica significados e interconexões, traduz "o que é" por "o que poderia ser". Percebe o que não foi dito e dá sentido ao que emerge em vários contextos.

3. Sentimento Extrovertido

Consciência do caráter bom ou mau da situação.

Busca a harmonia com e entre as pessoas do mundo exterior. Valores relacionais e culturais são importantes. Ele comunica, considera os outros e organiza grupos para atender suas necessidades e respeitar seus valores e sentimentos. Mantém os valores da organização ou do grupo, rege e satisfaz os outros, define se algo é apropriado ou aceitável para os outros.

4. Pensamento Extrovertido.

Consciência da natureza da situação.

Sempre tem um plano a cumprir. Procura lógica e consistência no mundo exterior. Preocupa-se com leis e regras. Ele ordena, organiza com eficiência, sistematiza, aplica a lógica, estrutura, verifica as consequências, verifica se as normas ou especificações foram seguidas, define limites, diretrizes e parâmetros, decide se algo funciona ou não.

5. Sensação Introvertida

Consciência de seu mundo interior.

É cativado pelas vibrações que o mundo exterior desencadeia sobre ele. Ele compara fatos e experiências com as anteriores. Confia no passado. Ele retém dados sensoriais para uso futuro. Reconsidera experiências passadas. "O que é" evoca "o que foi". Busca informações detalhadas e ligações para o que é conhecido, lembra impressões retidas, acumula dados.

6. Intuição Introvertida

Consciência das linhas de força de seu mundo interior.

Constantemente descobre novas possibilidades no seu mundo interior. Confia em flashes do seu inconsciente, que são difíceis de explicar para os outros. Prevê as implicações e provavelmente os efeitos sem dados externos, percebe "o que será", projeta novas maneiras de ver as coisas, ele vislumbra as transformações, obtém uma imagem de significado profundo ou símbolos extensos.

7. Sentimento Introvertido

Consciente de sua adesão ao que sente.

Busca a harmonia de suas ações e pensamentos com seus valores pessoais. Ele pode ter problemas para explicar seus valores. Avalia, considera a importância e o valor das verdades sobre as quais está fundado, esclarece valores para obter adesão, decide se algo faz sentido e se merece ser defendido.

8. Pensamento Introvertido

Consciente da justeza e consistência de sua própria intuição.

Cria mundos internos de ideias. Procura lógica e coerência de ideias. Confia em seu quadro interior, o que pode ser difícil de explicar para os outros. Analisa, classifica por categorias, avalia segundo os princípios e verifica se algo se encaixa na estrutura ou no modelo, encontra os princípios nos quais algo repousa, controla as inconsistências, esclarece definições para receber mais precisão.

Adquirimos o hábito de usar a função dominante primeiro e o fazemos com mais confiança, mas se for o único hábito a ser usado, pode se tornar perigoso porque não tem guarda.

A função que fica nas sombras será a mais difícil de desenvolver e pode ficar suscetível, de modo que se algo a vem tocar, pode desencadear reações emocionais violentas. Também pode reagir fora do tempo.

Com efeito, se o **pensamento** for dominante, será difícil expressar os sentimentos.

Devemos então agir sobre o que é mais difícil para nós.

O intuitivo achará difícil fazer sua contabilidade, pelo contrário aprenderá muito rapidamente a ideia global de um livro.

Devemos, portanto, integrar o **nível que permaneceu arcaico** dentro de nós. Esse nível no qual não podemos existir pessoalmente, em que experimentamos o coletivo.

Nessa sombra, descrita por Jung, as funções inferiores sempre se expressam por comportamentos estereotipados, preconceitos, clichês. É o nosso sistema de defesa. Por exemplo, uma paixão amorosa que pode terminar em suicídio para alguém que tem a função sentimento arcaica.

Nessa matéria-prima esconde-se o nosso tesouro, como na alquimia. Vamos extrair do que é oculta, arcaica, uma solução de vida que nos é pessoal, que não pode assemelhar-se a nenhuma outra.

Somos todos seres únicos e singulares, novamente.

O que é arcaico vem das deficiências da nossa árvore.

É porque temos menos nesse lugar que é mais construído sobre outro.

A nossa parte escondida deixa emergir essa "quaternidade" que é de fato a nossa unidade. Por exemplo, *"se uma pessoa não foi desejada pelo pai, isso afetará a função* sensação, já que o que está em jogo é o corpo indesejado e a função dominante será a oposta: *a intuição"*.

Aqui está um plano das quatro funções:

1. **A sensação** ama os fatos concretos, precisos e mensuráveis, vive no presente. Sua compreensão do mundo se faz por etapas, com lógica. Fala apenas o que leu. É metódico e comedido. Espera um comportamento claro e consistente dos outros. Toma as palavras literalmente.

Se essa função for arcaica, a causa está em um evento familiar vivenciado negativamente relativo à habitação, finanças, deslocações sofridas, doenças.

O sujeito não conseguirá ganhar dinheiro. Estamos no tudo ou nada, e mesmo que tenhamos muito, experimentamos a sensação de não termos nada. Essa dimensão não está incorporada. O dinheiro permanece um ideal, arcaico e mágico.

Como resultado, a intuição é muito desenvolvida. É aquela que o sujeito descreve primeiro.

2. **A intuição** ama o que surge, mas que ainda não é. O intuitivo está interessado em potencialidades e projeta muito bem o futuro.

Ele gosta de originalidade, descoberta, mas não de detalhes. Ele tem uma visão geral das coisas, é espontâneo e rápido, gosta de novos experimentos, mas o relacionamento deve ser orientado em projetos. Isso diz respeito a tudo relacionado à criatividade e sexualidade.

Se essa função é dominante, permanecemos na imaginação. Não há ação nem atuação.

No caso do arcaísmo, o sujeito está preso numa repetição de problemas sexuais e de trabalho. Ele carece de criatividade, está sujeito ao azar, não encontrará instintivamente a melhor atitude para adotar.

A origem genealógica desse arcaísmo encontra-se na inibição da vocação dos nossos antepassados.

3. **O sentimento**, os outros nos tocam, nos comovem, experimentamos empatia, compreensão e a pessoa não tomará decisões sem os considerar. Isso tudo diz respeito à vida de um casal e ao vínculo afetivo com os outros.

Em excesso, as pessoas dominadas pelas emoções e, para não criar conflitos, cedem ao desejo dos outros, esquecendo-se de si mesmas.

No arcaísmo sofremos de problemas sentimentais. Não se consegue formar um casal, tem-se poucos amigos e sua vida afetiva é ocupada por um trabalho, uma clientela, uma comunidade, civil ou religiosa.

A origem genealógica desse arcaísmo se encontra na formação dos casais dos nossos antepassados, casamentos forçados, alianças sem amor, amores desaparecidos e idealizados.

4. **O pensamento** de que o sujeito terá uma posição destacada para tomar uma decisão. Os sentimentos dos outros não são mais importantes do que qualquer outra vontade de tomar decisões corretas.

Em excesso, não ouvimos os outros o suficiente. Somos percebidos como seres arrogantes e frios, o que não nos permite tocar na simpatia dos que nos rodeiam.

No arcaísmo, falta de opinião pessoal, tem dificuldades para escolher, para tomar decisões, a pessoa precisa de uma ideologia para pensar, pois não lê.

A origem genealógica desse arcaísmo se encontra em situações genealógicas mal resolvidas ou inacabadas, como estudos interrompidos por nossos ancestrais diretos ou a absorção de pensamento em ideologias políticas ou religiosas que sempre constroem monstros transgeracionais.

Essas quatro funções devem idealmente nos conectar ao mundo de forma harmoniosa, sem prejuízo para nós mesmos ou para nosso entorno. Graças a isso, devemos ser capazes de estar no momento certo e no lugar certo.

Para preparar o acesso aos outros três Antepassados Guia, devemos fazer um trabalho de abertura, que Pascale Reynaud chama a libertação da cripta.

LIBERTAÇÃO DA CRIPTA

Esse lugar do nosso inconsciente é uma dimensão interna de cada um de nós, onde nada funciona, onde a energia bloqueada por falta de fluidez resulta de situações genealógicas mal resolvidas, de luto inacabado, tristezas tão fortes que várias gerações não serão suficientes para absorver as lágrimas.

Vamos encontrar aí um antepassado "mal morto", um luto inacabado criando um trauma.

Esse "mal morto" está aí por vários motivos: não conseguiu completar seu programa de encarnação e faleceu em estado inacabado de vida, seja de morte súbita ou de morte causada por ele, ou por outrem, e como não houve palavras ditas sobre essa morte, nenhum rito de passagem adequado, o inconsciente familiar permanece bloqueado. Vimos isso anteriormente.

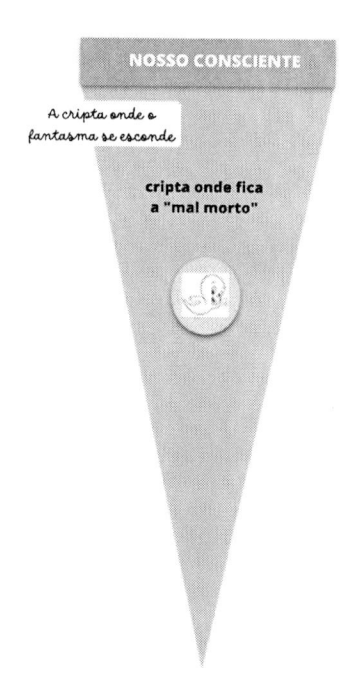

Podemos nos preocupar com as repercussões que poderiam ter a ausência de ritual durante os enterros dos falecidos dessa Pandemia de Covid-19 e só podemos encorajar todas as etapas feitas desde então pelas famílias para preencher esse vazio em torno da perda dos pais.

Essas situações negativas desse passado familiar inacabado funcionarão como buracos negros consumindo nossa libido, nossa disposição para vida de desejo.

Aqui está uma lista de tais eventos de vida não resolvidos:

- mortes prematuras, especialmente se houver lesão corporal (corpo danificado ou não encontrado);

- afogamentos;

- crianças que morreram sem batismo;

- suicídios, mortes violentas;

- os noivos que morreram no dia do casamento ou pouco antes;

- mulheres mortas no parto;

- situação incestuosa;
- uniões difíceis (casamentos arranjados);
- preferências de irmãos;
- abortos ou abortos espontâneos;
- amores decepcionados;
- vocações frustradas;
- crises financeiras, falências, espoliações de herança;
- doenças...

Todas as vítimas desses "acidentes da vida" atuam por meio de nós, se inserem em nossa corporeidade e tentam nos direcionar.

Comportamentos incongruentes vão aparecendo, para nós, sem sabermos, estas síndromes do aniversário da doença em datas importantes para a árvore, ou acidentes. Voltamos ao trabalho com a **Síndrome do Gisant** descrita por Salomon Sellam. A investigação genealógica será o primeiro confronto com a sua realidade, como vimos na construção da árvore genealógica. O segundo passo será uma investigação interna para ver o que nos bloqueia, como e por quê: hipnose, trabalho psíquico, movimentos de transe, criatividade, procura de lugares de altas vibrações para nos transportar para um outro nível.

É nesses locais que podemos ver surgir por sincronicidade: palavras, números, imagens que teremos que anotar para o resto da ação. Todas essas sincronicidades são chamadas do nosso inconsciente, para voltar a nossa atenção para esse lugar de bloqueio onde reside a memória, a cripta.

A cripta é inacessível à nossa consciência e mobiliza energia.

A palavra de Jung com efeito mágico, descoberta durante o encontro com o Antepassado Guia, é muitas vezes acompanhada de um símbolo e um número. Ela será pronunciada na frente de alguém e permitirá que a energia da vida seja reiniciada, criptografada. Exemplo de palavras "mágicas": maxilar de ovelha, a força da borboleta, a suavidade do ursinho etc. Cada cripta corresponde a uma palavra-chave que depois será solenemente pronunciada perante o grupo em consciência e que iremos integrar no trabalho que seguirá.

A construção do quadrado mágico

A partir desse quadrado das quatro funções descritas por Jung, construiremos um *"quadrado mágico"*.

Vamos colocar todas as palavras-objeto, expressões que nos vieram durante o trabalho anterior e, por associação de ideias, colocar as palavras que vêm à nossa consciência de acordo com as quatro funções do Quadrado, então nos aproximaremos do centro da folha em espiral, retendo assim as palavras e frases que o nosso inconsciente nos envia. Isso é feito muito rapidamente, sem pensar, por associação de ideias.

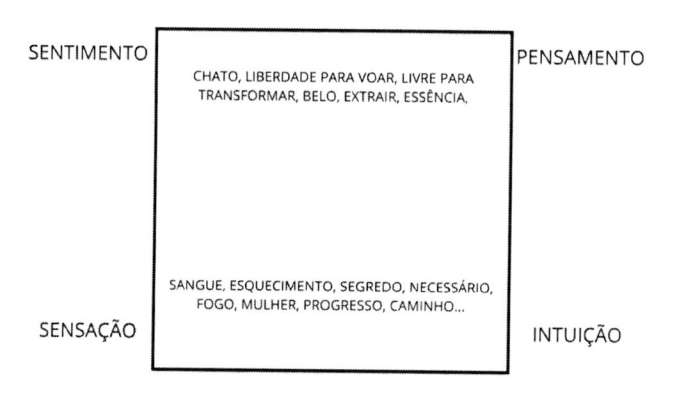

Com as palavras colocadas no centro, escreveremos uma frase inicial de dois textos, depois duas histórias, uma sobre o nosso poder e outra sobre nossa fraqueza, com as mesmas palavras. Escrevemos textos às vezes um pouco estranhos, mas muitas vezes muito bonitos e poéticos.

Nosso inconsciente tem uma linguagem própria e esses exercícios de escrita nos permitem apreciá-la.

Aqui estão alguns exemplos de textos:

Fraqueza:

Vomitar toda essa violência para florescer e esquecer as raízes do segredo que me assola, é difícil crescer sozinho, extrair o medo e a dor, libertar-me do monstro que me acompanha, reduzir em cinzas as crenças criadas pela raiva, a raiva enraizada no sangue da família, a transmissão pelo vazio, a ilusão do amor que me impediu compartilhar a alegria.

A vida e a morte unidas na ausência do ser fermentaram no húmus dessa terra negra e vazia de esperança.

A árvore, dura e forte, é a fonte do problema, mas é o caminho necessário para avançar em direção à essência do Lindo.

Ser privada da liberdade de sentir me impede de me irradiar como mulher. Tudo é dual. O futuro é apenas nada. Só há esquecimento e fujo da vida verde e livre.

A solução: explodir em voo para transformar servidão irritante em energia de aliança com o "UM".

Poder

Vomite toda essa violência para florescer e evoluir.

O caminho da minha vida é extrair dessa nova e dura terra o húmus necessário à transformação.

Eu me liberto da escravidão, da dor e não tenho mais medo de sentir o vazio, o nada.

Os segredos de família e as crenças que me atormentam são as raízes da esperança.

A solidão é apenas uma ilusão e minha energia de alegria é o amor que me acompanha para brilhar como mulher forte.

O ódio e a raiva explodiram e o monstro está em cinzas.

A morte e a ausência não são mais um problema chato que me separa da vida.

Não esqueço a origem do sangue da árvore e faço uma aliança com meu ser para crescer e voar rumo ao futuro.

A fuga não é a solução, mas a partilha e a transmissão são uma âncora e permitem-me sair da dualidade, para ser UM com TODOS, unificado.

Eu liberei minha essência, verde e linda.

Sigo em frente, acompanhado e livre.

e também um trecho do poder:

Eu sou como uma borboleta que voa para longe. Eu ganho altura. Eu abro minhas asas e desperto para a vida. A verdade me foi revelada. Sou tocada pela graça, o Universo me entregou seus segredos, o sentido oculto da vida. Eu preciso de ar. Eu respiro. Tanto espaço se abriu em mim. Ele é esse estranho que me dá esperança de crescer. Eu me alimento com o seu esplendor, a sua beleza abre o caminho para a paz. Mas a estrada nunca acaba, não é? Não? Vejo essa escada subindo para o Céu, atravessando as nuvens. Para onde ela leva? Me levará até essas maravilhas que são nebulosas, essa semente divina e invisível? Estou tentando escalá-la. De borboleta passarei a águia, levada pela atmosfera serena do silêncio. Mas eu sou da Terra e é nesta terra que o grão é semeado.

Ou

Foi quando minha vida ganhou cheiro de solidão e uma espécie de toca de rato que me assustei. Era então prioridade voar para o exterior, pegar a estrada de carro novo e sair dessa aninhar sob um olhar preocupado, mas sem choro ou lágrimas. Deixei meu fogo cheio de doçura, cheiro de madeira, voltei as chaves de metal e cobre da minha terra. Não foi sem um suspiro que vesti minha jaqueta amarela, deixando meu carvalho adorado, minha floresta sagrada, minhas bétulas onde não ouvirei mais os esquilos correndo atrás de suas nozes. Não é um conto, mas uma nova primavera que pintei com a mão. Uma primavera dispersa botões verdes e rosas prometendo cerejas, amoras e pêssegos oferecidos pelo reino vegetal.

Não foi sem caretas que subi em meu barco interior e zarpei contra ventos e marés. Uma viagem para outra cultura, outras línguas, deixando para trás uma corda ao pescoço.

Ou ainda

Adorava sentar-me numa pedra, à beira-mar, e ver a tempestade chegar ao longe, sob os assaltos do vento. Naquele momento, senti um sopro de liberdade me invadir, pude me entregar aos meus devaneios e me imaginar em viagens distantes, partindo de avião, chegando à África, encontrando-me em vastas paisagens banhadas pelo sol com pés na areia quente.

Ou ainda

Tudo é vibração. O Divino é aquele espelho que revela a energia da minha própria luz. Assim, como uma constelação de estrelas que guia o Outro a caminho de Santiago de Compostela, o além me molda para me fazer de mim o pilar sobre o qual repousam os fundamentos do mundo celestial.

Eu sou como uma borboleta que voa para longe. Eu ganho altura. Eu abro minhas asas e desperto para a vida. A verdade me foi revelada. Sou tocado pela graça. O Universo me entregou seus segredos, o sentido oculto da vida. Eu preciso de ar, eu respiro. Tanto espaço se abriu em mim. Ele é esse estranho que me dá esperança de crescer. Eu me alimento com o seu esplendor. A sua beleza abre o caminho para a paz. Mas a estrada nunca acaba, não é? Não? Vejo essa escada subindo para o Céu, atravessando as nuvens. Para onde ela leva?

E um exemplo de fraqueza

Minha fraqueza está na minha intuição que me faz vibrar e soar diferente, dependendo de como está a lua, onde é o sol. Sua ausência pode me deixar triste, seu calor e luz podem me encher de alegria simples.

Todos os dias preciso me relacionar com ela quando se deita e quando se levanta. Isso pode me trazer dor se eu não me entregar a esse ritual. Preciso desse ritmo, dessa conexão, dessa observação dos efeitos da hora azul sobre o estado do mundo: me comove e me acalma.

Minha fraqueza está nessa hiperpercepção do barulho do mundo e do sofrimento que acolho contra minha vontade diretamente no espaço do coração, braços estendidos e não braços abertos. Esse sofrimento que eu escuto num suspiro e que sinto subir ao cruzar essa árvore a que todos os ramos são cortados, nessa planta que sofre entre as regas. Muitas vezes meu caminho cruza com o sofrimento e minha fraqueza está em empilhá-los como montes de pedras na minha mochila.

Outro exemplo de poder

Eu tenho 15 anos. Acredito em milagres e contos de fadas... procuro as chaves da vida...

Deitada na minha cama, na suavidade de um entardecer de verão, observei o pôr-do-sol sobre o mar. Depois, admiro as estrelas e mergulho no gigantesco segredo das misteriosas cidades de ouro que me abrigam.

Questiono o além sobre o meu futuro... Cada estrela cintilante representa um desejo...

Meus imensos sonhos de adolescente brilham como pedras preciosas no perfume de rosas e não me esqueço.

Em toda a volta, a natureza envolve-me com o canto das ribeiras cuja frescura da água posso imaginar... riachos que abrigam alegres peixes verde-esmeralda e atraem borboletas e libélulas....

Uma estrela cadente, depois duas, depois três... Três desejos... Um grande momento de graça passa como um sopro de magia...

Na minha próxima história as crianças serão companheiras, sorrisos dançando em poesia e música da vida, uma cozinha empática das relações humanas em todas as suas formas, sem controle, cheia de possíveis e todos em transformações.

E a fraqueza desta mesma participante:

Fora do alcance das flechas do possível, o mar frio atrai as crianças em sua transparência.

Deitado na natureza, em uma noite de verão, eu olho para minha vida...

Um perfume de rosas e miosótis flutua... Borboletas e libélulas seguem o leito de um riacho, que canta a frescura da sua água e os seus peixes cor de esmeralda...

Essa vida estava cheia de possibilidades... Um futuro misterioso, desconhecido, fora de alcance... Desejos para cada estrela cadente que tinha que se tornar realidade como nos contos de fadas... Onde está o milagre?

Está frio! Sorrisos se transformam em veneno nos relacionamentos... As flechas são atiradas para o coração do alvo. Acertado, ferido. Toda uma história sobre as misteriosas cidades da morte.

Não! Um sopro como música me envolve e vem repetir a grandeza das estrelas que cintilam a imensidão, além dos medos e sustos... os poentes mágicos e suas poesias... as crianças alegres, improvisadas, escondidas na cozinha... e Deus em sua graça que olha para os humanos como companheiros, como o professor olha para seus alunos como olhando para pedras preciosas...

Pela porta amarela ouvia-se o choro das crianças. Foi uma compaixão levada ao céu por aqueles amigos de Saint-Michel, que guardam um ilustre prisioneiro impedindo a passagem de uma alma sem asas.

Lúcifer não podia vir ao mundo. Ele ainda não estava no fim de sua prisão e ninguém deveria ajudá-lo. Tal é a lei para prolongar sua passagem na sombra, para evitar que o terror e a perversão gerem desolação no caminho da vida dos homens. Esta é a sua missão e ele tem o poder de fazê-lo porque conhece as leis da natureza, sabe transmitir as memórias de suas experiências de vida. Este ser é uma luz num mundo que conhece as luzes de baixo.

A criança tem a memória das praias ao sol, das redes de desembarque à beira-mar e dos sapatos de plástico chamados aranhas. O sol de sua vida é uma realidade, não uma virtualidade como a música pode sugerir a borboleta. Você tem que ver essa borboleta, colocada na cabeça do urso pardo (esse é o nome do urso). O mundo lhe aparece como formigas em movimento, experimentando o velho e o novo, passando e cruzando novamente a soleira da porta, embriagado com os sabores da festa que está para nascer. Uma festa para sonhar, uma festa consoladora, aberta a todos para vivenciar emoções, compreensão, ternura, sem compromisso.

Até a raposa sente alegria em seu coração ao pensar nessa reconciliação entre ela e o chacal. Boas-vindas ideais e não vacilantes para fechar o velho tormento e esgotamento que são toda riqueza até a chegada da descoberta.

Cada participante lê seus textos diante do grupo que escuta em silêncio. Depois a atenção é invertida. A pessoa escuta, por sua vez, silenciosamente, o grupo comentando o texto. Todos explicam e relatam seus sentimentos, expressam-se livremente sobre os defeitos e qualidades que aparecem no texto. Ouvir em silêncio é confortável, desapegado e distanciado, permitindo que você entre numa forma de jogo entre os seus sentimentos e os textos criados.

Aos poucos, a palavra do grupo converge para uma interpretação que serve de suporte para o sujeito e para o ato de passagem.

Essa liberdade de expressão do grupo em torno de seus sentimentos possibilita a atualização do inconsciente do sujeito pelo grupo.

Esse momento para o sujeito de trabalho costuma ser muito comovente e constitui uma experiência forte, porque todas as suas qualidades são destacadas; então, cada pessoa do grupo fará o mesmo exercício, o da arte de passagem.

O ato da passagem

Após a construção do Antepassado-Guia, o ato de passagem permite ao sujeito agir por si e sobre ele mesmo. Por meio dessa reapropriação, ele se colocará em ação e deixará a desordem de seus ancestrais por um presente simplificado porque ele sozinho decide sobre sua ação.

Essa experiência permite perceber que se pode ser sujeito, que se pode recuperar toda a sua dimensão em relação à história familiar.

Os atos podem ser realizados no local, de forma simples e sem nenhum perigo para os participantes; eles são desenvolvidos pelo grupo na ausência do sujeito em questão. É o grupo, na ausência do participante, que busca, reflete, experimenta e escolhe o que será o ato de passagem.

O participante integra a peça e o grupo e escolhe entre três ou quatro propostas de atos apresentadas por uma frase simples que não revela todo o conteúdo do ato proposto. Levará então ao sujeito um tempo de reflexão para descobrir como ele poderá prosseguir.

Exemplo: Desenhe seu terceiro olho,

Liste suas riquezas

O túnel,

O espelho,

O abraço,

Deixe estar etc...

É aconselhável escolher o que parece mais difícil, ou o que mais assusta, para compreender que possamos ultrapassar esses primeiros bloqueios.

Laura, uma das participantes, durante o último seminário do antepassado guia, escolheu o túnel, e reviveu seu próprio nascimento... Ao levantar-se, quando a emoção se acalmou, ela disse: "Eu vejo que há um antes e um depois do antepassado guia.".

Outro membro do grupo trouxe, em vez de presentes para cada um de nós, um pequeno objeto de memória, um anjo trazendo a data do dia, e assim o ofereceu a Laura naquele momento, momento que não podia ser mais adequado. Laura então percebeu que essa data estava diretamente relacionada com a data de seu nascimento e que ela deveria ter nascido neste dia, precisamente.

Pascale Reynaud, em seu trabalho, levou à criação de quatro Antepassados Guias. O último dos quais é o da sombra, a função secundária descrita por Jung. Raramente um único nome aparece nessa obra.

O sujeito irá espontaneamente para um deles, mas os outros nomes também terão significado para ele.

Para Agathe, depois de Émile Zola, apareceu Victor Hugo, que poderia ser o seu segundo antepassado guia.

Quanto a Mélusine, a última personagem sentida no grupo corresponde bem à função menor, que para Agathe era a sensação.

Esses textos às vezes são tão bonitos, tão poéticos, como se viessem de uma outra dimensão. Poderíamos fazer uma obra separada ou mesmo o início de um conto.

Com as mesmas palavras, podemos escrever um texto, cujo significado dependerá de nossa intenção original, deixando a história se desenrolar como ela se apresenta, sem intervenção mental e a surpresa pode ser total ou outros textos se abrindo sobre criações artísticas.

Aqui estão os textos, as palavras que presidiram à sua elaboração e um quadro que deles surgiu:

Texto 1: Eu conheci um ursinho de pelúcia, que tinha experiência em operações apesar de um leve déficit de fala, porque sua laringe estava muda. Ele havia chegado com asas de borboleta verde, vermelha, levado pelo vento da minha memória.

Seu pouso não foi um sucesso. Um sulco profundo amassou meu jardim, tão profundo como um caixão.

Tenho o dever de organizar um funeral de recepção quase militar, com disciplina, contenção e sem busca de liberdade.

Foi então que vi sair um grande cadafalso. Antecipei, portanto, a tentação de organizar uma recepção e sem procrastinação rapidamente coloquei um beijo reconfortante em sua testa, como a enfermeira coloca um curativo quadrado.

Pensando bem, esse miminho foi o reconhecimento de uma ternura escondida e talvez, a médio prazo, de amor decepcionado.

Como descrever esse céu tempestuoso, onde até os anjos sentiram terror com a ideia fixa de sair do sufoco, onde o sol mergulhou num abismo escancarado, tentações de abertura num regime de restrição onde os cativos e cativas hesitam entre a vida e a morte?

A busca do epitáfio era um trabalho estudioso e completo, era preciso acertar contas com o amor de um pai, chamado Efraim, nascido em Veneza, foi: Bem recebido, bem enviado.

Texto 2:

Claro, sou apenas um ursinho de pelúcia, mas tenho experiência e, acredite em mim, se eu te disser que não pode haver nenhum déficit após tal operação, laringe ou qualquer outra coisa, não me interpretem mal!

Desde a recepção, vi que a enfermeira estava parando a respiração para enfrentar sem muita pressão seu trabalho. Ok, ela é uma mulher estudiosa, e ela se agita, inquieta, soprando suas asas de borboleta quando a asfixia se apodera dela e ela se torna, não vermelha, mas bastante lilás como flores digitálicas.

Faz obrigação desse regime quase militar, dessa disciplina intransigente, mas, a médio prazo, tenho certeza de que ela buscará reencontrar a ternura e os mimos de sua infância.

Tem memória de elefante, não esquece aquele enterro em Veneza nem o catafalco verde pousado na gôndola, traçou um sulco profundo na água. A água parecia um jardim amassado pela grade do lavrador. No caixão, foi gravado um epitáfio que despertou sua curiosidade: vida é morte. Bem enviado, bem recebido?

Mais forte que uma noite de tempestade que captura o pavor que leva a mil procrastinações e tentativas de entender! Não adianta antecipar, disse a si mesma, não me posso tornar presa de uma ideia fixa.

Refletindo, eu sugeriria com prazer que ele largasse suas bandagens redondas, quadradas ou listradas, para pegar um pouco de liberdade e voar em um 747 para um pouso na terra do sol.

O Padre Ephraim está esperando seu retorno. Se ela acertar bem as contas e souber apertar um pouco o cinto, pode ceder a essa tentação. Seria uma brecha de serenidade em sua agenda, permitindo-lhe voar nas asas da borboleta e sentir o beijo do anjo.

Ela não tem obrigações familiares, então aqui ela está abandonando completamente o treinamento e tentando apaziguar sua disciplina. A caminho da liberdade.

Texto 3:

Depois de uma operação de laringe vem a compreensão da experiência do ursinho de pelúcia. Esse sucesso estudado deve-se a um trabalho incansável, à procura de uma disciplina nem militar, nem vinculativa. Esta abertura para a ternura liberta a médio prazo do círculo em que se fecha do caixão onde se fecha, a liberdade quando a vida se torna cativa, obrigações, restrições, é uma ideia fixa, que decepção! Que terror também quando a respiração de nosso pai se tornou sufocante.

Sem procrastinar, a enfermeira aplicou o penso quadrado, assim retornei à infância amassada e danificada com um beijo depositado com carinhos, deu amor e descanso sobre a ferida aberta.

Poderia querer tentar antecipar a vida e a morte para aplacar a minha curiosidade: depois do desembarque fúnebre que reflexão colocar como epitáfio no catafalco daquele que foi o sol da nossa família?

Algumas palavras bem pensadas, bem enviadas, bem recebidas, sem acertar contas, só para corrigir o terror de pancadas de cintura que nos mergulha num abismo de raiva onde nem um 747 encontraria retorno.

Hoje tenho a tentação de corrigir minha concepção, de abrir como os elefantes minha memória de borboleta e minhas asas verdes e vermelhas.

Traçando meu sulco no jardim com uma grade, sentindo a tentação de Veneza e se a dedaleira fosse minha dieta, é o estatuto de anjo que receberei.

As palavras: acolhimento, reconhecimento, respiração, sufocamento, memória de borboleta, 747, serenidade, horror, vento, palavras, sucesso, retorno, verde e vermelho, grade, sulcos, jardim, obrigações, regime militar, disciplina, restrições, busca de liberdade, compreensão, correção, concepção, persuasão, tentação, ternura, julgamento, recepção, decepção, pesquisa, médio prazo, elefante, antecipação, curiosidade, ela, quadril, senti, qualificação, tempestade, abismo, Denis, reflexão, enterro, cativo, capturar, cintura, restrição, operação de laringe, escancarado, inquieto, aterrissagem, completude, estudioso, retorno, tentação, recepção, bem recebido, bem enviado, acertando contas, experiência do ursinho de pelúcia, apaziguado, descanso, depósito, caixão, epitáfio, cadafalso, vida é morte, treinamento, ideia fixa, danificado, tentação, amassado, procrastinação, quadrado, curativo, horror, enfermeira, infância, amor, déficit, abertura, sol, trabalho, Efraim, pai, família.

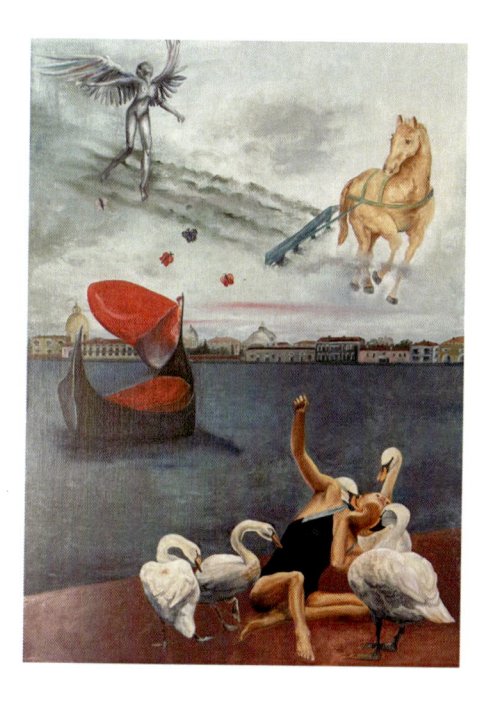

Ou sem o conhecer, pintar o retrato de seu bisavô que mais tarde poderia ser confrontado com um retrato real.

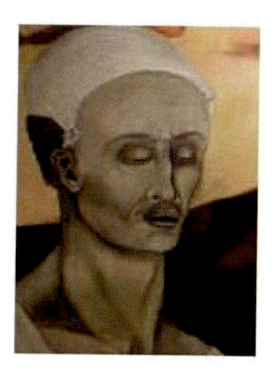 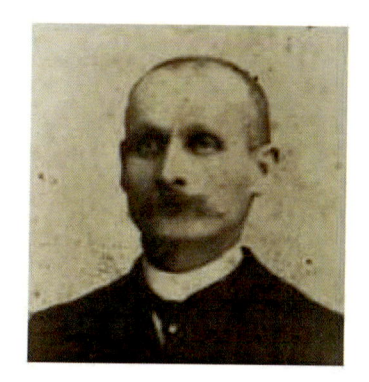

Uma amiga usa essa técnica quando se sente emocionalmente sobrecarregada e precisa, no entanto, encontrar palavras para dizer.

Deixemo-nos embalar por outros textos, outros mundos, os de Christelle:

O poder:

Tudo é vibração. O Divino é aquele espelho que revela a energia da minha própria luz. Assim como uma constelação de estrelas que guia o Outro sobre o caminho de Santiago de Compostela, o além me molda para me fazer o pilar sobre o qual repousam os fundamentos do mundo celestial.

Eu sou como a borboleta que voa para longe. Eu ganho altura. Eu abro minhas asas e desperto para a vida. A Verdade me foi revelada. Sou tocada pela graça, o Universo me entregou seus segredos, o sentido oculto da vida. Eu preciso de ar, eu respiro. Tanto espaço se abriu em mim. Ele é esse estranho que me dá esperança de crescer.

Eu me alimento do Seu esplendor. Sua beleza abre o caminho para a paz. Mas a estrada nunca acaba, não é?

Não? Vejo essa escada subindo para o Céu, atravessando as nuvens. Para onde ela leva? Me levará a essas maravilhas que são nebulosas, está invisível a semente divina? Estou tentada a escalá-la. De borboleta passarei a águia, levada pela atmosfera serena do silêncio. Mas eu sou da Terra e é nesta terra que o grão é semeado. Tenho que me contentar com isso, aceitar essa contradição, a dualidade do meu ser. Então é aqui que construirei minha casa, abrirei minhas mãos para sua abundância. É por meio da oração e meditação que me conectarei a Ti. Entreguei meu coração e minha mente à Tua orientação. Eu sei que às vezes tu vais me levar ao deserto. Mas a solidão não me assusta. No entanto, parece tão vazio. Mas não há nenhuma chance de criação? Não gera uma outra orientação possível? Tu convidas o movimento a mudar. É a ambivalência do branco. Esse casamento de cores oferece um caminho de transformação e o brilho de Sua doçura profunda. Eu gosto de descansar contigo. Continuarei a caminhar para Ti, o passo lento mas seguro. Ensina-me a simplicidade, a viver na frugalidade. A cruz que tu tens para mim é um símbolo do teu Amor, aquele que deve irradiar. Mergulhando em suas águas, eu disse "sim" e se tu me pedires para ir até tu, não é por constrangimento, mas simplesmente porque tu me deixas escolher.

O meu coração de criança floresce com a tua presença. Tu és esse roxo celestial, o que me torna essa doce flor lótus com cores magenta, cor do Amor infinito que transcende o mundo em direção à Unidade. Eu sou de ti. Tu vives em mim e pela Cruz que me ofereces, pede-me que abra os braços.

Fraqueza:

O além me inspira. No Caminho de Compostela, deixo-me guiar pelas constelações. Outro me perturba. Há um espelho que revela esse buraco negro. Busco desesperadamente a sua luz, a energia da sua vibração. Aguardo sua revelação. Você é o Divino, o pilar de minhas fundações.

O casamento em um vestido branco? Para construir uma casa? Não é para mim! Eu sou uma criança solitária que sonha com amor e abundância, mas em silêncio. Eu secretamente tenho um profundo desejo de mudança. Eu tenho esperança de um dia virar borboleta, abrir as asas e voar para longe, sentir a doçura do vento, respirar o perfume das flores e aproveitar para admirar a beleza da criação, Seu esplendor. Você é invisível e ainda assim eu vejo você. Você é desconhecido para mim e ainda assim eu sinto você. Você me mostra o caminho. Mas eu oscilo entre caminhar em sua direção e permanecer com os pés no chão como meu pai deseja. Quem detém a Verdade?

Por que essa contradição me machuca tanto? Mostre-se para que eu tenha fé! Essa ambivalência me faz tomar às vezes caminhos desertos. Eu me perco, mas estou em silêncio. Quando vou parar de ter medo do outro? Quando eu aceitarei que esse Amor transcende meu universo? Os outros tiveram sorte, receberam a graça.

Eles acordam enquanto eu ainda estou dormindo. Eu avanço, então eu caio. Meu espaço falta de ar. Eu gostaria de subir lá nas nuvens, ganhar altura, deixar-me levar pelos céus. Deve ser doce conhecer a paz! Eu observo essa águia e sua grandeza. Eu invejo sua liberdade, sua força. Eu só tenho minhas mãos para construir. Mas construir o quê? Como ficar satisfeita com uma vida simples e frugal quando busco orientação aos olhos dos outros? Talvez a sua cruz não seja sinônimo de sofrimento? Quando eu vejo essa escada, claro que estou morrendo de vontade de subir! Subir a escada das estrelas, morrer em seu brilho e encontrá-lo entre as nebulosas. Tanto faz rezar e meditar, nem sempre consigo repouso. No entanto, você está lá, paciente, você me apoia ainda. Meu passo ainda é hesitante. Você me pergunta, mas simplesmente para dizer "Sim", para semear o seu Amor infinito...

Para concluir sobre esse assunto, deixe-me levá-lo por meio dos universos dos participantes expressando seus desejos de renovação.

É um encanto amar-se de todo o coração

Deixo esse passado, tenho força e vejo os caranguejos sorrindo para mim.

Essa brincadeira perturba meus hábitos.

Eu me amo e me torno responsável por mim.

Dizer que minha mãe é intrusiva é me dar o direito de não ir embora rápido demais.

Os ratos dançam ao som da música e da poesia da vida.

Sou a doçura da solidão, o canto das margaridas,

Eu sou as flores que você carregará quando os dois se separarem.

Ao ardor da vida que a mulher que você carrega, eu presto homenagem.

Você está aí, paciente, diante do meu passo hesitante.

Minha presença discreta demais não permite que meu riso e minha delicadeza sejam antevistos.

Escolhi o caminho da pró-criatividade. Esse surto me fez subir em uma pequena nuvem.

Dizem que colhemos o que amamos.

Eu tenho que criar felicidade.

Depois de viver juntos, com o luto, quebrar o carro para recomeçar.

Entender que a espera pode ser o lugar do relaxamento.

E depois da impossível fusão com a mãe, entra numa risonha espiritualidade.

Quando eu me doar, encontrarei meu ser na doçura, no carinho, na ternura, no amor e na serenidade

O poder cresce no fundo das minhas entranhas sem que o racional venha apontar a ponta do nariz para lá.

A partilha do amor acima do berço, o peso dos meus tamancos no chão.

Aprender a felicidade é essencial. Que aventura!

ALGUNS DEPOIMENTOS

Depoimento de Christelle

Comecei meu trabalho em Psicogenealogia em janeiro de 2018, após o anúncio de câncer no ânus no meu aniversário de 40 anos. Alguns anos antes, em 2011, eu havia começado um trabalho, sozinha, tentando dar sentido aos primeiros nomes, datas de nascimento e morte, a história dos membros da minha família. Eu me sentia como algo pesado dentro de mim que não me pertencia. Mas sozinha, eu rapidamente fiquei muito limitada na evolução da minha pesquisa. No entanto, guardei meus escritos para tirar da gaveta em 2018.

Construir uma árvore genealógica é uma coisa. Explorar o romance familiar é outra. É bem isso que permite se libertar e reparar o que há para reparar.

É um trabalho às vezes desafiador, que exige muita coragem, mas também compaixão por si mesmo.

As sessões individuais mensais têm seu interesse na medida em que permitem que você progrida passo a passo sob o olhar atento do terapeuta.

As sessões de grupo são muito ricas em termos de sentido, sendo que o inconsciente de todos os participantes partiu com o objetivo comum de permitir ao cliente ir em direção à sua verdade. A supervisão do terapeuta é então de importância crucial porque nem tudo pode ser dito abertamente. O cliente deve ter permissão para integrar as coisas. O trabalho não é colocar o dedo onde dói, mas guiar o cliente sobre o caminho da consciência. Às vezes leva tempo e muita paciência...

Eu vivi esses três anos assim com a Noëlle. Fui movida por um desejo real de entender o meu romance familiar. Graças à sua gentileza e paciência, consegui ascender a um plano de consciência superior. Nem sempre é fácil conviver com a consciência, mas Noëlle e o grupo têm sido um verdadeiro suporte para ultrapassar esses difíceis momentos de dúvida. O olhar de outros nem sempre é fácil de assumir, dependendo das situações mencionadas. O medo de ser julgado nunca está muito longe. Mas minha experiência com o grupo me mostrou que minha vulnerabilidade não é uma fraqueza que carrego, mas um dom que pude dar aos outros. Hoje, quando às vezes ainda preciso falar sobre certos assuntos da minha vida atual, não tenho mais medo de todos esses olhares. Eu os acolho como pilares, suportes, porque cada um a de seu modo vai me trazer algo, seja permanecendo em silêncio ou tentando me ajudar a entender e acolher o que é.

A Psicofania é uma valiosa ferramenta terapêutica que me permitiu entrar em contato com o inconsciente de alguns dos meus ancestrais enquanto as perguntas permanecem sem respostas durante o trabalho na minha árvore genealógica. Na época e desde a minha infância, fui sujeita a pesadelos relacionados à guerra e armas. Desde meu trabalho em Psicofania com Noëlle, esses pesadelos desapareceram completamente. Pude entrar em contato com o inconsciente do meu avô e com meu bisavô paternos e, assim, me libertei das emoções que usava em conexão com sua história durante a guerra. Fatos que foram revelados por meio dos meus pesadelos e da Psicofania podem ter sido confirmados pelas palavras de um membro da minha família que eu encontrei alguns meses depois.

Depoimento da Laura

O processo de Psicofania é uma experiência reveladora para mim e me permite compreender e aliviar histórias de vida pesadas sobre nossos familiares falecidos. As Psicofanias que tive a chance de realizar com Noëlle me permitiram conectar peças da minha história para entender o fio condutor, o vínculo entre os membros da minha família e conhecer ainda mais profundamente a ferida que às vezes pode ter assombrado minha árvore e a luz que a pessoa falecida precisava.

Não há mais verdade do que a experiência e por isso quero e preciso compartilhar a história do meu bisavô que não conheci, mas que foi o marido da minha bisavó, figura emblemática para mim e na origem do meu acompanhamento em Psicogenealogia.

Foi graças à Psicofania que realizei a atenção deste bisavô, que eu pude compreender por que a música sempre me animou no fundo do meu ser e da minha alma sem nunca me permitir fazê-lo por mim mesmo, sem entender por que os acontecimentos da vida me "impediram" de seguir nessa direção, que às vezes foi tão doloroso. Essa Psicofania me permitiu entender por que essa história de mágoa assombrava minha árvore, bem como o medo constante de perder tudo do dia para a noite. Graças a isso, hoje vivo uma história, certamente difícil, mas uma história de amor e música. Eu quero ir além dos padrões repetitivos da minha árvore. Eu respeito a história de cada membro da minha família, mas não tenho que ser fiel a ela. Eu me permito hoje amar, tocar música e até cantar e eu que tinha um bloqueio tão grande! Não há dúvida de que essa evolução é fruto dessa Psicofania e de todo o trabalho desenvolvido na companhia de Noëlle.

Compartilho assim essa Psicofania realizada em 2021, bem como a carta que escrevi para o processo Antepassado Guia que permitiu me colocar no lugar desse bisavô ao escrever uma carta endereçada para mim.

- **Psicofania de 12 de abril de 2021**

Bisavô materno: Bernard M. 25/01/1925-22/01/1987.

Olá, Bernard, gostaria de saber mais sobre o desgosto mencionado por Bernard, seu filho, que fez você parar a música. Simplesmente diga.

— Uma história do coração, uma história de amor que não pode acabar e a dor de um homem que permaneceu em uma idade em que seu coração não pôde mais envelhecer. No começo é difícil porque o coração dói o tempo todo, depois aos poucos o fosso está feito e entre a vida que arrasta as pantufas debaixo dos meus tapetes e o meu coração que fica aos 20 anos... Você entende como a ponte se tornará cada vez mais difícil de atravessar.

O que aconteceu? Você conhecia essa mulher antes da minha bisavó?

— Sim, eu amava minha esposa, sua bisavó, que você tanto amava e que era para você a mulher mais poderosa do mundo.

Mas eu também tinha um coração de companheiro antes de conhecê-la e talvez você não saiba, mas eu havia contado a ela sobre essa morte terrível que me deixou sem sangue, no tapete, e graças a ela, sua bisavó, e sua avó, eu me tornei um homem inteiro.

Ainda que um pedaço do meu coração, puxado por uma corda invisível, permanecesse preso às cordas de um violino e se a música tivesse saído da minha vida.

Você pode imaginar muito bem como seria impossível para mim ouvir um arco... Tudo simplesmente impossível, Gabrielle!!

A corda sistematicamente me trouxe de volta a esse tempo abençoado e inacessível. A dor era muito forte e em dois níveis mais o de trair essa mulher que partilhou a vida comigo.

Ela sabia tudo sobre mim e também sabia como meu coração poderia escapar dela sem que eu percebesse às vezes.

Qual era o nome dela, que instrumento ela tocava, como ela morreu?

— Gabrielle, uma beleza de alma como poucas conheci, inclusive sua avó, uma verdadeira artista. É certo que eu não teria tido a mesma vida que esta se o destino não tivesse decidido outra coisa para nós.

Ela carregava em sua linha o poder de seu ouvido e raramente no conservatório ouvimos falar tais cumes na arte do violino... Que maestria e que profundidade! Você entende a perda?

Seu violino caiu da bicicleta Tramway. Ela foi empurrada e morreu no local com a mão estendida para seu violino, que havia escorregado.

Posso fazer algo sobre essa história?

— Traga paz ao meu coração dividido entre essas duas vidas que literalmente me cortam em dois. A vida com minha esposa, meu trabalho e meus filhos e então esse coração que constantemente tropeçava contra essa mulher morta. Traindo uma e outra.

Essa história de amor foi compartilhada oficialmente em sua família?

— Se ao menos fosse muito cedo para nós dois falarmos sobre isso em nossas famílias, a guerra acabara de passar, deixando sua parcela de dor e nossa alegria pode doer. Cuidamos dos nossos pais e de seu luto.

O que mais você sabe sobre ela? Não muito. Ela morava em Dijon e sua família também.

— Não mais: pai, professor, dois irmãos e depois nada... Fiquei viúvo sem direito a ser.

Por que você sempre teve medo de tudo em sua vida?

— Ter tudo e perder tudo nos torna prudentes e ensina a não se apegar a nada.

- **Carta do módulo Antepassado Guia escrita em 14 de abril de 2021 e lida em 04 de julho de 2021.**

Querida Laura,

Desejo escrever para você hoje, 14 de abril de 2021, para falar com você de coração a coração e lhe falar de alguns trechos da minha vida.

Na segunda-feira passada, 12 de abril, você queria iniciar um diálogo comigo. Você finalmente sabia o que aconteceu com meu coração ferido. Gostaria de contar sobre minha vida e alguns sentimentos que vêm aqui e ali com a intenção de que compreenda essa profunda tristeza que tenho e o sentimento de sufocá-lo de vez em quando. Contar para você e outros membros da minha família. Muitos dos meus netos e bisnetos não se permitem realmente viver, como se vocês estivessem vivendo uma mágoa profunda. E com isso não me sinto confortável.

Como você sabe, graças às suas pesquisas e à palavra de minha esposa que lhe informou sobre minha meia-irmã, comecei minha vida em Seurre com um pai carpinteiro que já tinha uma filha do seu primeiro casamento. Um pai amoroso, mas triste. Ele também, como eu, havia perdido sua primeira companheira. Ele a havia perdido quando ela deu à luz sua filha, Renée Gabrielle! Imagino que o nome do meio dele simplesmente apareça na sua cabeça e conecte você à minha própria história de amor e música...

Acho que tive uma infância bastante comum.

Então perdi rapidamente uma das mulheres da minha vida, ou seja, minha meia-irmã. As tensões estavam bem em casa. Minha meia-irmã irritava minha mãe, e a fazia lembrar sem cessar que ela não foi a escolhida de seu marido, que houve outra mulher antes dela, e que Renée era filha do amor, mas também da tristeza do luto.

Meu pai ia se divertir com os amigos no café para esquecer as preo-cupações da família. Ele voltava lascado e adormecia enquanto a hostilidade de minha mãe só crescia e crescia, pelo qual sua bisavó pagou o preço. Ela não era má, minha mãe. Ela era profundamente ciumenta e invejosa.

Para voltar para minha irmã, ela se apaixonou por um suíço-alemão e deixou a família após ser expulsa por meus pais. O primeiro grande luto da minha vida. A vida me ofereceu uma irmã de curta duração. Eu nunca ousei falar sobre isso. Realmente.

A minha segunda maior e inconsolável dor foi a perda dessa mulher mara-vilhosa, uma violinista extraordinária, de uma beleza encantadora. Nossa história também foi muito curta. Esta última deixou a vida muito cedo, de um acidente estúpido, em conexão, novamente, com seu violino. Só de pensar nisso parte meu coração. Eu conheci o amor louco, o amor ardente, aquele que me acendeu.

Eu pensei que meu maior amor era a música, mas eu poderia parar com isso da noite para o dia quando meu coração parou de bater após a partida dessa bela alma.

Tudo isso no contexto da Segunda Guerra Mundial. Sua bisavó lhe contou, a seu pedido, sobre minha viagem de um ano à Alemanha, minha atividade na Resistência, meu exílio e minha necessidade de servir. Mas também para me esconder para tentar juntar os pedaços do meu coração. Eu não tinha medo de morrer.

No final da guerra, voltei algum tempo depois. Dois anos depois, casei-me com sua bisavó. Uma vida calma, amorosa, gentil e um tanto ansiosa então se desenrolou diante dos meus olhos.

Tive três filhos, de boa forma e tão diferentes um do outro! Sua bisavó foi muito corajosa. Eu estava um pouco, como dizer, indiferente.

Eu amei muito a sua mãe, sei que ela sempre fala com você sobre mim e queria te dizer isso. Não te culpo por ter recuperado os meus cadernos. Eu me sinto seguro e grato por seu interesse.

Você sabe que não carreguei muito seu avô em meu coração. Mas devo dizer, graças a ele, você e sua mãe, vocês são desse mundo, e isso me comove.

Não tive a alegria de te conhecer, mas estamos ligados principalmente pelo amor que te liga à sua bisavó. Estou emocionado que você finalmente se atreveu a se reconectar com a música. Eu teria passado isso para você, mas estou feliz com isso hoje.

Você não precisa colocar sua vida em cima da minha ou da sua bisavó. Você apenas tem que viver sua vida, sem arrependimentos, sem remorsos. Deixar-se embalar por essa doce melodia de amor que pode certamente lhe perturbar de vez em quando mas que, creio eu, merece ser vivida.

Para você, seu bisavô,

Bernard M.

❀ ❀ ❀

A menina de 20 meses desde o início desse trabalho cresceu um ano. Ela agora diz: *"Gostaria de dar um beijo na mamãe e no meu pai também e no irmão mais velho. É minha família"*.

Então...

Conclusão deste livro

Uma conclusão significa um fim, um termo.

Nas nossas histórias de vida, nas nossas histórias de família, o fim não existe. Acabamos de ver ao longo desse trabalho.

O que pode acabar é o nosso sofrimento resultante de mal-entendidos sobre o que foram nossas famílias.

Depois desse trabalho do Antepassado Guia, os grupos se reuniram algumas vezes para apresentar cada um o trabalho de memórias formadas.

Isso é chamado monografia, contando toda a história da árvore de um ponto de vista Transgeracional.

A árvore então se desdobra em sua totalidade, em seu poder e aparece aos olhos de todos a entidade incrível que ela é.

Os dois seminários "internos" na casa de campo (o do Antepassado Guia e o da defesa da monografia) também possibilitaram vivenciar outras formas de relações no convívio que já estava potencialmente presente e que puderam ser atualizados!

Fiz-me a reflexão logo após que o lado vertical, ao nível das idades dos participante, tomava uma dimensão da árvore e embelezava uma função intergeracional ao longo de três gerações! E isso, vindo de diversas formações profissionais, trouxe riqueza para nossas trocas!

Quanto ao nosso seminário de apresentação sobre "memórias de vidas", foi uma experiência inédita cheia de riqueza! Nunca me senti em estado de "exame" e aí também pensei comigo mesma que no final o júri era composto por você e seu marido, mas também de todo o grupo que estava lá para mandar de volta o que viram nas nossas árvores e trazer elementos que enriquecessem o trabalho! Foi original como a concepção do júri e de exame foram realizados!

E que esse seminário foi parte integrante da formação! Como serão as diferentes supervisões que se seguirão!

Com certeza tive muita sorte de entrar nesse grupo! Ele reuniu uma grande quantidade de ingredientes para torná-lo um grupo privilegiado! Pôde permitir analisar as suas características para determinar os diferentes elementos que são necessários para uma boa dinâmica, sendo isso muito importante dentro de uma formação com um grupo bem pequeno!

Josiana.

Nessa grandeza do ser, a árvore traz energeticamente uma forma de presença e recompensa para quem tanto a explora ponto a ponto.

Sentimos, por isso, a necessidade de prestar homenagem a esses homens e mulheres, nas suas grandezas, seus poderes de vida e suas buscas pelo amor.

Suas escolhas raramente eram escolhas de monstruosidades, maldade ou tiranias.

Mas, na maioria das vezes, uma adaptação às circunstâncias da vida, às vezes tão absurdas, tão dolorosas.

"Claro, reconheci essa bisavó em Psicofania, que os homens vieram à minha casa. Vendi meu corpo, é verdade, mas que importa? Dei comida para as minhas crianças."

Saia do julgamento para entrar no entendimento, mesmo que apenas na aceitação.

Tudo aqui são apenas histórias de amor, muitas vezes amor ruim, mas amor do mesmo jeito.

A vibrante homenagem prestada aos nossos antepassados nessa apresentação de monografias, a todos os antepassados presentes no mesmo espaço-tempo nos une. Estamos todos juntos e constituímos os membros da árvore numa relação indispensável com todos os outros membros que reconstroem tremendamente o psiquismo e a presença no mundo do sujeito, no mundo, pelo mundo, segundo os avanços espirituais que esse trabalho lhes terá permitido.

Essa homenagem pode ser ritualizada, se necessário, mas o ritual mais poderoso é o que acontece emocionalmente: a conexão de todos ao redor de todas essas dores e a cura como um bálsamo, como um sopro de ternura, como um leve véu de amor que traz forma de redenção.

Então, esse novo olhar sobre nossas vidas e nossas origens permite uma jornada de vida mais leve e produtiva.

Ter entendido e apreendido o amor em nossas histórias de vida traz alívio e resolve os problemas inacabados da árvore, todos aqueles que podiam ser percebidos naturalmente.

As gerações futuras ainda terão explorações pessoais a fazer, é claro, mas tantas malas foram esvaziadas que suas psiques estão muito organizadas.

Somos todos a concretização do projeto de vida dos nossos bisavós, conforme mencionado anteriormente.

Então os bisnetos daqueles que fizeram o trabalho terão a energia necessária para seu lazer, para fazer um ótimo trabalho.

Pensar que não temos mais que lidar com os abusos, dores, traumas e vidas inacabadas de nossos bisavós equivale a dar a um pintor todas as ferramentas e meios para conseguir uma obra-prima.

Partir com toda a criatividade possível, com acesso direto, todas as ferramentas disponíveis e uma visão aberta a todas as belezas do mundo, num acolhimento total, permite a liberdade, a ligação com o Divino e o Sagrado, um elemento de equilíbrio único e essencial à expressão da Vida.

Ainda há tantos assuntos a serem abordados, encontramos tantas sincronicidades nesse trabalho que agora estamos convencidos dos laços entre os indivíduos, desse poder infinito e impalpável que nos une a todos.

Não é incomum, por exemplo, que um agressor peça perdão por escrito à vítima, que fez todo esse trabalho durante todo esse processo.

Aconteceu novamente, muito recentemente, que logo após marcar uma consulta, o agressor se encontra tomado pela justiça e que a primeira sessão é para acolher essa notícia, para explorá-la em todo o seu conteúdo, com sinceridade, sem frustração e sem violência.

Às vezes, o suicídio do agressor acaba com o ressentimento, mas não com as consequências do abuso, traumas que, talvez, dependendo do caso, sejam carregados por décadas, dificultando seriamente

uma vida pessoal em se desenvolver.

Poderia falar também dos encontros "fortuitos" de primos mais ou menos distantes durante acontecimentos totalmente inócuos, nos quais percebemos que temos o mesmo bisavô. "É o meu, não, não, é meu... e depois... é nosso!"

Desse velho que me disse um dia enquanto eu visitava a aldeia dos meus antepassados *"Eu sei quem você é, eu posso, se você quiser, levá-lo até a casa onde sua bisavó viveu!"* Disse para mim, que pensei que não havia nada!

Não podemos voltar na linha do tempo.

O que podemos fazer é entender que nossas experiências são nossa força e nossa riqueza. Elas nos tornam seres únicos e singulares em habilidades únicas e singulares.

Todos aqueles que foram agredidos, danificados, abusados, amarrados, reconhecem no primeiro momento outras vítimas e têm a mesma capacidade de reconhecer potenciais agressores.

Uma forma de competência por meio dessa dor foi estabelecida.

Ter muita compaixão por nós mesmos, aceitar ser aquele ou aquela, e só isso, em sua totalidade e em sua realidade de ser, muitas vezes é o trabalho de uma vida inteira.

Sentir o sagrado florescer dentro de nós, confiar no Amor Maior, Mais Forte, Mais Poderoso e infinitamente maior do que nós mesmos e reencontrar a unidade perdida para nos abrirmos à nossa realidade e à realidade de outros.

Porque percebemos nosso sistema de defesa claramente nesse trabalho, como em todo trabalho psicoterapêutico e, porque estamos a criar espaços de segurança, não podemos nos deixar governar por essa defesa mecânica que nos isola dos nossos sentimentos.

Quando estamos na defesa, não podemos mais estar conectados à nossa verdade.

Quando existimos apenas sob e por meio do olhar do outro, nos identificamos com o que ele pensa de nós e principalmente ao que acreditamos que ele pensa. Bloqueio duplo.

Mas, essa exploração nos permite acessar nossa própria espontaneidade de ser e compreender os outros.

Mais um passo nessa compreensão do mundo em que nosso lugar é o único que podemos ocupar e deixamos essa ilusão de que estamos privados e separados. A grande maioria das ilusões é a de não estar mais na Unidade.

Com passos muito pequenos, caminhamos em direção a um mundo de espiritualidade.

Essa árvore alquímica nos oferece uma jornada em duas etapas, que conduz à Grande Obra, em que nosso inconsciente é a matéria—prima mais bela e infinita.

Um primeiro tempo de exploração em que temos que vasculhar, passar noites sem dormir navegando páginas mais ou menos legíveis dos registros de estado civil e pode-se procurar por muito tempo um documento que acabará caindo em nossas mãos de forma muito inesperada.

Uma segunda etapa de montagem da árvore, com a compreensão do seu conteúdo, elementos traumáticos ou felizes, que nos permite entrar na história da nossa família. Alívio e serenidade estão próximos. É **a obra negra dos alquimistas**, a calcinação. Às vezes é dolorosa a calcinação!

Permite a penetração no inconsciente, pela energia de Saturno, da morte, putrefação, decomposição, estágio de encontro com a sombra, fase de desconstrução lenta. Lenta porque leva a desgastar as crenças após revisitá-las. É necessário, então, deixar-se penetrar por novas informações que irão criar uma geografia emocional interna diferente. É a morte uma imagem antiga, o fim pelo fogo emocional (raiva, medos, ansiedades) do que valorizamos e com o que identificamos, nossas ilusões, lendas familiares, crenças passadas de geração em geração, todas as nossas projeções.

Esse é um ciclo que teremos que recomeçar.

Então entramos na alquimia da árvore, como um grande movimento de amor. A árvore devolve uma energia infinita que nos transforma. Isso passa pelo **trabalho no branco**, que coloca o cenário histórico de nossa família.

Entramos na AUTOCONSCIÊNCIA, em que aumenta uma forma de purificação, iluminação e desapego. A alma se torna consciente de si mesma pelo desaparecimento ou pela consciência de projeção.

Nessa interiorização, a consciência e o discernimento tomam conta, somos da iluminação da sombra, de todas as cores do arco-íris, que são sentimentos. Essa pluralidade colorida é um tanto unicórnio, uma quimera. Nessa etapa o risco é se dispersar de todas as formas possíveis. Essa é a fase em que a informação se acumula e nos pede o discernimento. É essencial.

Estamos no início do despertar para o EU (muitas vezes esquecido por dentro!!). A vivência da relação com o EU leva à participação num processo intemporal. A temporalidade assume aspectos inesperados e mistos; o presente se torna eternidade e passado e futuro se dissolvem.

Para Jung, o SER é a Fonte e a Origem da existência psíquica, da nossa aventura interior.

A Terceira etapa deste trabalho faz parte da descoberta do Antepassado Guia. É etapa de **trabalho no amarelo**, em que se sente em contato com a alma do mundo. Essa descoberta do Antepassado

Guia permite uma forma de Sublimação. Isso nos permite abrir mão da identificação COMIGO mesmo, deixando ser em nós o início da Grande Obra, purificação das primeiras aquisições, o que os alquimistas chamam de morte amarela.

Ao compreender as renúncias sucessivas após a morte do velho, essa tomada de consciência do nível da alma permite não estar mais na falta ou na separação, mas na emanação da alma do mundo, onde está a energia dos Grandes Antigos e de todos os despertos que acompanharam o crescimento da humanidade.

Essa é uma fase crítica. O risco é nos confundir com o velho sábio ou a velha mulher sábia para tender a se tornar GURU. Somos apenas portadores de luz e, mesmo assim, apenas uma centelha de luz (OURO).

O EU torna-se a sublimação do seu Ouro Interior.

Finalmente, o ato de passagem pode nos fazer pensar no **trabalho em vermelho** incandescente, a manifestação tangível de nossa vida.

Esse último passo é como um grande trabalho alquímico, a transformação da pedra bruta em um cristal rubi, fusão de matéria e espírito. No alquimista desperta o desejo de encarnar iluminação da consciência.

Nessa união de alma e corpo, o MEU perde seu lugar em favor do EU, enfim, em plenitude. Todas as explosões de luz do Ser são reunidas. Torna-se possível viver a experiência como uma relação de autorrealização e acessamos uma mudança de personalidade.

E TUDO O QUE RESTA É COMEÇAR DE NOVO...

Bibliografia

BREBION, J P. *L'empreinte de Naissance*. Editora Quintessence.

CLAVIER, Bruno. *Les fantômes familiaux*. Editora Payot, 2014.

DOLTO, Françoise. **Seminário de psicanálise de crianças**. Editora WMF Martins Fontes, 2013.

DUMAS, Didier. *L'ange et le fantôme*. Editora Editions de Minuit, 1985.

FILLIOZAT, Isabelle. *Au coeur des emotions de l'enfant*. Editora Marabout, 2019.

GARCIN FRADET, Martine. *Et si nos ancêtres parlaient à travers nous*. Editora Quintessence Holoconcept, 2008.

MILLER, Alice. *C'est pour ton bien*. Editora Aubier Montaigne, 1998.

NACHIN, Claude. *Les fantômes de l'âme*. Editora L'Harmattan, 1993.

PELLÉ REIMERS, Victoria. *La voix qui m'aime*. Editora Aluna, 2016.

REYNAUD, Pascale. *Dans se libérer du temps généalogique*. Co-écrit avec Elisabeth Horovitz. Editora Dervy, 2020.

RIALLAND, Chantal. *Cette famille qui vit en nous*. Editora Marabout, 1996.

RIALLAND, Chantal. *Vivre mieux grâce a la psychogenealogie*, Editora Marabout, 2013.

SCHILLINGER, Stephan. *Par un curieux hazard*.

SCHÜTZENBERGER, Anne Ancelin. *Aïe mes aïeux*. Editora Desclée De Brouwer, 2015.

SOUZENELLE, Annick de. *Le symbolisme du corps humain*. Editora Dangles, 2007.

VEXIAU, Anne Marguerite. *Un clavier pour le dire*. Editora Desclée De Brouwer.

E outros... Freud, Jung, Etienne Perrot.